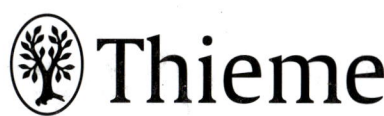

Notfallmedizin

Kompakt

Jochen Hinkelbein
Harald Genzwürker

2., vollständig überarbeitete und erweiterte Auflage

119 Abbildungen
24 Tabellen

Georg Thieme Verlag
Stuttgart · New York

Bibliografische Information der Deutschen Nationalbibliothek

Die Deutsche Nationalbibliothek verzeichnet diese Publikation in der Deutschen Nationalbibliografie; detaillierte bibliografische Daten sind im Internet über http://dnb.d-nb.de abrufbar.

Ihre Meinung ist uns wichtig! Bitte schreiben Sie uns unter

www.thieme.de/service/feedback.html

1. Auflage 2007

© 2007, 2011 Georg Thieme Verlag KG
Rüdigerstraße 14
D–70469 Stuttgart
Unsere Homepage: http://www.thieme.de

Printed in Germany

Umschlaggestaltung: Thieme Verlagsgruppe
Grafikbearbeitungen und Neuzeichnungen: Andrea Schnitzler, Innsbruck
Satz: stm media GmbH, 06366 Köthen/Anhalt
gesetzt aus Adobe InDesign CS5.5
Druck: Offizin Andersen Nexö, Leipzig GmbH, Zwenkau

ISBN 978-3-13-141162-4   1 2 3 4 5 6

Auch erhältlich als E-book:
eISBN (PDF) 978-3-13-166562-1

Vorwort

„Verkehrsunfall, Schwerverletzte, Rettungshubschrauber, die Feuerwehr mit viel Blaulicht und spektakulärste Szenarien…" – so oder so ähnlich stellen sich viele das tägliche Leben eines Notarztes in der präklinischen Notfallmedizin vor, da es oftmals in den Medien so dargestellt wird. In der Realität sind die Dienste eines Notarztes aber oft wesentlich weniger spektakulär – deswegen aber nicht minder interessant. Die Notfallmedizin hat zwangsläufig einen interdisziplinären Ansatz und bietet daher viele abwechslungsreiche Aufgaben für die Beteiligten.

War das typische Tätigkeitsfeld eines Notarztes zu Beginn der organisierten Notfallrettung durch die Versorgung von Schwerverletzten im Rahmen von Verkehrsunfällen geprägt, hat sich das Einsatzspektrum über die Jahre zunehmend gewandelt. Mittlerweile machen Verletzungen durch Verkehrs-, Arbeits- und häusliche Unfälle nur noch etwa 15 % aller Notarzteinsätze aus, während innere Erkrankungen mit einem Anteil von etwa 80–85 % den Arbeitsalltag des Notfallmediziners bestimmen.

Neben der Stabilisierung der Vitalfunktionen übernimmt der Notarzt als Logistiker bei der präklinischen Versorgung die Organisation des optimalen prioritätenorientierten Ablaufs. Diese Fähigkeit ist besonders bei zeitkritischen Krankheitsbildern wie akutem Myokardinfarkt, Schlaganfall oder Polytrauma gefordert. Gemeinsam ist diesen Krankheitsbildern, dass neben einer exakten, aber zügigen präklinischen Diagnostik, möglichst differenzierte und spezifische Therapiemaßnahmen ergriffen werden müssen und der Patient rasch einer zielgerichteten stationären Therapie im nächsten, geeigneten Krankenhaus zugeführt werden muss. Zunehmend sind gravierende logistische Probleme, z. B. bei der Zuweisung von Patienten in die nächste geeignete Klinik und die adäquate Lösung von sozialen Problemen eine Herausforderung für den Notarzt.

Wir wollen mit diesem Buch in kompakter, überschaubarer Weise die wichtigsten Erkrankungsbilder aufzeigen, mit denen der Notarzt im Rahmen seiner täglichen Routine konfrontiert werden kann. Unser besonderes Augenmerk haben wir dabei – neben einer raschen und suffizienten präklinischen Diagnostik und Therapie – insbesondere auf das wichtige logistische Vorgehen bei der Patientenversorgung gelegt. Unser Ziel ist es, das hierzu erforderliche und relevante Wissen zu vermitteln und den Leser an „notärztliches Denken" heranzuführen.

In die zweite Auflage wurden weitere Krankheitsbilder eingearbeitet, zudem erscheint das Buch in einem neuen Format und frischen Layout. Viele konstruktive Anmerkungen und Fragen – nicht zuletzt auch von Lesern der ersten Auflage – haben die Kapitel „rund" gemacht. Wir hoffen, bei den Lesern des Buches Interesse für die Notfallmedizin zu wecken und wünschen viel Vergnügen bei der Lektüre des Buches und der Bearbeitung der Fälle und Fragen sowie natürlich viel Erfolg bei der Prüfung.

Unser besonderer Dank gilt Frau Imke Gruhn vom Thieme Verlag, die uns bei der Erstellung dieses Buches unermüdlich und mit vielen Tipps zur Seite stand.

Eines noch zum Schluss: Notfallmedizin ist manchmal stressig und manchmal auch nur unspektakuläre Routine. Eines aber ist die Notfallmedizin immer: interessant und abwechslungsreich!

Köln und Buchen, im Juli 2011

Priv.-Doz. Dr. med. Jochen Hinkelbein, D.E.S.A.
Priv.-Doz. Dr. med. Harald Genzwürker

Anschriften

Priv.-Doz. Dr. med. Jochen Hinkelbein, D.E.S.A.
Bereichsleitender Oberarzt Notfallmedizin
Klinik für Anästhesiologie und Operative Intensivmedizin
Universitätsklinikum Köln (AöR)
Kerpener Str. 62
50937 Köln

Priv.-Doz. Dr. med. Harald Genzwürker
Chefarzt der Klinik für Anästhesiologie und Intensivmedizin
Neckar-Odenwald-Kliniken gGmbH
Dr. Konrad-Adenauer-Str. 37
74722 Buchen

Inhaltsverzeichnis

B Klinische Fälle

Anhang

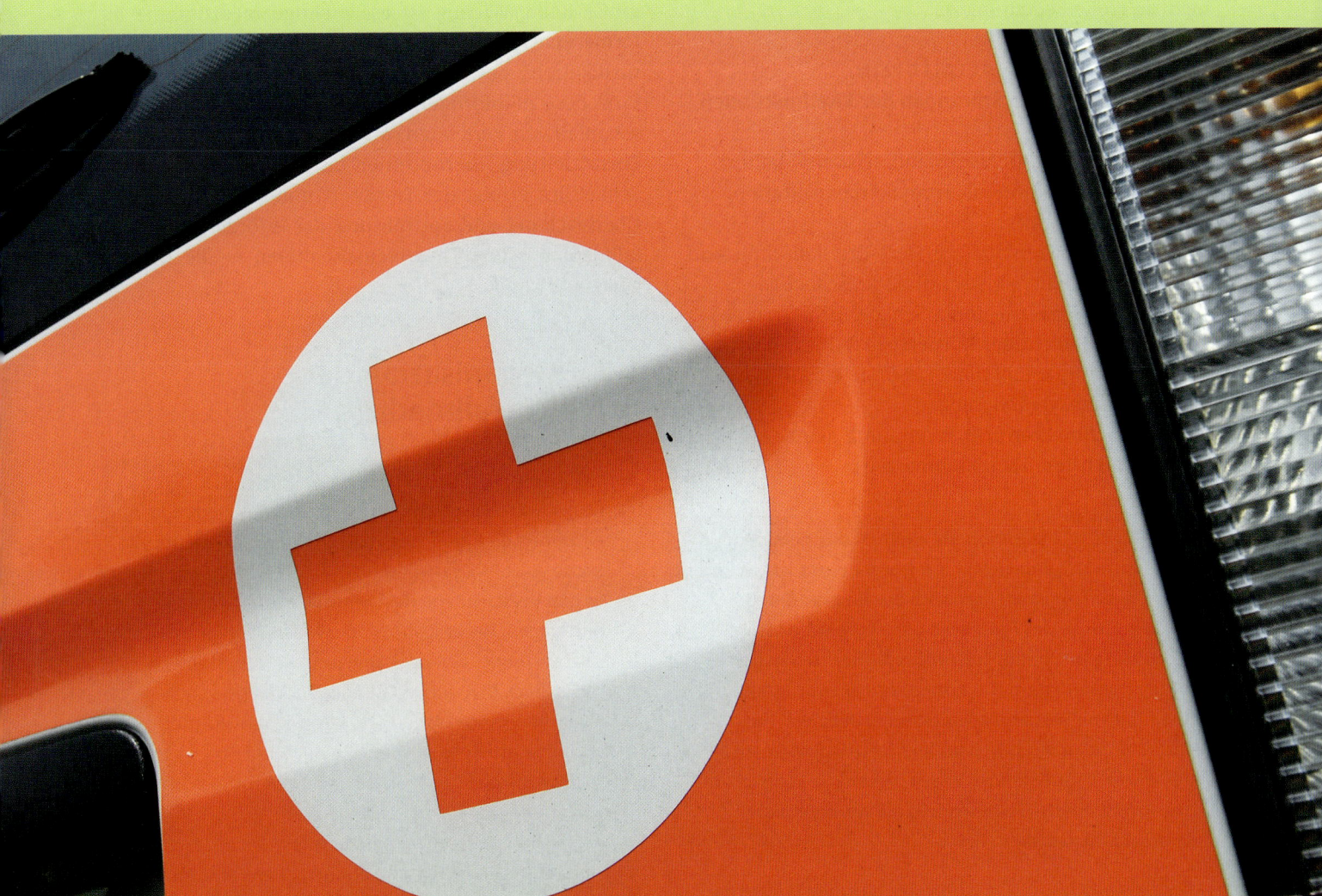

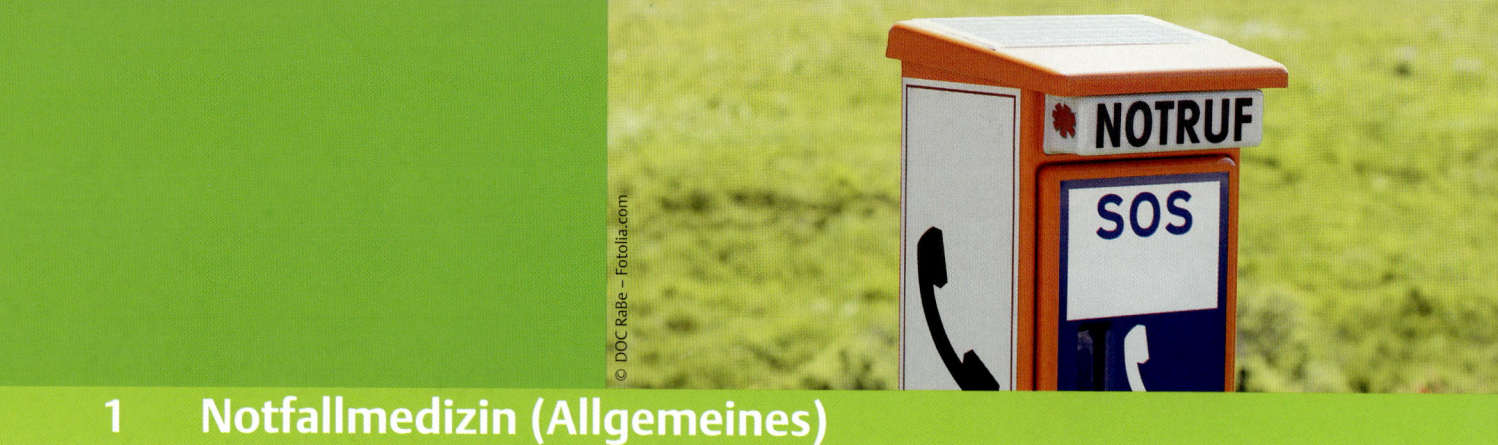

© DOC Raße – Fotolia.com

1 Notfallmedizin (Allgemeines)

1.1 Definition, Einsatz und Ziele der Notfallmedizin

DEFINITION: Die Notfallmedizin (Syn. Rettungsmedizin) ist definiert als die Versorgung von Patienten mit **schweren (vital bedrohlichen) Erkrankungen oder Verletzungen** durch spezifische Maßnahmen **außerhalb einer Klinik.** Sie umfasst neben entsprechenden Untersuchungstechniken (S. 12) insbesondere **lebensrettende Sofortmaßnahmen** (S. 19 und 33), die Herstellung der Transportfähigkeit sowie die **intensivmedizinische Versorgung** des Patienten vor und während des Transports in die nächste geeignete Klinik. Neben der präklinischen Notfallmedizin kommt auch der innerklinischen Notfallmedizin große Bedeutung zu.

EINSATZ DER NOTFALLMEDIZIN:

- **(Drohende) akute Störungen der Vitalfunktionen,** d. h. von
  - Atmung (z. B. Atemstillstand, schwerer Asthmaanfall, Thoraxtrauma, Fremdkörperaspiration, Pneumothorax).
  - Herz- und Kreislauf (z. B. Herz-Kreislauf-Stillstand, Reanimationen, Myokardinfarkt, Schock).
  - Bewusstsein (z. B. Koma, Schädel-Hirn-Trauma).
- **Störungen wichtiger Körperteile** (z. B. Amputationen) oder Organfunktionen (z. B. Herzinsuffizienz, Bewusstseinsveränderungen).
- **Starke Schmerzen** (z. B. Polytrauma, akutes Abdomen, Frakturen, Thoraxschmerzen).

MERKE Eine Indikation für einen Notarzteinsatz (sog. **Notarztindikation**) liegt immer dann vor, wenn aus dem Unfallgeschehen oder der Beschreibung der Symptome des Patienten eine **mögliche vitale Bedrohung** des Patienten vorliegt oder sich in der Folge ergeben kann. Die Bundesärztekammer hat eine Liste mit Notarztindikationen publiziert. Ein Notarzt kann auch durch andere Rettungsdienstmitarbeiter nachgefordert werden, wenn die Lage initial von der Rettungsleitstelle (S. 6) als weniger akut eingeschätzt wurde.

ZIELE DER NOTFALLMEDIZIN: Notfallmedizinische Maßnahmen dienen insbesondere der **Stabilisierung des Patienten** und dessen Vitalfunktionen. Die **Erkrankung/ Verletzung** wird symptomatisch und – falls möglich – auch kausal **behandelt** (z. B. Reanimation, Fibrinolyse, Analgesie, Sedierung), um eine **Transportfähigkeit (wieder)herzustellen.** Eine weitere Schädigung oder Zustandsverschlechterung soll verhindert werden. Zudem dient die Notfallmedizin dem **Management einer Akutsituation:** Das Prozedere wird mit den Rettungsassistenten besprochen und der Patient darüber informiert (z. B. warum bestimmte Maßnahmen gemacht werden, warum der Patient in ein Krankenhaus muss). Hier spielen oftmals auch psychologische Aspekte eine sehr große Rolle. Wichtig ist es, wichtige medizinische Informationen zu erfragen (z. B. Vorerkrankungen, Dauermedikation), sowie ggf. Angehörige über das weitere Prozedere zu informieren und zu instruieren. Beim Massenanfall von Verletzten (MANV) wird die **medizinische Einsatzleitung übernommen** bis weitere Hilfe eintrifft. Schließlich erfolgt der Transport unter kontinuierlicher Überwachung und Fortführung der erforderlichen notfallmedizinischen Therapiemaßnahmen in die nächste geeignete Klinik.

1.2 Organisation der Notfallmedizin

EinBlick

- Die Organisation des Rettungsdienstes obliegt den einzelnen Bundesländern („Rettungsdienst ist Ländersache").
- Es gibt verschiedene Rettungsmittel (Krankentransportwagen, Rettungstransportwagen, Notarzteinsatzfahrzeuge, Notarztwagen und Rettungshubschrauber). In manchen Bundesländern sind auch Intensivtransportwagen und Intensivtransporthubschrauber im Rettungsdienst eingebunden.
- Lebensbedrohlich erkrankte Patienten müssen immer von einem Notarzt versorgt werden.
- Bei einem Großschadensereignis fällt der Leitende Notarzt (LNA) die Entscheidungen über Prioritäten in

der Patientenversorgung (Triage/Sichtung). Patienten werden dann je nach Schwere ihrer Verletzung mit Sichtungskarten gekennzeichnet, die richtungsweisend für die Dringlichkeit einer Behandlung sein sollen.

- Als Rettungskette wird die chronologische Verknüpfung der einzelnen Phasen in der Notfallversorgung bezeichnet. Sie ist eine wichtige Voraussetzung für eine optimale Patientenversorgung.

Für die Rettungsdienstorganisation sind die jeweiligen **Bundesländer** zuständig. Entsprechend existieren teils erhebliche Unterschiede in der Gesetzgebung, welche u.a. die Qualifikation des Personals und die Besetzung der Rettungsmittel betreffen. Die Ausbildung der (Not-) Ärzte orientiert sich an den Weiterbildungsrichtlinien der zuständigen Landesärztekammer.

1.2.1 Personal

Notarzt (NA)

DEFINITION: Arzt mit notfall- und intensivmedizinischer Qualifikation auf dem Notarzteinsatzfahrzeug (NEF), Notarztwagen (NAW) oder Rettungshubschrauber (RTH).

QUALIFIKATIONEN: Prinzipiell kann **jeder Arzt** (unabhängig von der Fachrichtung) als Notarzt eingesetzt werden, wenn er eine **bestimmte (Zusatz-)Qualifikation** (z.B. Zusatzbezeichnung „Notfallmedizin" oder Fachkundenachweis Rettungsdienst) besitzt, d.h. bestimmte grundlegende Kenntnisse und Fertigkeiten über die Sicherung und Wiederherstellung von Vitalfunktionen erworben hat. Hierfür gibt es unterschiedliche Regelungen in den einzelnen Bundesländern, welche in der Regel auf die Weiterbildungsordnungen der Landesärztekammern verweisen. Exemplarisch die Regelung der Landesärztekammer Baden-Württemberg:
- 24 Monate klinische Tätigkeit inkl. 6 Monate Intensivmedizin.
- Theorie- und Praxiskurs über 80 Stunden (sog. „Notarztkurs").
- 50 Notarzteinsätze unter Anleitung eines Notarztes mit der Zusatzbezeichnung Notfallmedizin.
- Beherrschung verschiedener Techniken (z.B. Reanimation, Intubation, Notfallmedikation, Thoraxdrainage legen).
- Mündliche Prüfung bei der Ärztekammer.

Rettungsassistent (RA), Rettungssanitäter (RS) und Rettungshelfer (RH)

DEFINITION: Prinzipiell kann jeder als Rettungsassistent, Rettungssanitäter oder Rettungshelfer arbeiten, wenn er bestimmte Qualifikationen erfüllt (s.u.). Zu den Aufgaben gehören die **Assistenz des Notarztes**, das **Fahren der Rettungsfahrzeuge** sowie die **eigenverantwortliche Patientenversorgung** bei minderschweren Notfällen (z.B. Krankenhauseinweisung ohne Vitalfunktionsbedrohung). Zudem dürfen bestimmte/definierte Notfallmaßnahmen (z.B. Legen eines periphervenösen Zugangs, erweiterte Maßnahmen bei der Reanimation) durchgeführt und im Ausnahmefall Medikamente verabreicht werden (z.B. Diazepam rektal beim Krampfanfall), falls noch kein Notarzt vor Ort ist (sog. **Notkompetenz**). Der Ärztliche Leiter Rettungsdienst (ÄLRD) kann für seinen Zuständigkeitsbereich alle Maßnahmen festlegen, die von ärztlichem Assistenzpersonal selbständig durchgeführt werden dürfen.

QUALIFIKATIONEN:
- **Rettungsassistent:** 2-jährige theoretische und praktische Ausbildung (Theorie, Klinik, Rettungswache) nach dem Rettungsassistentengesetz (RettAssG) mit insgesamt 2 Jahren Unterricht (bundeseinheitlich geregelt).
- **Rettungssanitäter:** Ausbildung (Theorie, Klinik, Rettungswache) über 520 Stunden (bundeseinheitlich geregelt).
- **Rettungshelfer:** Ausbildung über 4–8 Wochen (nicht bundeseinheitlich geregelt).

1.2.2 Rettungsmittel

DEFINITION: Ein Rettungsmittel ist ein **Straßenfahrzeug** (z.B. Notarztwagen), Wasserfahrzeug (z.B. Seenotrettungskreuzer) oder **Luftfahrzeug** (z.B. Rettungshubschrauber) des Rettungsdienstes, das der Rettung und dem Transport von (Notfall-)Patienten dient. Die **komplette Ausrüstung** (DIN-Norm 13030 und 13050), nicht jedoch das Personal, zählt ebenfalls zum Rettungsmittel.

Krankentransportwagen (KTW)

BESATZUNG: Die Besatzung besteht meist aus 1 Rettungssanitäter und 1 Rettungshelfer (nicht bundeseinheitlich geregelt).

MÖGLICHKEITEN/AUFGABEN: Wegen der **Minimalausstattung** (z.B. Notfallkoffer, Sauerstoff) und dem **geringem Platzangebot** des Fahrzeuges (*s. Abb. A-1.1*) sind die Versorgungsmöglichkeiten nur eingeschränkt.

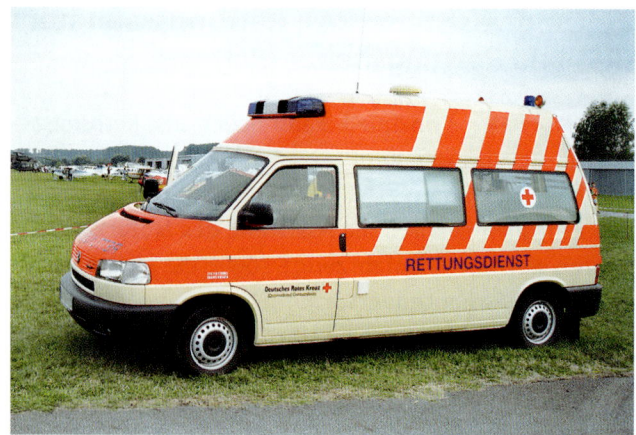

ABB. A-1.1 **Krankentransportwagen.**

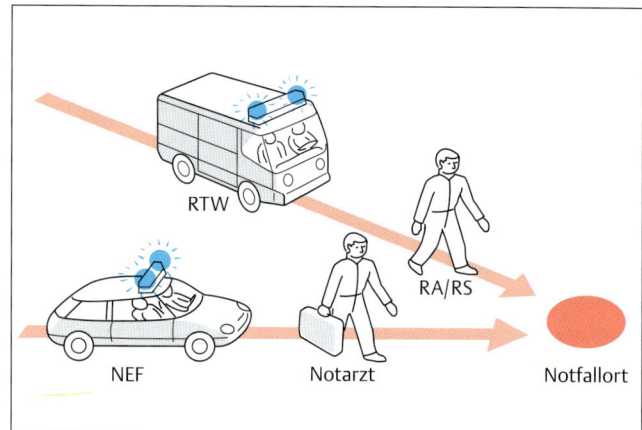

ABB. A-1.3 **Rendezvous-System.** (aus Ziegenfuß, T., Checkliste Notfallmedizin, Thieme, 2005)

Der Transport dient der Beförderung von Patienten **ohne vitale Bedrohung** (z.B. vom Akutkrankenhaus in eine Rehabilitationseinrichtung, Pflegeheim, nach Hause), die dem Transport einer medizinischen Betreuung bedürfen.

Rettungstransportwagen (RTW)

BESATZUNG: Meist besteht die Besatzung aus 1 Rettungsassistent und 1 Rettungssanitäter/-helfer (nicht bundeseinheitlich geregelt).

MÖGLICHKEITEN/AUFGABEN: In dem Fahrzeug (*s. Abb. A-1.2*) sind **Notfallbehandlungen möglich**, da der Innenraum ausreichend groß ist und ein Medikamentenvorrat (Grundausstattung) vorhanden ist. Ein **Rendezvous-Einsatz** (*s. Abb. A-1.3*) mit arztbesetzten Rettungsmitteln (NEF, NAW; s.u.), ist möglich: Der Notarzt wird mit dem Notarzteinsatzfahrzeug (NEF) zum Rettungstransportwagen und damit zum Patienten gebracht und begleitet diesen in eine Klinik. Ein RTW wird durch Zustieg des Notarztes zum Notarztwagen.

Notarzteinsatzfahrzeug (NEF)

BESATZUNG: 1 Notarzt und meist 1 Rettungsassistent (in einigen Fällen auch Rettungssanitäter) bilden die Besatzung (nicht bundeseinheitlich geregelt).

MÖGLICHKEITEN/AUFGABEN: Die Alarmierung erfolgt durch die Rettungsleitstelle bei Notfällen, die eine **ärztliche Versorgung** erfordern (sog. Notarztindikationen der Bundesärztekammer), z.B. Schlaganfall, Myokardinfarkt, Polytrauma, Reanimation. Das Fahrzeug (*s. Abb. A-1.4*) bringt den Notarzt zum Einsatzort (= Rendezvous-System, *s. Abb. A-1.3*). **Notfallkoffer und -ausstattung** sind im NEF **vorhanden**, ein Patiententransport ist nicht möglich (da keine Trage vorhanden).

Notarztwagen (NAW)

BESATZUNG: 1 Notarzt und meist 1 Rettungsassistent sowie 1 Rettungssanitäter (nicht bundeseinheitlich definiert).

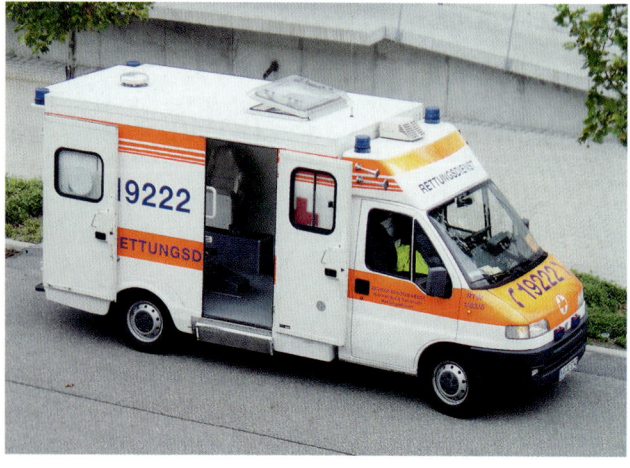

ABB. A-1.2 **Rettungstransportwagen.**

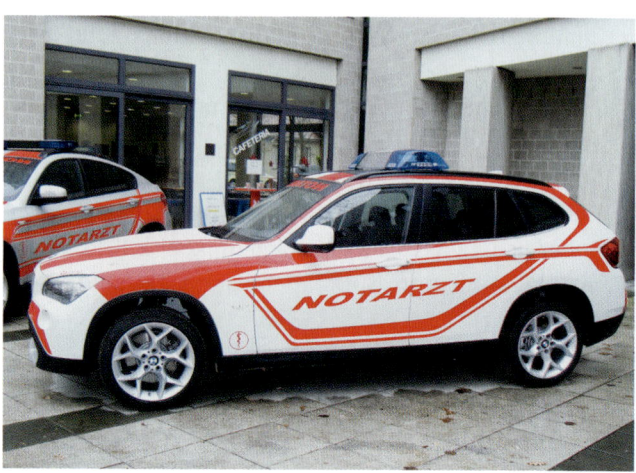

ABB. A-1.4 **Notarzteinsatzfahrzeug.**

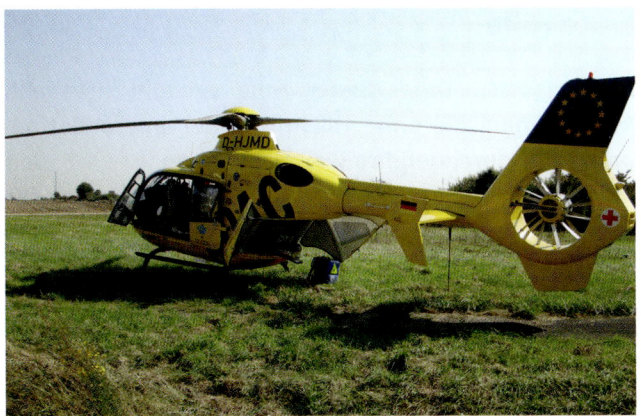

ABB. A-1.5 **Rettungshubschrauber.**

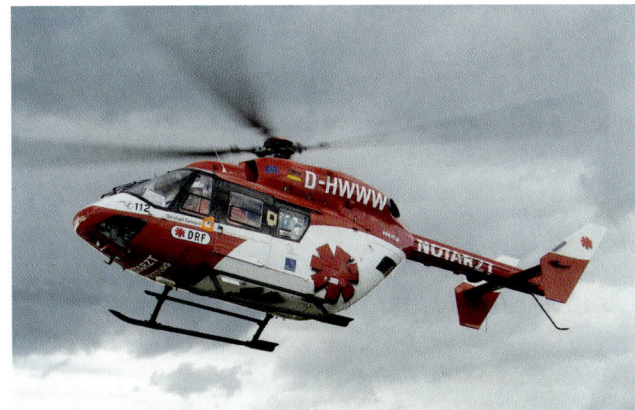

ABB. A-1.6 **Intensivtransporthubschrauber.**

MÖGLICHKEITEN/AUFGABEN: Die Alarmierungskriterien entsprechen denen des NEF. Im NAW werden Notfallpatienten versorgt und können damit ins nächste geeignete Krankenhaus transportiert werden.

Rettungshubschrauber (RTH)

BESATZUNG: Die Besatzung besteht aus 1 Pilot, 1 Notarzt und 1 Rettungsassistent.

MÖGLICHKEITEN/AUFGABEN: Die Indikationen entsprechen denen von NEF und NAW. Vorteile bieten sich bei allen akuten Notfällen, die mit dem Rettungshubschrauber (*s. Abb. A-1.5*) **schneller zu erreichen** sind oder dann, wenn ein **schneller Transport** vom Notfallort in die Klinik über eine größere Distanz erforderlich ist (z.B. Myokardinfarkt, Schlaganfall, Polytrauma). Das Versorgungsgebiet umfasst ca. 50 km (= 5–15 Flugminuten) um den Standort. In Deutschland gibt es aktuell etwa 80 RTH-Standorte, die tagsüber zur Verfügung stehen (meist 7:00 Uhr bis Sonnenuntergang). Nur wenige RTH sind für Flüge bei Nacht geeignet/zugelassen. Die RTH werden hauptsächlich von der Deutschen Luftrettung (DRF), dem Allgemeinen Deutschen Automobilclub (ADAC) und dem Bundesministerium des Innern (BMI) betrieben.

> **MERKE** Vital bedrohte Patienten müssen immer von einem **Notarzt** (NEF, NAW oder RTH) versorgt werden. Bei allen anderen Patienten kommen RTW und KTW entsprechend der Erkrankungs- oder Verletzungsschwere zum Einsatz.

Neben den o.g. Fahrzeugen des Rettungsdienstes nehmen in einigen Zentren bzw. Regionen auch Baby-Notarztwagen (Baby-NAW), Kinder-Notarzt (Kinder-NEF), Intensivtransportwagen (ITW) oder Intensivtransporthubschrauber (ITH, *s. Abb. A-1.6*) an der Notfallversorgung der Bevölkerung teil. Diese Spezialfahrzeuge sind meist aber nicht im Regelrettungsdienst eingebunden und nicht flächendeckend verfügbar.

1.2.3 Ablauf (Rettungskette)

DEFINITION: Unter Rettungskette versteht man die **chronologische Verknüpfung** verschiedener Phasen in der Versorgung eines Notfalls (*s. Abb. A-1.7*):
1. Entdecken des Notfalls.
2. Meldung des Notfalls (Notruf) an die Rettungsleitstelle (Tel. 112), die schnellstmöglich geeignete Rettungsmittel zum Notfall schickt.
3. Erste Hilfe (meist Laienhilfe, Sofortmaßnahmen).
4. Qualifizierte notfallmedizinische Versorgung des Patienten durch Notarzt und/oder Rettungsassistenten/-sanitäter/-helfer.
5. Transport des Patienten in eine geeignete Klinik.
6. Optimale Weiterversorgung des Patienten in einer geeigneten Klinik.

> **MERKE** Eine funktionierende Rettungskette ist eine unabdingbare Voraussetzung für eine optimale Patientenversorgung.

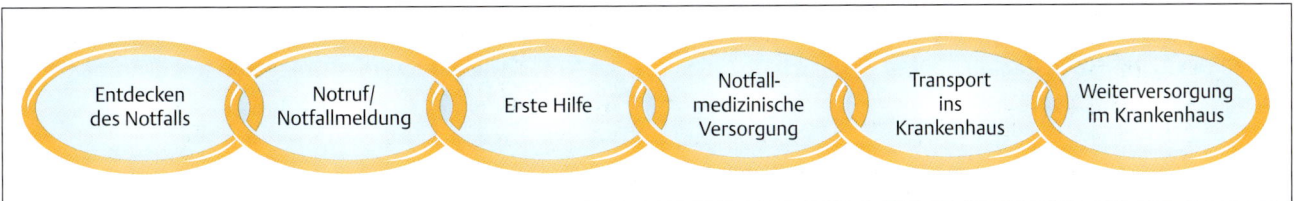

ABB. A-1.7 **Rettungskette.**

Entdecken des Notfalls

Viele Notfälle werden zufällig entdeckt: Findet man eine bewusstlose Person, so sollte diese **laut angesprochen** und geschüttelt werden; ggf. sollte zusätzlich die Reaktion auf Schmerzreize (z.B. Kneifen im Bereich des Schlüsselbeins) geprüft werden.

Meldung des Notfalls (Notruf)

- **Notruf Rettungsleitstelle Tel. 112**
- Wenn möglich, Beantwortung der **W-Fragen**:
  - **Wer** meldet?
  - **Wo** ist der Notfall passiert?
  - **Wann** ist der Notfall passiert?
  - **Was** ist passiert?
  - **Wie viele** Verletzte gibt es?
  - **Welche** Verletzungen oder Gefahren liegen vor?
  - **Wie** ist man für Rückfragen ggf. erreichbar?
- **Koordination des Einsatzablaufs durch Rettungsleitstelle:** Betreiber sind meist Kommunen/Landkreise, die (Berufs-)Feuerwehr oder große Rettungsdienstorganisationen (z.B. Deutsches Rotes Kreuz [DRK], Arbeiter-Samariter-Bund [ASB], Johanniter-Unfallhilfe [JUH], Malteser Hilfsdienst [MHD]). Rettungsleitstellen sind für einen bestimmten regionalen oder überregionalen Bereich zuständig. Besonders qualifizierte Rettungsassistenten nehmen Notrufe entgegen und koordinieren logistisch den Einsatzablauf (z.B. Alarmierung der geeigneten Rettungsmittel, Informationen über freie Bettenkapazität von geeigneten Kliniken).
- In den letzten Jahren werden zunehmend **Integrierte Rettungsleitstellen (ILS)** geschaffen, bei denen der Betrieb sowie die Einsatzabwicklung durch die Feuerwehr und den Rettungsdienst gemeinsam erfolgen. Neben einer Kostenersparnis sind hier insbesondere zeitliche Gründe und eine Verbesserung der Dispositionsqualität entscheidend.

> **CAVE** Streng zu differenzieren von der Rettungsleitstelle ist die Telefonzentrale des Ärztlichen Bereitschaftsdienstes, meist Tel. 1 92 92. Deren Aufgabe ist die Koordination der Versorgung nicht akut vital bedrohter Patienten durch Ärzte außerhalb der Praxisöffnungszeiten („Vertretung des Hausarztes"). Aufgaben der Ärzte sind hier: Hausbesuche, Medikamentenverordnungen, Krankmeldungen oder Klinikeinweisungen. Auch privatärztliche Notdienste verfügen in manchen Regionen über Bereitschaftsdienste und Zentralen.

Erste Hilfe

DEFINITION: Unter Erster Hilfe versteht man **alle Maßnahmen, die ohne Hilfsmittel bei einem Notfallpatienten durchgeführt werden können,** wie z.B. den Basic Life Support (S. 35), die stabile Seitenlagerung oder die manuelle Kompression von Blutgefäßen.

> **MERKE** Erste-Hilfe-Maßnahmen sollten so schnell wie möglich erfolgen, da sie häufig für das Überleben eines Notfallpatienten entscheidend sind!

Zur Durchführung von Erste-Hilfe-Maßnahmen ist im Rahmen seiner Fähigkeiten prinzipiell jeder Bürger gesetzlich und moralisch verpflichtet. Alle Ersthelfer sind im Rahmen ihrer Tätigkeit abgesichert. Eine Unterlassung von Erste-Hilfe-Maßnahmen kann einer Körperverletzung gleichkommen und deshalb auch strafrechtlich verfolgt werden (§ 323c des Strafgesetzbuches [StGB] Körperverletzung durch unterlassene Hilfeleistung). Eine differenzierte Therapie muss nur der Notarzt durchführen.

Notfallmedizinische Versorgung des Patienten durch den Notarzt

ABLAUF:
- Schnelle Befunderhebung durch **Kurzanamnese** und **kurze körperliche Untersuchung** (v.a. Vitalfunktionen) sowie Etablieren eines **Basismonitorings** (S. 13).
- **Ggf. Wiederherstellung der Vitalfunktionen** (S. 32).
- **Ggf. Durchführung weiterer notfallmedizinischer Maßnahmen** (z.B. Reanimation, Analgesie, Sedierung, Fibrinolyse).
- **Management des Notfalls** (z.B. Versorgung vor Ort, Wahl von geeignetem Transportmittel und geeigneter Klinik).
- **Dokumentation** aller wichtiger Daten im Notarzteinsatzprotokoll (z.B. NADOK, DIVI): Dokumentation von patientenbezogenen und rettungstechnischen Daten (z.B. Notfallanamnese, Erstbefunde, Diagnosen, Verlauf, notärztliche Maßnahmen und Übergabezustand). Sie dient der Information für die weiterbehandelnden Ärzte, zur juristischen Absicherung des Notarztes und ist Grundlage zur Qualitätssicherung in der Notfallmedizin (z.B. landesweite Vergleiche).

> **MERKE** Eine genaue Dokumentation ist gerade im Notarztdienst aus medicolegalen (medizinrechtlichen) Gründen extrem wichtig!

Transport des Patienten in eine geeignete Klinik

AUSWAHL EINES GEEIGNETEN TRANSPORTMITTELS:
- **Bei akuter vitaler Gefährdung:** Rettungswagen plus Notarzteinsatzfahrzeug oder Notarztwagen oder Rettungshubschrauber.
- **Bei akuter vitaler Gefährdung, wenn bereits ein Rettungswagen vor Ort ist:** Notarzteinsatzfahrzeug oder ggf. Rettungshubschrauber.
- **Zum Intensivtransport (von einem Krankenhaus in ein anderes):** Intensivtransportwagen oder Intensivtransporthubschrauber.
- **Ohne vitale Gefährdung:** Rettungswagen oder Krankentransportwagen. Falls eine ambulante Behandlung möglich ist, bleibt der Patient zu Hause (z.B. Bagatellverletzungen, weitere Behandlung durch Hausarzt möglich).

AUSWAHL EINER GEEIGNETEN KLINIK: Ein Notfallpatient sollte immer in eine geeignete Klinik transportiert werden, wenn eine weitere Diagnostik und/oder Therapie erforderlich oder nicht auszuschließen sind. Auch ein Patient mit diffusen Symptomen, die das Erstellen einer eindeutigen Verdachtsdiagnose erschweren, sollte zur differenzialdiagnostischen Abklärung immer in eine Klinik gebracht werden. Dabei sollte die nächstmögliche **und** geeignete Klinik ausgewählt werden. Der Patientenwunsch kann eine Rolle spielen, ist aber nicht zwingend maßgeblich. Folgende Faktoren sollten berücksichtigt werden:
- Zustand des Patienten.
- Erforderliche Diagnostik (z.B. Klinik mit CT- oder MRT-Diagnostik bei Patient mit Schlaganfall).
- Erforderliche Therapie (z.B. Klinik mit Möglichkeit zur PTCA/PCI bei Patient mit Herzinfarkt).
- Vermeidung zu langer Transportwege.
- Vorangegangene Krankenhausaufenthalte/Untersuchungen oder vorhandene medizinische Dokumentation.
- Aber auch: Wunsch des Patienten und/oder der Angehörigen.

INFORMATION AN KLINIK: Nach Möglichkeit sollte das Krankenhaus vor Eintreffen des Patienten informiert werden: Für **stabile Patienten** genügt meist die telefonische Information des Krankenhauses durch die Rettungsleitstelle („Vorankündigung"). Bei **vital bedrohten Patienten** oder zeitkritischen Erkrankungen (z.B. Schlaganfall, Myokardinfarkt) sollte der Notarzt telefonisch mit der Zielklinik – besser direkt mit dem zuständigen Kollegen sprechen. Es sollte auch besprochen werden, wo der Patient übergeben werden soll (z.B. Schockraum, Ambulanz, Intensivstation).

TIPP Meist ist es sinnvoller, als Notarzt direkt mit dem Aufnahmearzt in der Zielklinik zu sprechen, da häufig viele wichtige Detailinformationen verlorengehen oder verfälscht wiedergegeben werden, wenn der Notarzt die Rettungsleitstelle und dann die Rettungsleitstelle den Aufnahmearzt informiert („stille Post").

TRANSPORT: Beim Transport sollte der Patient optimal gelagert sein (S. 20) und rasch, aber schonend transportiert werden. **In Routinefällen** erfolgt dies **ohne Sonderrechte** (ohne Blaulicht und ohne Martinshorn). **In Ausnahmefällen** (z.B. hämodynamische Instabilität bei akuter, schwerer Blutung) **mit Sonderrechten** (Blaulicht und Martinshorn). Die Sicherheitsvorschriften müssen beachtet werden (z.B. Anschnallpflicht für Patient und Besatzung).

CAVE Ein (schneller) Transport ins Krankenhaus mit Sonderrechten kann auch für den Patienten nachteilige Folgen haben (z.B. Stressreaktion beim Myokardinfarkt), sodass man dies immer kritisch abwägen sollte!

Übergabe in der Zielklinik

- In der Klinik erfolgt die Übergabe des Patienten an definierten Orten:
  - zur schnellen weiteren Diagnostik und Therapie bei vitaler Bedrohung (z.B. starke Blutung, beatmeter Patient) findet diese meist im Schockraum statt.
  - In Abhängigkeit vom Zielkrankenhaus und der Erkrankung (z.B. Reanimation) kann die Übergabe auch auf der Intensivstation erfolgen.
  - Bei Notfallpatienten mit stabilen Vitalfunktionen (z.B. therapierte Hypoglykämie) in der Notaufnahme oder der entsprechenden Abteilung.
  - Bei pädiatrischen Patienten (z.B. Fieberkrampf) findet die Übergabe ggf. örtlich getrennt in der Notaufnahme der Kinderklinik statt.
- Die vollständige Dokumentation (Notarzteinsatzprotokoll) und wichtige Informationen werden nach einer mündlichen Übergabe an den weiterbehandelnden Arzt an das Pflegepersonal übergeben.
- Ggf. erfolgt die Initiierung weiterer erforderlicher Behandlungsmaßnahmen (z.B. Benachrichtigung des Hausarztes mit der Bitte um wichtige Informationen wie Medikamente)

1.2.4 Besonderheiten bei Großschadensereignis (Massenanfall von Verletzten, MANV)

DEFINITIONEN:

- Sind nur **einzelne Menschen** vital bedroht, handelt es sich um einen **rettungsdienstlichen Notfall**. Dieser ist in der Regel individuell mit Mitteln des regionalen Rettungsdienstes zu bewältigen.
- Sind **viele Menschen** gleichzeitig vital bedroht, handelt es sich um ein **Großschadensereignis** (**Massenanfall von Verletzen**, MANV; z.B. bei einem Autounfall auf der Autobahn mit vielen Verletzten). Dieses ist in der Regel vorerst nur eingeschränkt individualmedizinisch und nicht mehr mit Mitteln des regionalen Notfalldienstes zu bewältigen. Hier muss auf personelle Reserven (z.B. Einsatzleitung, Schnell-Einsatz-Gruppe [SEG], s. unten) zurückgegriffen werden. Die Koordination erfolgt durch einen Leitenden Notarzt (LNA) und den Organisatorischen Leiter Rettungsdienst (OrgL) (s.u.).
- Sind **sehr viele Menschen** vital bedroht, sodass sie mit den vorhandenen regionalen, aber auch überregionalen Mitteln (z.B. wegen Zerstörung der Infrastruktur) nicht mehr versorgt werden können, handelt es sich um eine **Katastrophe** (z.B. bei Tornado oder Erdbeben). Hier ist es Aufgabe des Katastrophenschutzes, diese zu bewältigen.

Leitender Notarzt (LNA)

Der leitende Notarzt **koordiniert** bei einem Großschadensereignis die **Tätigkeit von Ärzten**. Er muss die **Fachkunde „Leitender Notarzt"** besitzen (Zusatzbezeichnung „Notfallmedizin" + langjährige Tätigkeit als Notarzt + Facharzt(-qualifikation) in einem Fachgebiet mit intensivmedizinischer Tätigkeit + Kenntnisse (über-)regionaler medizinischer Versorgungsstrukturen + 40-stündiges Fortbildungsseminar, nicht bundeseinheitlich geregelt).

Aufgaben:

- Keine aktive Beteiligung an der Patientenversorgung.
- Leitung, Koordinierung und Überwachung aller medizinischen und logistischen Maßnahmen.
- Beurteilung in Bezug auf Versorgungskapazität und Anzahl der Verletzten, Art der Schädigung usw.
- Sichtung („Triage") (s.u.).
- Ansprechpartner für die technische Einsatzleitung, z.B. Feuerwehr, Technisches Hilfswerk (THW).
- Mitwirkung im Krisenstab bei Großschadensereignissen und Katastrophen.
- Der LNA wird vom Landrat/Bürgermeister/Oberbürgermeister des Rettungsdienstbereiches bestellt und ist allen anderen Rettungsdienstmitarbeitern im Einsatzfall weisungsbefugt.

Sichtung (Triage)

Unter Sichtung versteht man die durch den Leitenden Notarzt festgelegte Entscheidung über Behandlungsprioritäten in der Patientenversorgung bei einem Großschadensereignis bzw. beim Massenanfall von Verletzten (MANV). Vorhandene Versorgungskapazitäten werden dabei dem Verletzungsmuster und der Anzahl der Patienten gegenübergestellt und abgewogen, wer unter den gegebenen Voraussetzungen als Erstes versorgt werden muss. Ziel ist, einer **möglichst großen Anzahl an Verletzten** die **bestmögliche Hilfe** zukommen zu lassen. Patienten werden nach definierten Kategorien gesichtet und mit **„Sichtungskarten"** gekennzeichnet:

- **S 1, rot:** akute vitale Bedrohung (z.B. Beckenfraktur, Polytrauma); Sofortbehandlung unerlässlich.
- **S 2, gelb:** schwer verletzt/erkrankt (z.B. Oberschenkelfraktur, Thoraxtrauma); aufgeschobene Behandlungsdringlichkeit, Überwachung.
- **S 3, grün:** leicht oder nicht verletzt/erkrankt (z.B. Extremitätentrauma); spätere (ggf. ambulante) Behandlung.
- **S 4, blau:** ohne Überlebenschance, betreuende (abwartende) Behandlung, Sterbebegleitung.
- **schwarz:** Tote.

Die Einteilung in Sichtungskategorien unterliegt dabei einer **Dynamik:** Sie ist abhängig von Veränderungen des Patientenzustandes, aber auch von der Verfügbarkeit von Hilfskräften, sodass jederzeit ein Wechsel aus einer bei der ersten Sichtung festgelegten Kategorien S1 bis S4 in eine andere erfolgen kann.

Schnell-Einsatz-Gruppe (SEG)

Dabei handelt es sich um eine Gruppe **schnell verfügbarer ehrenamtlicher Helfer** (v.a. Notärzte, Rettungsassistenten, Rettungssanitäter, Rettungshelfer, Sanitätshelfer, Notfallseelsorger), die im Falle eines Großschadensereignisses/MANV von der Rettungsleitstelle alarmiert werden können.

1.3 Medicolegale Aspekte

EinBlick

- Auch bei notärztlichen Behandlungen kommt ein Arzt-Patienten-Vertrag zustande. Bei fehlendem Einverständnis des Patienten begeht der Arzt evt. eine Körperverletzung.
- Die Notwendigkeit zur Aufklärung über Maßnahmen ist stark abhängig vom Zustand des Patienten. Als Faustregel gilt: je ausgeprägter die vitale Bedrohung,

- desto weniger umfangreich sind die Anforderungen an die Aufklärung.
- Eine sorgfältige Dokumentation auf dem Notarzteinsatzprotokoll ist obligat (auch zum eigenen Schutz bei gerichtlichen Auseinandersetzungen).
- Jede menschliche Leiche und eine Totgeburt mit einem Gewicht von mindestens 500 g muss ärztlich untersucht werden.
- Der Tod darf nur endgültig festgestellt werden, wenn sichere Todeszeichen vorliegen.
- Ist die Todesart unnatürlich oder ungeklärt, müssen Polizei oder Staatsanwaltschaft informiert werden.
- Der Notarzt ist nicht zur Leichenschau verpflichtet, er stellt nur eine vorläufige Todesbescheinigung aus.

1.3.1 Ärztlicher Eingriff

Wie bei allen ärztlichen Eingriffen, müssen auch bei der notärztlichen Versorgung bestimmte juristische Grundsätze beachtet werden, da auch bei der notärztlichen Behandlung von Patienten ein **Arzt-Patienten-Vertrag** zustande kommt. Maßnahmen dürfen nur dann vom Arzt vorgenommen werden, wenn der Patient einverstanden ist und zustimmt (am besten schriftlich). Liegt ein solches Einverständnis nicht vor, begeht der Arzt evtl. eine **Körperverletzung**. Tritt im Rahmen der Behandlung der Tod ein, kann der Straftatbestand einer vorsätzlichen Körperverletzung mit Todesfolge vorliegen. Zu bewusstlosen Patienten s. u.

> **CAVE** Juristische Konsequenzen und gerichtliche Auseinandersetzungen betreffen den Notarzt immer häufiger (Schadensersatzforderungen). Deshalb zum eigenen Schutz immer sorgfältig und umfassend dokumentieren (Befunde, Maßnahmen und Aufklärungen)!

Patienten sollten prinzipiell immer über die durchgeführten Maßnahmen kurz **informiert** (eine ausführliche Aufklärung ist meist zeitlich nicht möglich) und dies auf dem Notarzteinsatzprotokoll sehr **sorgfältig dokumentiert** werden.
- Wenn der Patient mit den Maßnahmen einverstanden ist, sollte dies (möglichst unter Zeugen) dokumentiert werden.
- Lehnt ein Patient bestimmte Maßnahmen ab, so muss sich der Notarzt auch danach richten–, sollte dies aber durch Zeugen bestätigen lassen, in jedem Fall aber dokumentieren (z. B. Verweigerung der Mitfahrt ins Krankenhaus).
- Gefährdet sich der Patient durch die Ablehnung einer Maßnahme selbst, kollidiert dies juristisch mit der Hilfeleistungspflicht des Notarztes. Ist es offensicht-

lich, dass ein Patient die eigene Lage nicht richtig einschätzen kann und sich deshalb evtl. gefährdet (z. B. bei Delir oder Psychose oder aber auch vorsätzlich), können die erforderlichen Maßnahmen auch unter Gewaltanwendung durch die Polizei durchgesetzt werden (z. B. **Zwangseinweisung**). Die Anwendung körperlicher Gewalt durch Notarzt und Rettungsdienstmitarbeiter ist nicht zulässig.
- **Bewusstlose Patienten** können ihren Willen in der Regel nicht mehr äußern. Im Normalfall wird und muss der Notarzt die erforderlichen Maßnahmen zur Rettung des Patienten durchführen (z. B. Intubation und Beatmung beim Bewusstlosen) und sich nach seinem mutmaßlichen Willen richten. Problematisch wird dies, wenn der Patient eine Patientenverfügung hinterlassen hat. Dann muss das weitere Prozedere im Einzelfall (evtl. in Absprache mit Angehörigen) vereinbart werden. Eine pauschale Handlungsanweisung gibt es in diesen schwierigen Einzelfällen leider nicht.

> **MERKE** Notfallpatienten sind definitionsgemäß im streng juristischen Sinne grundsätzlich nicht einwilligungsfähig, weil sie möglicherweise aufgrund ihrer Erkrankung oder ihres Zustandes die Tragweite der momentanen Situation nicht richtig abschätzen können. Wenn ein Patient den eigenen Willen bekundete (schriftlich oder mündlich), kann man aufgrund der zeitkritischen Gegebenheiten des Notarzteinsatzes diesen nicht mit absoluter Sicherheit verifizieren. Daher sollte der Patient stabilisiert werden. Im Krankenhaus sollte dann in Ruhe das weitere Prozedere (am besten auch zusammen mit den Angehörigen) erörtert werden.

1.3.2 Leichenschau

Jede menschliche Leiche und jede **Totgeburt von mindestens 500 g** muss von einem Arzt untersucht werden. Die Leichenschau wird durch die **Bestattungsgesetze der einzelnen Bundesländer** geregelt, sodass sie jeweils in Details unterschiedlich ist.

> **MERKE** Notärzte sind in den meisten Bundesländern verpflichtet, den Tod festzustellen (mit Ausstellung der vorläufigen Todesbescheinigung), nicht aber, die endgültige Leichenschau durchzuführen („Leichenschauschein").

Feststellung des Todes

SICHERE TODESZEICHEN: Der Arzt sucht zur Feststellung des Todes nach **mindestens einem der sicheren Todeszeichen** (*s. Tab. A-1.1*):

TAB. A-1.1 Sichere Todeszeichen.		
Zeichen	**Symptomatik**	**Zeitpunkt des Auftretens**
Totenflecke (Livores)	blau-violette „Flecken", die sich nach Sistieren des Kreislaufs in den abhängigen Körperpartien ausbilden	meist innerhalb von 30–60 Minuten nach Eintritt des Todes, bis zu 36 Stunden nach Todeseintritt wegdrückbar
Totenstarre (Rigor mortis)	postmortale Erstarrung der glatten und querge-streiften Muskulatur mit Beginn im Kopfbereich (meist Kiefergelenk)	meist innerhalb der ersten 1–2 Stunden nach Eintritt des Todes
Autolyse und Fäulnis	Zersetzung des Körpers durch körpereigene Enzyme (Autolyse) und Mikroorganismen (Fäulnis)	meist erst einige Tage nach Eintritt des Todes
mit dem Leben nichtvereinbare Verletzungen	z. B. Zertrümmerung von Schädel und Gehirn, Zerstückelungen	mit dem Unfallereignis

Der Tod darf nur dann endgültig festgestellt werden (Leichenschauschein), wenn nachweislich **sichere Todeszeichen** vorhanden sind. Da der Notarzt meist nicht zur Leichenschau verpflichtet ist, reichen beispielsweise auch vergebliche Reanimationsmaßnahmen aus, um eine vorläufige Todesbescheinigung (ohne Ursachenfeststellung) auszustellen.

UNSICHERE TODESZEICHEN: Sind unsichere Todeszeichen vorhanden (Herz-Kreislauf-Stillstand, Atemstillstand, Reflexlosigkeit, Abkühlung der Haut, Totenblässe, Atonie der Pupillen, Muskelatonie), ist eine Reanimation erforderlich und evtl. noch erfolgreich. Im Normalfall beträgt die Zeitspanne der Wiederbelebung für das Gehirn ca. 5–10 Minuten, für das Herz ca. 20 Minuten. Bei Unterkühlten und Kleinkindern kann die Wiederbelebungszeit aber wesentlich länger sein. Hier muss auch an einen **Scheintod** gedacht werden. Dabei handelt es sich um ein Stadium, in dem die äußerlich erkennbaren Lebensvorgänge (z. B. Atmung, Puls, Reflexe, Körperwärme) nicht wahrnehmbar sind und sichere Todeszeichen fehlen.

Festlegung des Todeszeitpunktes

- **Beobachteter Tod unter EKG-Ableitung (z. B. bei der Reanimation):** Der Beginn der **Asystolie** im EKG entspricht dem Todeszeitpunkt.
- **Unbeobachteter Tod:** Die Bestimmung des Todeszeitpunktes ist oft nur annähernd möglich durch eine **Befragung der Angehörigen** und eine Ausprägung der **sicheren Todeszeichen** (Totenflecke, Totenstarre, Fäulnis).

Eine exakte Todeszeitbestimmung muss der Notarzt nicht durchführen, sofern er nur eine vorläufige Todesbescheinigung ausstellt. Möglich ist auch die Angabe „Todeszeitpunkt unbekannt", alternativ kann im Formular der Zeitpunkt der Leichenauffindung genannt werden.

Feststellung der Todesursache

Die Todesursache beschreibt den **aus medizinischer Sicht zum Tode führenden Pathomechanismus**. Bereits der Leichenschauer muss zur Todesursache Stellung nehmen, obwohl durch eine alleinige äußere Inspektion dies kaum möglich ist. Zwar kann der Krankheitsverlauf Hinweise auf die Todesursache geben, Sicherheit kann man jedoch nur durch eine **Obduktion** erlangen. Insbesondere der Notarzt kennt den Patienten und seine Anamnese meist nicht; wenn möglich sollte daher der behandelnde Arzt hinzugezogen werden bzw. um Übernahme der Leichenschau gebeten werden.

> **CAVE** Auch bei terminal schwerkranken Patienten kann immer ein Tötungsdelikt vorliegen, daher bei der Feststellung der Todesursache sehr aufmerksam sein!

Feststellung der Todesart

Die Todesart beschreibt die Umstände, die zum Tod führten. Man unterscheidet:
- **Natürlicher Tod:** Tod infolge einer Erkrankung.
- **Nicht natürlicher Tod:** Tod, der auf eine äußere Einwirkung (z. B. Unfall, Vergiftung, Suizid, Mord) zurückzuführen ist.
- **Ungeklärte Todesart:** Es bestehen begründete Zweifel, ob ein natürlicher Tod vorliegt; ein nicht natürlicher Tod kann nicht zweifelsfrei ausgeschlossen werden.

> **MERKE** Falls die Todesart nicht natürlich oder ungeklärt ist, müssen die (Kriminal-)Polizei (Kripo-Dauerdienst) oder die Staatsanwaltschaft informiert werden. Der Staatsanwalt entscheidet über das weitere Prozedere (z. B. Beschlagnahmung, Obduktion, rechtsmedizinische Untersuchung).

Vorgehen des Notarztes

Der Notarzt ist in den meisten Bundesländern **nicht zur Leichenschau** (Leichenschauschein) **verpflichtet,** sondern stellt nur ein Dokument aus, dass der Patient nicht mehr lebt („vorläufige Todesbescheinigung" ohne Ursachenfeststellung). Er ist nicht verpflichtet, nach der Todesursache (Erkrankungen) zu suchen, sondern bestätigt nur den Tod auf einer sog. **vorläufigen Todesbescheinigung**. Er sollte nach Hinweisen für einen nicht natürlichen Tod suchen und diese dokumentieren. Liegt ein **nicht natürlicher Tod** vor, muss die (**Kriminal-)Polizei** verständigt werden. Bei einem natürlichen Tod sollte man die Angehörigen über das weitere Prozedere informieren und den zuständigen Hausarzt (ärztlicher Bereitschaftsdienst) um die endgültige Leichenschau bitten (dieser ist dazu verpflichtet). Der Arzt, der die Leichenschau durchführt (z.B. Hausarzt), hat die Pflicht, Todeszeitpunkt, Todesursache und Todesart festzustellen. Er trägt damit die Verantwortung für die ordnungsgemäßen Angaben.

> **MERKE** Die Todesbescheinigungen unterscheiden sich in den verschiedenen Bundesländern.

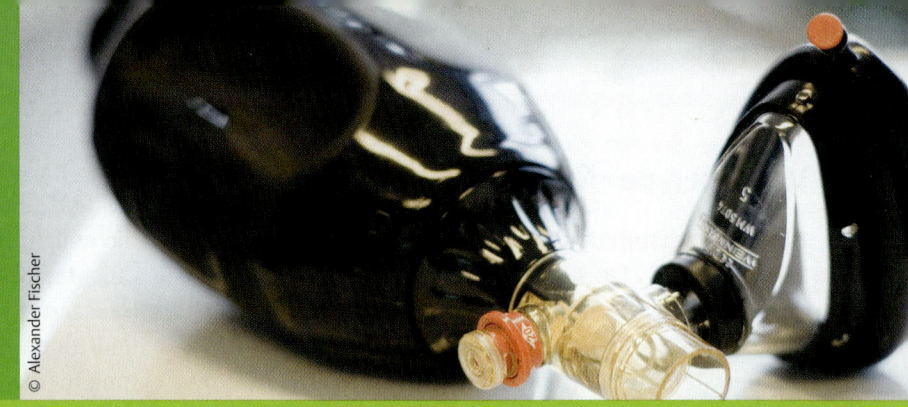

2 Notfallmedizinische Maßnahmen

EinBlick

- Ziel der Notfalldiagnostik ist es, eine **lebensbedrohliche Situation** rasch zu **erkennen**, um dann **schnellstmöglich geeignete Therapiemaßnahmen** einleiten zu können.
- Die Notfalldiagnostik konzentriert sich daher v. a. auf die **Beurteilung der Vitalfunktionen** (Bewusstsein, Atmung und Herz-Kreislauf-Funktion), deren Ausfall innerhalb kurzer Zeit zum Tod des Patienten führen kann.

2.1 Anamnese

Die Anamnese sollte möglichst **kurz und fokussiert**, aber dennoch **präzise** sein (z. B. akute Beschwerden, Dauermedikation, Vorerkrankungen und Allergien), sodass man nur wenig Zeit benötigt, aber alle relevanten Informationen erfragen kann. Die Familienanamnese oder abschweifende Informationen über den Jahre zurückliegenden Krankheitsverlauf sind in der Notfallmedizin meist entbehrlich.

Tipps zum Vorgehen:

- **Beruhigung des Patienten:**
  - Der Patient befindet sich in einer Ausnahmesituation.
  - In die Situation des Patienten hineinversetzen.
  - Sicheres Auftreten vermitteln.
  - Mit beruhigender Stimme langsam und deutlich sprechen.
  - Gezielt Fragen stellen.
  - Dem Patienten Maßnahmen und das weitere Prozedere erläutern.
- **Erhebung der Eigenanamnese**, sofern der Patient noch dazu in der Lage ist – sonst Fremdanamnese (z. B. Angehörige, Passanten):
  - Wie kam es zu der Notfallsituation?
  - Welche Beschwerden sind seit wann vorhanden, z. B. Atemnot, Schmerzen (Stärke, Lokalisation)?
  - Gab es früher (ähnliche) Notfälle?
  - Welche relevanten Vorerkrankungen gibt es?
  - Welche Medikamente (inkl. Dosierung) werden eingenommen?

  - Sind Allergien bekannt (z. B. gegen bestimmte Medikamente)?
  - Befindet sich der Patient zurzeit in Behandlung (z. B. Hausarzt), und war er schon im Krankenhaus gewesen?
  - Sind Vorbefunde von früheren Behandlungen oder Krankenhausaufenthalten verfügbar?

TIPP Häufig können Patienten oder Angehörige keine genauen Angaben zu Vorerkrankungen machen (z. B. „... ich habe eine Herzerkrankung..."). Oft gelingt es aber, anhand der Dauermedikation wertvolle weitere Hinweise auf Vorerkrankungen zu erhalten (z. B. Betablocker plus Digitalis bei Vorhofflimmern und absoluter Arrhythmie).

2.2 Körperliche Untersuchung

TIPP Für eine schnelle übersichtliche und systematische Untersuchung von verletzten Patienten bietet sich der „Body-Check" an. Dabei wird der gesamte Körper des Patienten innerhalb kurzer Zeit inspiziert und palpiert. Man beschränkt sich dabei auf das Auffinden von potenziell vital bedrohlichen Verletzungen (z. B. Schädel-Hirn-Trauma, Thoraxtrauma, Abdominaltrauma, Beckentrauma). Auf das zeitaufwendige Auskultieren und Perkutieren kann fast immer verzichtet werden.

Bei der körperlichen Untersuchung sollte man sich auf das Wesentliche beschränken, z. B. Vitalfunktionen prüfen, Suche nach vital bedrohlichen Verletzungen, symptombezogene körperliche Untersuchung.

- **Inspektion:**
  - Körperhaltung (z. B. Schonhaltung bei Schmerzen).
  - Hautfarbe (z. B. Blässe bei Kollaps, Myokardinfarkt, Schock).
  - Kapilläre (Re-)Perfusion an Schleimhäuten/Nagelbett zur Beurteilung der Oxygenierung (z. B. bei akuter respiratorischer Insuffizienz, Beatmung, Schock).

– Schweiß (z. B. bei Fieber, Sepsis, Kollaps, Myokardinfarkt, Schock).
– Thoraxbewegungen (z. B. suffiziente Atmung, Schaukelbewegungen bei Thoraxtrauma und Rippenserienfrakturen).
– Blutung (z. B. Anhalt für Verletzungen, Trauma).
– Verletzungen (z. B. Hinweis auf Frakturen, paradoxe Bewegungen, Blutungen).
– Motorik (z. B. Hemiparese beim Schlaganfall, Nervenverletzungen mit Kraftausfall).
– Fehlstellungen (z. B. bei Trauma und Frakturen).
– Ausscheidung (z. B. bei Patienten mit Dauerkatheter: Dehydration, Urosepsis?).
● **Palpation:** Beurteilung von Pulsqualität/-stärke/ -rhythmus von A. radialis, A. carotis oder A. femoralis (Hinweise z. B. für Schock, Herzrhythmusstörungen, Herzfehler).
● **Auskultation**: Es sollte v. a. die Auskultation des Herzens zur Beurteilung von Herzgeräuschen (z. B. bei Herzklappenfehler) und Herzrhythmusstörungen sowie die Auskultation der Lunge zur Beurteilung des Atemgeräusches (z. B. feinblasige feuchte Rasselgeräusche bei Lungenödem) erfolgen.
● Die Perkussion spielt eher eine untergeordnete Rolle. So kann am Thorax z. B. ein hypersonorer Klopfschall bei einem Pneumothorax auffallen, bei der Perkussion des Abdomens können sich z. B. Hinweise auf intraabdominelle Tumoren ergeben.
● Gerüche können Hinweise auf zugrunde liegende Erkrankungen geben, z. B. Foetor hepaticus (Leberkoma), Foetor alcoholicus (Alkoholkonsum), Foetor uraemicus (Nierenversagen) und Reizgase (Intoxikationen).
● Bei der **neurologischen Untersuchung** kann eine Bewusstseinsstörung mithilfe der **Glasgow Coma Scale** (GCS) klassifiziert werden (S. 17). Bei der Überprüfung der **Motorik** können sich eine Seitendifferenz (Paresen, z. B. bei Schlaganfall) und eine Gangunsicherheit (z. B. Schlaganfall) zeigen, bei der Untersuchung der **Sensibilität** kann ebenfalls eine Seitendifferenz (z. B. bei Schlaganfall) auffallen. Hinsichtlich der **Pupillen** ist auf eine Anisokorie (z. B. bei Schädel-Hirn-Trauma), die Lichtreagibilität (z. B. eingeschränkt bei zerebraler Einklemmung), die Blickrichtung (z. B. Herdblick bei intrakranieller Blutung) zu achten.

2.3 Basismonitoring und -diagnostik

EinBlick
● **Standardmäßige diagnostische Verfahren**, die bei **jedem** Notfallpatienten angewandt werden, sind das **EKG**, eine möglichst engmaschige und regelmäßige

(nichtinvasive) **Blutdruckmessung (NIBP),** eine kontinuierliche Messung der Sauerstoffsättigung durch **Pulsoxymetrie** (SpO$_2$) sowie bei jedem intubierten Patienten die **Kapnometrie** oder besser **Kapnografie** (p$_{et}$CO$_2$).
● Bei jedem Notfallpatienten mit **Bewusstseinsveränderungen** muss der **Blutzuckerwert** bestimmt werden. Eine **Temperaturmessung** sollte v. a. zum Ausschluss von Hypothermie oder Hyperthermie als Ursache möglicher Bewusstseinsveränderungen (v. a. bei Kindern) durchgeführt werden.

Apparative Untersuchungsverfahren (z. B. EKG, Blutdruckmessung, Pulsoxymetrie, Kapnografie, Blutzuckermessung, Temperaturmessung) ergänzen die Anamnese und den körperlichen Untersuchungsbefund. Sie werden häufig in kurzen Abständen (z. B. Blutdruckmessung) oder kontinuierlich eingesetzt (sog. kontinuierliches Monitoring).

2.3.1 Elektrokardiografie (EKG)

Eine kontinuierliche EKG-Ableitung (*s. Abb. A-2.1*) muss bei jedem Notfallpatienten erfolgen. Ziele sind **kardiale Notfälle** (z. B. akutes Koronarsyndrom, Asystolie, Kammerflimmern oder sonstige relevante Herzrhythmusstörungen) sofort zu entdecken, um sie schnellstmöglich behandeln zu können, sowie den Behandlungserfolg von **Therapiemaßnahmen** (z. B. medikamentöse antiarrhythmische Therapie bei Herzrhythmusstörungen) zu **überwachen**.

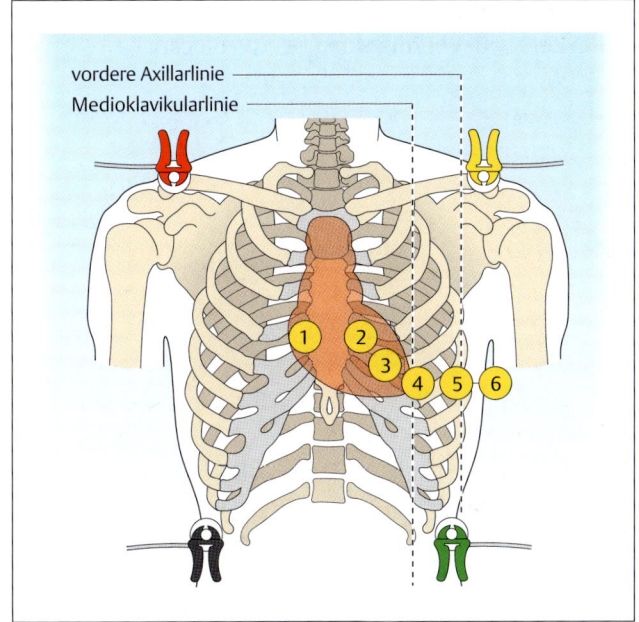

vordere Axillarlinie
Medioklavikularlinie

ABB. A-2.1 **Ableitungspunkte bei der EKG-Ableitung.**
(aus Adams H.-A. et al., Taschenatlas Notfallmedizin, Thieme, 2007)

MÖGLICHKEITEN DER EKG-ABLEITUNG ÜBER:

- **2 Klebe-Elektroden** („Defibrillatorelektroden"); Vorteil: schnell einsetzbar, ggf. sofortige Defibrillation möglich; Nachteil: störanfällig (Artefakte) und sehr teuer; daher nicht für den Routineeinsatz geeignet.
- **3 Elektroden** (für die Ableitungen I, II und III; meist rot-gelb-grün).
- **4 Elektroden** (für die Ableitungen I, II, III, aVL, aVR, aVF; meist rot-gelb-grün-schwarz).
- **10 Elektroden als 12 Kanal-EKG** (für die Ableitungen I, II, III, aVL, aVR, aVF, V_1–V_6).
- Im Normalfall ist in „rettungsdiensttauglichen" EKGs (*s. Abb. A-2.2*) ein **Defibrillator** integriert.

> **MERKE** Normalerweise reicht eine Dreipunkt- oder Vierpunktableitung aus. Bei Patienten mit kardialen Beschwerden sollte immer ein 12-Kanal-EKG genutzt werden.

> **TIPP** Die Beurteilung eines EKGs ist auf den integrierten Monitoren meist nicht verlässlich möglich. Deshalb sollte immer – auch zur Dokumentation – ein Papierausdruck des EKGs geschrieben werden.

BEURTEILUNG VON VERÄNDERUNGEN VON:

- **Herzfrequenz**, z.B. Bradykardie (Herzfrequenz < 50/min), Tachykardie (Herzfrequenz > 100/min).
- **Herzrhythmus**, z.B. absolute Arrhythmie, Extrasystolen, Kammertachykardie, Herzrhythmusstörungen bei Elektrolytstörungen.
- **Lagetyp**, z.B. akute Verlagerung nach rechts bei Rechtsherzbelastung (z.B. Lungenembolie).
- **P-Welle**, z.B. sägezahnartige P-Wellen bei Vorhofflattern.
- **PQ-Zeit**, z.B. Verlängerung bei AV-Block.

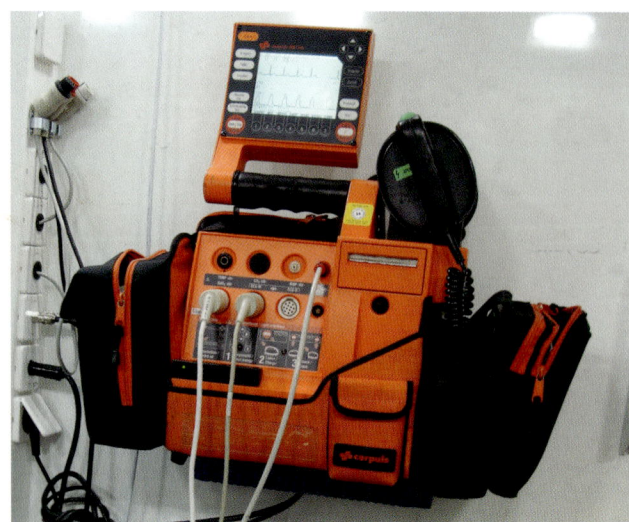

ABB. A-2.2 **EKG/Überwachungsgerät.**

- **QRS-Komplex**, z.B. Verbreiterung bei Links- oder Rechtsschenkelblock, tiefe Q-Zacken bei Myokardinfarkt.
- **ST-Streckenveränderungen**, z.B. Hebungen/Senkungen bei Myokardischämie oder Myokardinfarkt.
- **T-Welle**, z.B. Überhöhung bei Myokardinfarkt, Hyperkaliämie; Erniedrigung bei Hypokaliämie.
- **QT-Zeit**, z.B. Verlängerung bei Hyperkalziämie, Verkürzung bei Hypokalziämie.

VORBEFUNDE: Sind EKG-Vorbefunde vom Patienten verfügbar, so kann der Vergleich mit dem aktuellen EKG sehr hilfreich sein, beispielsweise zur Abschätzung der Dauer einer eventuell neu aufgetretenen absoluten Arrhythmie; auch die Beurteilung von möglicherweise neu aufgetretenen anderen Herzrhythmusstörungen, des Lagetyps oder ST-Streckenveränderungen ist dann einfacher möglich.

> **CAVE** Ein EKG liefert oft wichtige richtungsweisende Befunde zur Diagnosestellung. Ein normales EKG schließt aber eine kardiale Erkrankung als Ursache des Notfalls nicht aus!

2.3.2 Blutdruckmessung

Beim Notfallpatienten muss immer eine möglichst **regelmäßige und engmaschige Blutdruckmessung** erfolgen. Die Aufrechterhaltung eines ausreichenden Blutdrucks gehört zu den wichtigsten Basistherapiemaßnahmen in der Notfallmedizin. Der Blutdruck, vor allem als Verlaufsparameter, ist wichtig zur Beurteilung der Herz-Kreislauf-Funktion. Auch der Volumenstatus (z.B. bei Trauma) kann mit dem Blutdruckverlauf abgeschätzt werden. Blutdruckentgleisungen können negative Folgen für den Patienten nach sich ziehen. Bei einer akuten **Hypotonie** kann es zu einer Ischämie, Bewusstlosigkeit und reduzierten myokardialen Perfusion kommen, bei einer **Hypertonie** zu einer kardialen Dekompensation, zu Gefäßrupturen sowie zu Einblutungen.

MÖGLICHKEITEN DER BLUTDRUCKMESSUNG:

- Palpatorische Blutdruckmessung mit einer Blutdruckmanschette ohne Stethoskop (nur systolischer Blutdruck).
- Messung mit einer Blutdruckmanschette und Stethoskop.
- Automatische oszillometrische Blutdruckmessung.

BEURTEILUNG VON VERÄNDERUNGEN DES BLUTDRUCKS:

- **Hypotonie** (< 90 mmHg), z.B. bei Schock.
- **Hypertonie** (> 150 mmHg), z.B. bei hypertensiver Krise, Schmerzen, Angst.

ARTERIELLER MITTELDRUCK: Der arterielle Mitteldruck (MAP) hat gegenüber dem systolischen (RR_{syst}) oder diastolischen (RR_{dia}) Blutdruckwert die größte Bedeutung für die **Organperfusion**, kann aber manuell nicht gemessen, sondern **nur abgeschätzt** werden: MAP = $RR_{dia} + 1/3 \cdot (RR_{syst} - RR_{dia})$. Der MAP liegt in der Regel bei etwa 90 mmHg, bei Werten unter 70 mmHg ist die Perfusion häufig gestört.

2.3.3 Pulsoxymetrie

Auch eine kontinuierliche Messung der Sauerstoffsättigung durch Pulsoxymetrie (SpO_2) beim Notfallpatienten ist obligat. Mit der Pulsoxymetrie lässt sich die **Sauerstoffsättigung** (Maß für die Oxygenierung) beurteilen und rechtzeitig eine **Hypoxie** (Sauerstoffsättigung < 90 %) erkennen und ggf. entsprechend behandeln (z. B. Sauerstoffgabe, Intubation).

> **TIPP** Bei den meisten Pulsoxymetriegeräten hört man bei jedem Pulsschlag einen Ton, gleichzeitig erscheint auf dem Display eine Pulskurve. Daher kann man mit dem Pulsoxymeter auch akustische und visuelle Informationen über Herzrhythmus und Herzfrequenz und somit auch über potenzielle Herzrhythmusstörungen erhalten.

VORGEHEN: Messung der Sauerstoffsättigung mit einem Pulsoxymeter, dessen Sensor meist an **Finger**, **Zehe** oder **Ohrläppchen** platziert wird (*s. Abb. A-2.3*).

FEHLMESSUNGEN: Fehlmessungen bei der Pulsoxymetrie können sich bei dysfunktionellen Hämoglobinämien (Carboxyhämoglobin bei Rauchgasintoxikation, Methämoglobin, Sulfhämoglobin), peripheren Durchblutungsstörungen (z. B. bei Schock), Nagellack, Lichteinflüssen und Bewegungsartefakten ergeben. Ein Ikterus stört die Pulsoxymetrie nicht relevant.

2.3.4 Kapnometrie und Kapnografie

KAPNOMETRIE: Darunter versteht man die Messung der **Kohlendioxidkonzentration** (bzw. des Kohlendioxidpartialdrucks) in der **Ausatemluft** (endexspiratorisch = endtidal). Der Messwert korreliert gut mit dem alveolären und damit dem arteriellen Kohlendioxidpartialdruck.

KAPNOGRAFIE: Darstellung der **Kohlendioxidkonzentration** in der **Atemluft** im Verlauf eines **Atemzyklus** (*s. Abb. A-2.4*).

EINSATZ: Kapnometrie und Kapnografie müssen bei jedem intubierten Patienten standardmäßig genutzt werden. Die Elimination von Kohlendioxid und damit der Nachweis von Kohlendioxid in der Ausatemluft dienen dem Nachweis der **richtigen Tubuslage** nach Intubation und der **Steuerung der Beatmung** (z. B. Atemminutenvolumen, AMV). Beide Verfahren können auch als „**Erfolgskontrolle**" bei der **kardiopulmonalen Reanimation** genutzt werden. Mit der Kapnografie kann neben der CO_2-Konzentration in der Atemluft auch die Atemfrequenz bestimmt werden. Daher ist die Kapnografie eine wichtige Methode zur Überwachung einer suffizienten Ventilation.

TECHNISCHE REALISIERUNG: Beim **Hauptstromverfahren** erfolgt die Messung der Kohlendioxidkonzentration mit einer Messzelle direkt in der Atemluft (*s. Abb. A-2.5 a*). Das Verfahren ist genau und gibt zeitnah einen Wert wieder, jedoch ist es störanfällig (z. B. Sekret kann den Sensor beeinträchtigen).

Beim **Nebenstromverfahren** wird die Atemluft über einen kleinen Schlauch angesaugt und patientenfern im → next flow process

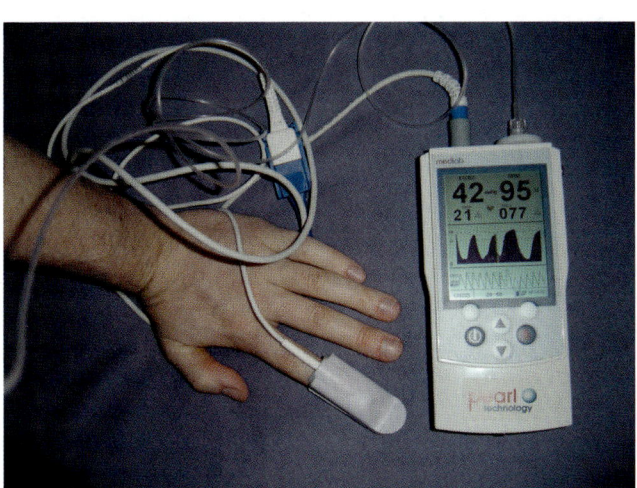

ABB. A-2.3 **Insbesondere kleine tragbare Geräte bieten sich zur kombinierten Messung der Sauerstoffsättigung und Kohlendioxidkonzentration an.**

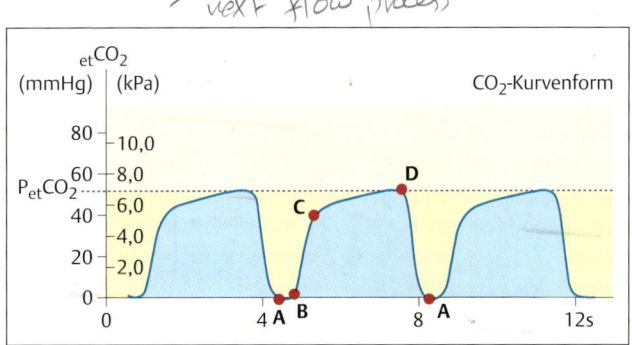

ABB. A-2.4 **Typischer Verlauf der CO_2-Kurve bei der Kapnografie.** (A-B: Erste Phase der Expiration; B-C: Expiration, Atemluft aus oberen u. unteren Atemwegen; C-D: Alveoläres Plateau, Atemluft hauptsächl. in Alveolen; D: Endtidaler CO_2-Partialdruck ($P_{et}CO_2 \approx PaCO_2$); D-A: Inspiration

Gerät analysiert und angezeigt (*s. Abb. A-2.5 b*). Hierdurch entsteht eine zeitliche Verzögerung bis zur Anzeige, jedoch ist das Verfahren robuster als das Hauptstromverfahren.

BEURTEILUNG VON VERÄNDERUNGEN DER KOHLENDIOXIDKONZENTRATION:

- **Hyperkapnie (pCO$_2$ > 45 mmHg)**, z. B. bei akuter respiratorischer Insuffizienz, Koma, zu niedrigem Atemminutenvolumen bei beatmetem Patienten.
- **Hypokapnie (pCO$_2$ < 35 mmHg)**, z. B. bei schmerzbedingter Hyperventilation, respiratorischer Kompensation einer metabolischen Azidose, zu hohes Atemminutenvolumen.

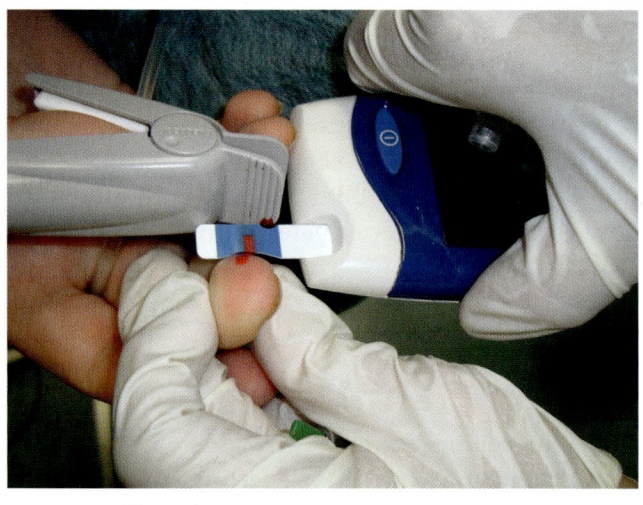

ABB. A-2.6 **Blutzuckermessung.**

2.3.5 Blutzuckermessung

Bei jedem Notfallpatienten mit **Bewusstseinsveränderungen** muss der Blutzuckerwert bestimmt werden, da Hypo- und Hyperglykämien wichtige und häufige Ursachen für Bewusstseinsveränderungen sein können und **ggf. schnell therapiert** werden müssen.

VORGEHEN: Man gibt einen Bluttropfen aus Ohrläppchen, Fingerbeere oder angelegter Venenverweilkanüle auf das Indikatorfeld eines Blutzuckerteststreifens oder des Blutzuckermessgeräts (*s. Abb. A-2.6*). Dann vergleicht man die Verfärbung des Teststreifens mit der Farbskala (semiquantitative Methode) oder liest den Wert auf dem Blutzuckermessgerät ab (quantitative Methode).

BEURTEILUNG VON VERÄNDERUNGEN DES BLUTZUCKERWERTES:

- **Hyperglykämie** (> 140 mg/dl bzw. > 7,8 mmol/l), z. B. untherapierter Diabetes mellitus, diabetisches Koma.
- **Hypoglykämie** (< 80 mg/dl bzw. < 4,4 mmol/l), z. B. durch (versehentlich) zu hohe Insulindosis.

2.3.6 Temperaturmessung

Eine Temperaturmessung sollte v. a. zum **Ausschluss von Hypothermie oder Hyperthermie** als Ursache möglicher Bewusstseinsveränderungen (v. a. beim Kind) erfolgen.

VORGEHEN: Die **rektale Messung** ist zu bevorzugen, da die Rektaltemperatur am besten mit der Körperkerntemperatur korreliert. Wenn möglich sollten **digitale Thermometer** verwendet werden, da der Inhalt von Quecksilber-Thermometern giftig ist und diese einer hohen Bruchgefahr unterliegen.

BEURTEILUNG VON VERÄNDERUNGEN DER KÖRPERTEMPERATUR:

- **Hyperthermie** bzw. Fieber (> 38,5 °C), Folge sind z. B. Fieberkrämpfe.
- **Hypothermie** (< 36,5 °C), Unterkühlung z. B. bei Beinnahe-Ertrinken oder langer Liegezeit in freier Natur in der kalten Jahreszeit.

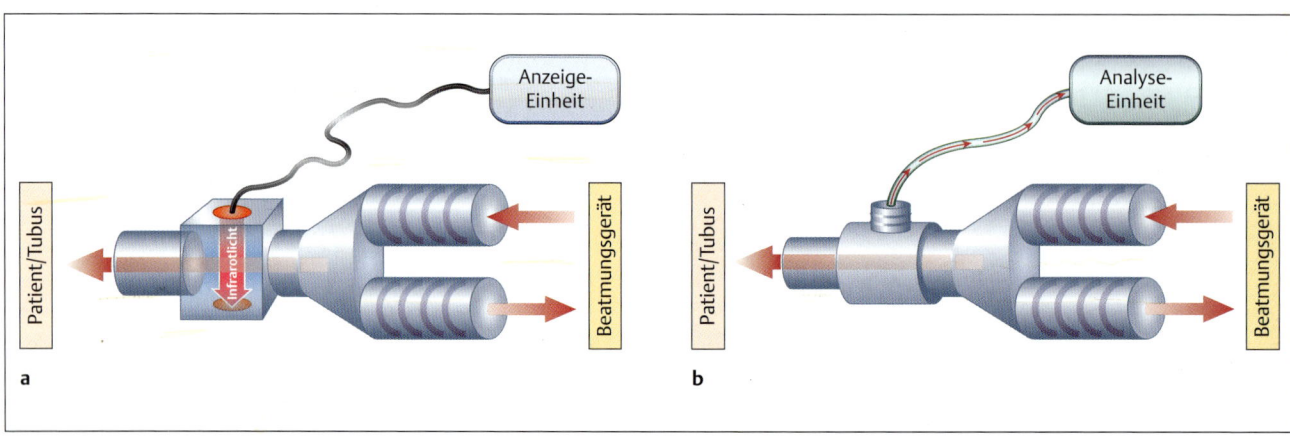

ABB. A-2.5 **Messung der Kohlendioxidkonzentration in der Atemluft** durch Hauptstromverfahren (a) und Nebenstromverfahren (b).

2.4 Beurteilung von Notfall-patienten mithilfe von Schweregradeinteilungen (Scoring-Systemen)

EinBlick

- Um die bei der Diagnostik erhobenen Befunde (z. B. Ausmaß von Vitalfunktionsstörungen und Verletzungen) in Bezug auf Erkrankungs- und Verletzungsschwere und damit Einsatzschwere zu bewerten, wurden verschiedene **Schweregradeinteilungen** (Scoring-Systeme) entwickelt.
- Die am häufigsten genutzten sind die Glasgow Coma Scale (GCS), der National Advisory Committee for Aeronautics Score (NACA-Score) und der Schockindex (SI).

GLASGOW COMA SCALE (GCS): Sie dient der **Klassifikation einer Bewusstseins**. Beurteilt werden **3 Aspekte** (Augen öffnen, verbale Reaktion und motorische Reaktion), die mit einem **Punktwert** (mindestens 1 Punkt für schlechteste Reaktion) versehen werden (*s. Tab. A-2.1*). Die Summe der Punktwerte ergibt den **Schweregrad der Bewusstseinseinschränkung**: 13–15 Punkte = normal oder leicht; 9–12 Punkte = mittelschwer; 3–8 Punkte schwer.

NATIONAL ADVISORY COMMITTEE FOR AERONAUTICS SCORE (NACA-SCORE): Score nach den Empfehlungen des „National Advisory Committee for Aeronautics" zur Klassifikation der Einsatzschwere. Es werden Verletzungen und Erkrankungen klassifiziert (*s. Tab. A-2.2*).

TAB. A-2.1 Glasgow Coma Scale (GSC): Klassifikation der Bewusstseinseinschränkung.

Augen öffnen (1–4 Punkte)		verbale Reaktion (1–5 Punkte)		motorische Reaktion (1–6 Punkte)	
spontan	4 Punkte	orientiert	5 Punkte	auf Aufforderung	6 Punkte
auf Aufforderung	3 Punkte	desorientiert	4 Punkte	auf Schmerzreiz gezielt	5 Punkte
auf Schmerzreiz	2 Punkte	inadäquate Äußerung	3 Punkte	Beugeabwehr	4 Punkte
kein	1 Punkt	unverständliche Laute	2 Punkte	Beugesynergismen	3 Punkte
		keine	1 Punkt	Strecksynergismen	2 Punkte
				keine	1 Punkt

TAB. A-2.2 NACA-Score: Klassifikation der Einsatzschwere.

Schweregrad (Häufigkeitsverteilung) und Einsatzschwere	Verletzungen	Erkrankungen
Schweregrad I (1–3 %) Verletzungen und Erkrankungen geringfügiger Art; erfordern meist keine spezifische präklinische Therapie	Prellung, Schürfung, Stauchung, Verbrennung Grad I	Orthostase, flüchtige Hypotonie
Schweregrad II (5–9 %) Verletzungen und Erkrankungen, die zwar einer weiteren Abklärung/Therapie bedürfen, aber in der Regel keinen stationären Aufenthalt erfordern.	größere Schürfungen und Kontusionen, Nasenbeinfraktur, Zehen- und Fingerfraktur, einfache Rippenfraktur	Tetanie, komplikationsloser Asthmaanfall, Koliken ohne Komplikationen
Schweregrad III (30–35 %) Verletzungen und Erkrankungen, die in der Regel einer stationären Abklärung/Therapie bedürfen, bei denen jedoch akut keine Vitalgefährdung zu erwarten ist.	Schädel-Hirn-Trauma Grad I, geschlossene Schädelfraktur, Wirbelkörperfraktur ohne neurologische Ausfälle, offene Wunden mit Nerven- oder Gefäßverletzung, einzelne einfache Frakturen, Verbrennung Grad II (20–30 % der Körperoberfläche) und Grad III (10–20 % der Körperoberfläche)	akute Psychosen, supraventrikuläre paroxysmale Herzrhythmusstörungen, einfacher zerebraler Krampfanfall, Koliken, hohes Fieber (z. B. Pneumonie)
Schweregrad IV (33–39 %) Verletzungen und Erkrankungen ohne akute Lebensgefahr, die aber eine kurzfristige Entwicklung einer Vitalgefährdung nicht ausschließen; eine spezifische Therapie ist präklinisch und in der Klinik erforderlich.	Schädel-Hirn-Trauma Grad II, offene Schädelfraktur, Thoraxverletzungen mit Hämato- oder Pneumothorax (einseitig), Lungenkontusion, stumpfes Bauchtrauma, geschlossene Femurfraktur	Verdacht auf Myokardinfarkt, Herzrhythmusstörungen mit Herzfrequenz <40 oder >180/min, Schlaganfall ohne Hirndruckzeichen, Intoxikationen mit Bewusstlosigkeit, Verdacht auf Extrauteringravidität

TAB. A-2.2 (Fortsetzung)

Schweregrad V (14–19%) Verletzungen und Erkrankungen mit akuter Vitalgefährdung, die ohne rasche Therapie wahrscheinlich letal enden, Transport in Reanimationsbereitschaft in ein Krankenhaus.	Schädel-Hirn-Trauma mit Bewusstlosigkeit und neurologischen Ausfällen, Verdacht auf Halswirbelkörperfraktur mit neurologischen Ausfällen, Rippenserienfrakturen mit Atembehinderung, offene Thoraxverletzung, multiple Frakturen, offene Beckenfraktur, Aortenruptur	akute gastrointestinale Blutung, akuter Myokardinfarkt, kreislaufwirksame Herzrhythmusstörungen, Status epilepticus, Schlaganfall, Stoffwechselkomata, akute Ateminsuffizienz, Eklampsie, Extrauteringravidität mit Schock, Elektrounfall mit Herzrhythmusstörungen, akutes Lungenödem
Schweregrad VI (2–5%) Verletzungen und Erkrankungen, bei denen nach Wiederherstellung der Vitalfunktionen oder erfolgreicher Reanimation die Patienten im Krankenhaus eingeliefert werden.	Thoraxverletzungen mit Ateminsuffizienz, Aortenruptur mit Thoraxeröffnung, Atemwegseinengung, die Intubation oder Tracheotomie erfordert	komplette Atemwegsverlegung, Herzstillstand, Kammerflimmern, Lähmungen des Atemzentrums, temporärer Schrittmacher, erfolgreiche Reanimation
Schweregrad VII (6–9%) Tödliche Verletzungen oder Erkrankungen; Therapie meist nicht mehr möglich oder frustran	tödliche Verletzungen, z.B. schwerstes Schädel-Hirn-Trauma mit Zertrümmerung des Gehirns, traumatischer Aortenabriss oder Lungenabriss	tödliche Notfälle, z.B. erfolglose Reanimation; Polytrauma mit schwersten nichtbeherrschbaren Verletzungen

REVISED TRAUMA SCORE (RTS): Dient der **Klassifikation von Vitalfunktionsstörungen** nach einem Trauma. Beurteilt werden dabei **drei Aspekte** (Atemfrequenz, systolischer Blutdruck, Bewusstsein [anhand der GCS], (**s. Tab. A-2.3**)), anschließend werden die erhaltenen Punktwerte mit einem Korrekturfaktor multipliziert und alle drei Produkte addiert. Die Punktwerte des RTS (minimal 0, maximal 12) erlauben einen Rückschluss auf die Überlebenswahrscheinlichkeit (je mehr Punkte, desto größer die Wahrscheinlichkeit). Bei einem RTS < 4 Punkte soll ein Patient in einem großen Traumazentrum weiterversorgt werden.

TAB. A-2.3 Revised Trauma Score (RTS): Klassifikation von Vitalfunktionsstörungen.

Parameter	Werte	Punkte	Korrekturfaktor
Atemfrequenz (l/min)	10–29 >29 6–9 1–5 0	4 3 2 1 0	0,2908
systolischer Blutdruck (mmHg)	>89 76–89 50–75 1–49 0	4 3 2 1 0	0,7325
Glasgow Coma Scale (GCS)	13–15 9–12 6–8 4–5 3	4 3 2 1 0	0,9368

INJURY SEVERITY SCORE (ISS): Der ISS wird durch eine vollständige körperliche Untersuchung von polytraumatisierten Patienten erhoben und erlaubt eine **Klassifikation und statistische Erfassung von Polytraumen**. Man orientiert sich dabei an den anatomischen Körperregionen. Anhand der jeweiligen Körperregion wird der **Schweregrad der Verletzung** ermittelt (**s. Tab. A-2.4**). Die Punktwerte der drei schwersten Einzelverletzungen werden zunächst quadriert, dann addiert. Der Wert beträgt höchstens 75 Punkte und resultiert aus dem Schweregrad in den drei meistbetroffenen Körperregionen; ein Schweregrad 6 in nur einer Körperregion wird per definitionem gleichgesetzt mit dem maximalen Punktwert 75. Ab einem Punktwert von 15 wird von einem Polytrauma ausgegangen, ab einem Wert über 24 von einem schweren Polytrauma.

TAB. A-2.4 Injury Severity Score (ISS): Klassifikation von Polytraumen.

Körperregionen	Verletzungsschwere (Punkte)
Kopf/Hals	gering (1)
Gesicht	mäßig (2)
Thorax	schwer, aber nicht lebensbedrohlich (3)
Abdomen	schwer, lebensbedrohlich (4)
Extremitäten	kritisch, Überleben unklar (5)
Weichteile	maximal (6)

SCHOCKINDEX (SI): Ist definiert als Pulsfrequenz/ systolischer Blutdruck; ist der Quotient >1, liegt möglicherweise ein Schock vor. **Sehr unspezifischer Score,** der zwar einfach zu erheben ist, in der Praxis aber gerade **bei jungen Patienten ungeeignet** ist. Ursache hierfür ist die

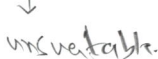
unzuverlässig.

gute Kompensationsfähigkeit junger Patienten: Der Blutverlust führt erst sehr spät zu einer Kreislaufreaktion. In der notfallmedizinischen Praxis ist der Schockindex weitgehend ohne Relevanz.

2.5 Arbeitstechniken und Hilfsmittel

EinBlick

- Jeder Notfallpatient sollte einen venösen Zugang erhalten, damit jederzeit Medikamente verabreicht werden können. Der **periphervenöse Zugang** ist der Standardzugang. Dabei sollte immer zunächst möglichst weit **distal** punktiert werden.
- Eine evtl. indizierte Volumenersatztherapie wird bis zur Normalisierung des **mittleren arteriellen** (oder systolischen) **Blutdrucks** fortgesetzt.
- Ggf. sind eine Sedierung, Analgesie oder die Einleitung einer Narkose notwendig.
- Es können verschiedene Hilfsmittel wie eine entsprechende Lagerung des Patienten, Verbände oder eine Schienung eingesetzt werden.

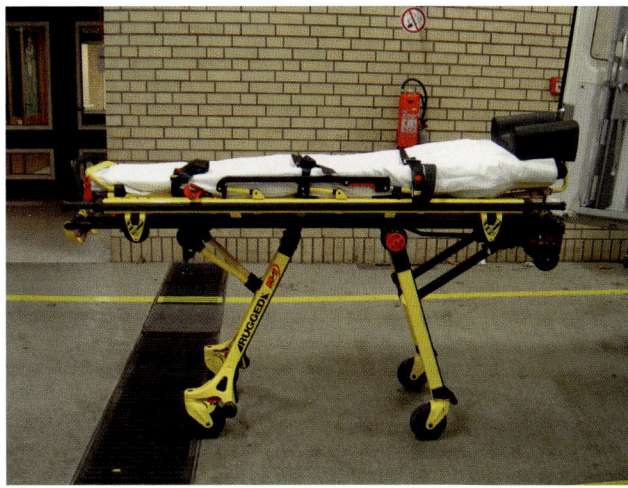

ABB. A-2.7 **Rolltrage.**

2.5.1 Rettung

DEFINITION: Unter Rettung versteht man das **in-Sicherheit-Bringen** von Menschen aus einer lebensbedrohlichen Situation. Hierzu zählen Maßnahmen wie die Befreiung von in Fahrzeugen eingeklemmten Personen sowie im erweiterten Sinn auch die Durchführung von präklinischer Diagnostik und Therapiemaßnahmen (z. B. CPR).

RETTUNGSHILFSMITTEL IN DER NOTFALLMEDIZIN:

- **Rolltrage:** aus Polsterung, aufstellbarem Rücken-/ Kopfteil, (einklappbarem) Fahrgestell, Gurten (*s. Abb. A-2.7*).
- **Schaufeltrage:** aus dünnen ungepolsterten Aluminiumschaufeln und einem Aluminiumrahmen, die beide in der Mitte halbiert werden können; sie ist geeignet zur schonenden Auf- und Umlagerung auf die Vakuummatratze (*s. Abb. A-2.8*).
- **Vakuummatratze:** aus einem mit kleinen Styroporkügelchen gefüllten Kunststoffsack, der sich der Körperform des Patienten gut anpassen lässt und durch Absaugen der Luft fest wird, sodass eine Immobilisation möglich ist (*s. Abb. A-2.18*).
- **Spineboard:** aus ungepolstertem Kunststoff, wird vor allem im angloamerikanischen Raum in Verbindung mit Haltegurten zur Immobilisation der Patienten verwendet (*s. Abb. A-2.9*).

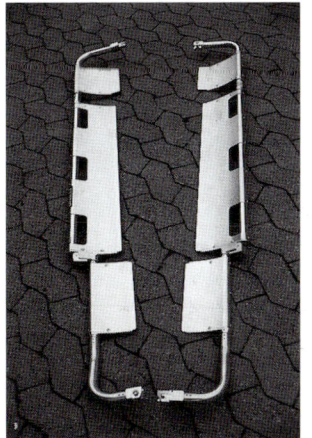 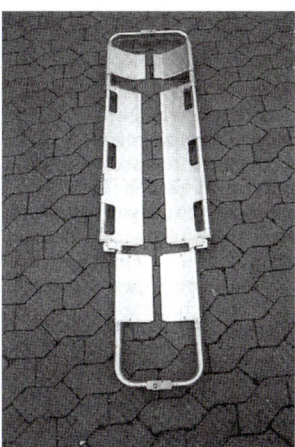

ABB. A-2.8 **Schaufeltrage:** geteilt und zusammengesetzt. (aus Ziegenfuß, T., Checkliste Notfallmedizin, Thieme, 2005)

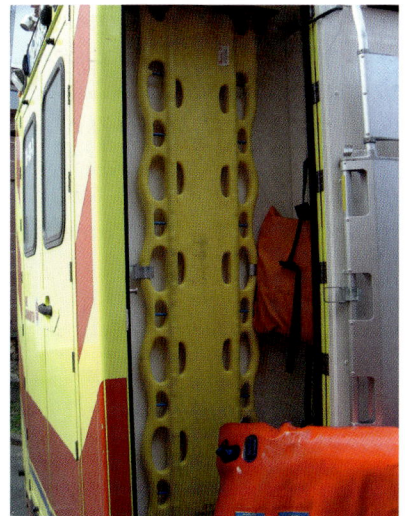

ABB. A-2.9 **Spineboard.**

RAUTEK-RETTUNGSGRIFF: Ziel ist die **rasche Mobilisation des Patienten** aus engen oder schwer zugänglichen Gefahrenbereichen (z. B. vom Fahrersitz eines Autos). Dazu fasst man dem Patienten von hinten unter die Achseln, anschließend greift man den Unterarm (rechts oder links) des Patienten (eigene Daumen nach vorne) und zieht den Patienten aus dem Gefahrenbereich (*s. Abb. A-2.10*).

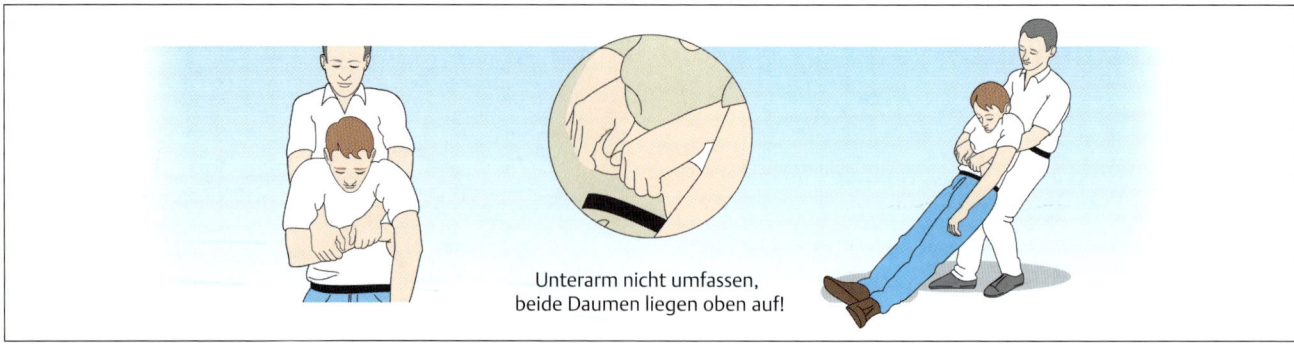

ABB. A-2.10 **Rautek-Rettungsgriff.** (aus Adams, H.-A. et al., Taschenatlas Notfallmedizin, Thieme, 2007)

CAVE Der Rautek-Rettungsgriff kann weitere Verletzungen (z. B. an Wirbelsäule, Extremitäten, Thorax) hervorrufen oder bestehende Verletzungen aggravieren. Daher sollte er nur dann genutzt werden, wenn andere (schonende) Transportmöglichkeiten nicht eingesetzt werden können und eine unmittelbare Rettung aus dem Gefahrenbereich (z. B. bei Bewusstlosigkeit, Atemstillstand) zwingend notwendig ist.

2.5.2 Lagerung

DEFINITION: Maßnahmen, die ergriffen werden, um den Patienten entsprechend seines Zustandes optimal zu positionieren.

STABILE SEITENLAGERUNG:
- **Indikationen:** Sie dient als Erstmaßnahme bei bewusstseinsgestörten Patienten mit erhaltener Spontanatmung zum **Freihalten der Atemwege,** indem der Kopf in überstreckter Position stabilisiert wird. Zudem **schützt** sie **vor einer Aspiration**, da die Mundöffnung die tiefste Stelle ist, sodass Sekrete abfließen können.
- **Durchführung:**
  - Der Patient liegt in Rückenlage, der Helfer kniet auf einer Seite des Patienten.

- Der nächstgelegene Arm wird nach oben gelagert, rechtwinklig zum Körper mit angewinkeltem Ellenbogen und der Handfläche nach oben.
- Der entfernt liegende Arm wird mit einer Hand über den Brustkorb gelegt, der Handrücken wird an die dem Helfer zugewandte Wange gelegt.
- Mit der anderen Hand wird das entfernt liegende Bein knapp über dem Knie gegriffen und hochgezogen, wobei der Fuß auf dem Boden bleiben soll.
- Am entfernt liegenden Bein ziehen, um die Person auf den Helfer zu auf die Seite zu rollen.
- Das oben liegende Bein so ausrichten, dass es an Hüfte und Knie jeweils rechtwinklig abgewinkelt ist.
- Kopf überstrecken und die Hand unter der Wange des Patienten so ausrichten, dass der Hals überstreckt bleibt (*s. Abb. A-2.11*).

RÜCKENLAGERUNG:
- **Indikation:** Diese Standardlagerung (z. B. zur Untersuchung, Blutabnahme, Transport) kann ohne Probleme zu weiteren Lagerungsarten modifiziert werden (s. u.).
- **Durchführung:** Patient möglichst mit leicht erhöhtem Oberkörper lagern (*s. Abb. A-2.12*), da dies für den Patienten besser verträglich ist.

FLACHLAGERUNG:
- Eine achsengerechte Rückenlagerung (*s. Abb. A-2.13*) ist bei Wirbelsäulenverletzungen indiziert.

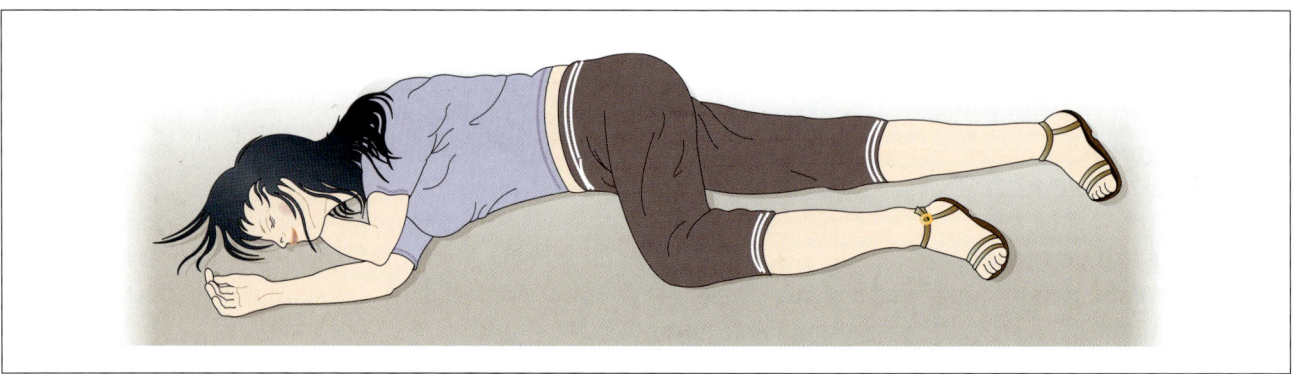

ABB. A-2.11 **Stabile Seitenlage.**

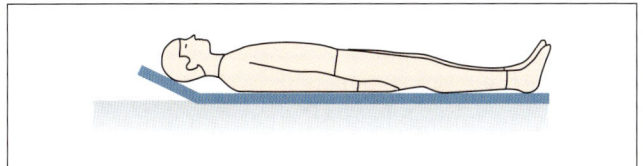

ABB. A-2.12 **Rückenlagerung.** (aus Ziegenfuß T., Checkliste Notfall-medizin, Thieme, 2005)

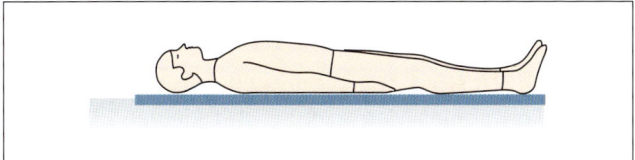

ABB. A-2.13 **Flachlagerung.** (aus Ziegenfuß T., Checkliste Notfall-medizin, Thieme, 2005)

> **CAVE** Bei Transport des Patienten in Flachlagerung kann eine **Reise- oder Bewegungskrankheit** (Syn. Kinetose) mit Übelkeit und Erbrechen ausgelöst werden. Eine medikamentöse Therapie mit Dimen-hydrinat (z. B. Vomex) ist möglich.

SCHOCKLAGERUNG:

- **Indikationen:** Bei allen Schockzuständen (außer kardiogenem Schock) und akuter Hypotension zur Entleerung der venösen Beinkapazitätsgefäße, dadurch Verbesserung des venösen Rückstroms an das Herz ("Autotransfusion") mit Verbesserung der Durchblutung von Herz und Gehirn.
- **Durchführung:** Hochlagerung der Beine (*s. Abb. A-2.14 a*) oder Tieflagerung des Kopfes (Trendelenburg-Lagerung) (*s. Abb. A-2.14 b*). Meist ist dies am

Tragetisch im Rettungswagen automatisch einstellbar.

> **CAVE** Bei Kopftieflagerung steigt aufgrund der Änderung hydrostatischer Druckverhältnisse der intrakranielle Druck an. Wegen der Gefahr einer Herniation durch die intrakranielle Drucksteigerung darf die Kopftieflagerung bei einem Schädel-Hirn-Trauma nicht durchgeführt werden!

OBERKÖRPERHOCHLAGERUNG:

- **Indikationen:** Sie ist beim **Schädel-Hirn-Trauma** bei stabilen hämodynamischen Verhältnissen oder beim **Schlaganfall** zur Verbesserung des venösen Rückstroms aus dem Kopfbereich indiziert. Beim **akuten Abdomen** führt sie zur Entspannung des Abdomens (wenn zusätzlich die Beine angestellt werden und eine Knierolle genutzt wird) (*s. Abb. A-2.15 b*).
- **Durchführung:** Hochlagerung des Oberkörpers (*s. Abb. A-2.15 a*) um etwa 30° oder Fußtieflage des gesamten Patienten (Anti-Trendelenburg-Lagerung).

SITZENDE LAGERUNG:

- **Indikationen:** Bei akuter Linksherzinsuffizienz und bei Lungenödem wird sie zur Verminderung des venösen Rückflusses zum Herzen eingesetzt und dient somit der Entlastung des Herzens. Bei Asthma bronchiale führt sie zur Erleichterung des Einsatzes der Atemhilfsmuskulatur.
- **Durchführung:** Der Patient wird auf einem Stuhl oder mit maximal aufgestelltem Rückenteil der Rolltrage transportiert (*s. Abb. A-2.16*). Die Beine können zusätzlich nach unten hängengelassen werden (verbessert Wirkung).

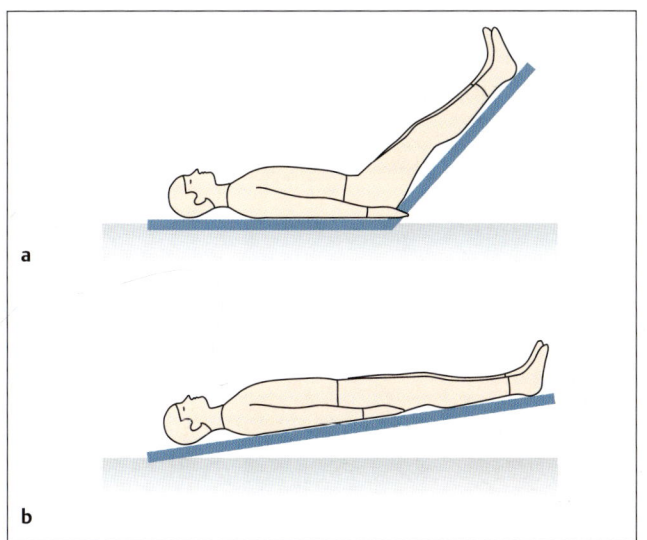

ABB. A-2.14 **Schocklagerung: a** – Hochlagerung der Beine, **b** – Tieflagerung des Kopfes (Trendelenburg-Lagerung). (aus Ziegenfuß T., Checkliste Notfallmedizin, Thieme, 2005)

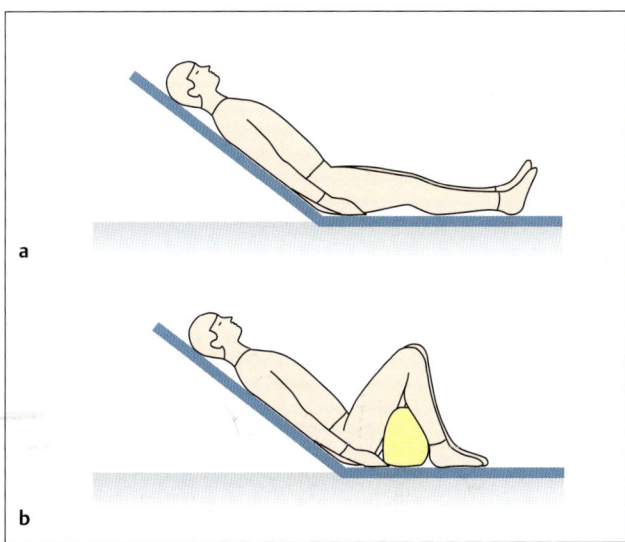

ABB. A-2.15 **Oberkörperhochlagerung: a** – Mit flachgelagerten Beinen, **b** – mit angestellten Beinen und Knierolle; so wird eine Entspannung des Abdomens erreicht. (aus Ziegenfuß T., Checkliste Notfallmedizin, Thieme, 2005)

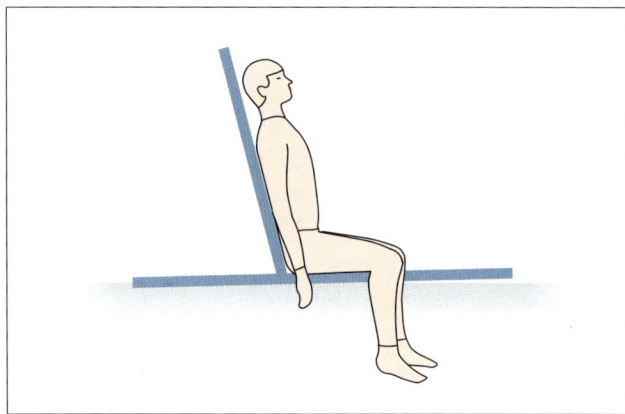

ABB. A-2.16 **Sitzende Lagerung.** (aus Ziegenfuß T., Checkliste Notfallmedizin, Thieme, 2005)

2.5.3 Verbände, Schienung

Verbände

Verbände werden eingesetzt zur/zum:
- Stabilisierung und Ruhigstellung, z.B. bei Frakturen oder Luxationen.
- Schutz vor weiterer Infektion, z.B. steriles Pflaster.
- Stillen einer Blutung, z.B. Druckverband (**s. Abb. A-2.17**).
- Schutz vor Dislokation, z.B. beim peripher-venösen oder intraossären Zugang.
- Abdichten, z.B. nach Anlage einer Thoraxdrainage.

Für Verbände stehen eine Reihe von Materialien auf den Rettungsfahrzeugen zur Verfügung. Wunden sollen immer steril abgedeckt werden. Ob dies mit einem Verbandpäckchen oder einer selbstgebastelten Pflasterkonstruktion realisiert wird, ist von untergeordneter Relevanz.

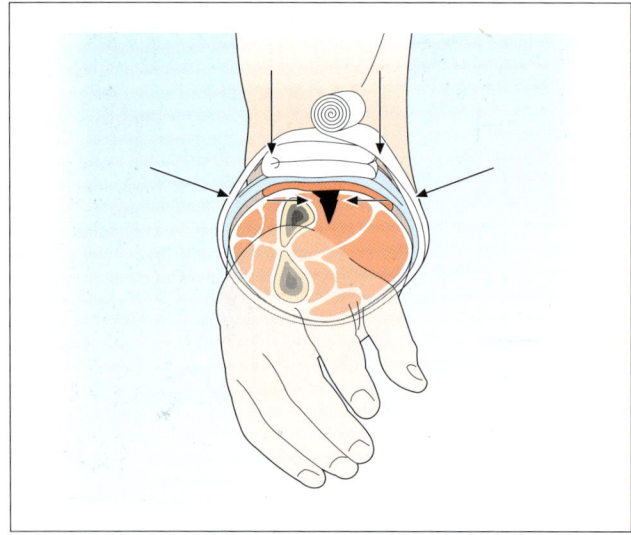

ABB. A-2.17 **Druckverband.** (aus Adams, H.-A. et al., Taschenatlas Notfallmedizin, Thieme, 2007)

Schienung

DEFINITION: Unter Schienung versteht man die **achsengerechte Immobilisation** einer Extremität oder der Wirbelsäule mit den Zielen:
- Verhinderung von Fehlstellungen.
- Verhinderung von (weiteren) Nerven-, Muskel- oder Gefäßschädigungen.
- Verminderung von Schmerzen beim Transport.

VAKUUMMATRATZE: Sie besteht aus einem großen Sack in Form einer Matratze, der mit kleinen Plastikkügelchen gefüllt ist. Durch das Absaugen der enthaltenen Luft mittels Absaugpumpe wird die Matratze extrem hart (**s. Abb. A-2.18**).
- **Indikationen:** Die Vakuummatratze wird bei Verletzungen von Wirbelsäule, Becken/Hüfte, Extremitäten oder bei einem Polytrauma eingesetzt.
- **Durchführung:** Der Patient wird vor dem Absaugen mittels Schaufeltrage auf der Vakuummatratze gelagert. Danach wird die Vakuummatratze durch mehrere Helfer am Körper „anmodelliert". Hierdurch wird eine sehr gute Passform erreicht. Nach dem Absaugen der Luft ist die Matratze ideal angepasst. Mit Fixierungsgurten wird der Patient samt Vakuummatratze auf der Rolltrage fixiert. Es muss dabei bedacht werden, dass auch kleine Undichtigkeiten

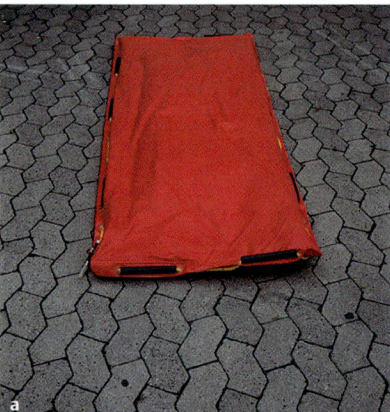

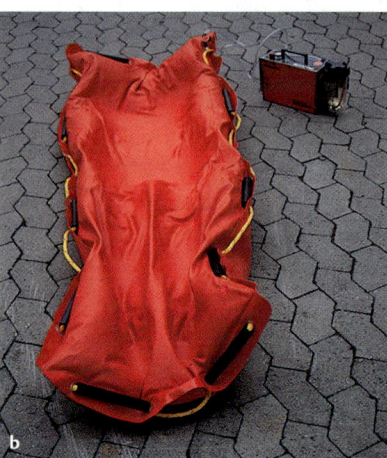

ABB. A-2.18
Vakuummatratze:
a – Mit Luft, in diesem Zustand lässt sich die Vakuummatratze der Körperform des Patienten anpassen, **b** – nach Absaugen der Luft wird die Vakuummatratze fest und ermöglicht so eine Immobilisation des Patienten. (aus Ziegenfuß T., Checkliste Notfallmedizin, Thieme, 2005)

zum Einströmen von Luft in die Vakuummatratze und damit zu ihrem Funktionsverlust führen.

> **MERKE** Patienten können auf der Vakuummatratze geröntgt werden, da diese kein Metall enthält und strahlendurchlässig ist.

EXTREMITÄTENSCHIENEN (S. ABB. A-2.19): Man unterscheidet:

- **Luftkammerschienen:** Sie bestehen aus einem luftdichten Material und werden zur Schienung angelegt, anschließend wird Luft hineingepumpt. Durch den ansteigenden Innendruck wird eine Stabilisierung erreicht. Für die obere und untere Extremität stehen unterschiedliche Arten und Größen zur Verfügung.
- **Vakuumschienen:** Diese funktionieren wie eine Vakuummatratze: Sie sind mit kleinen Plastikkügelchen gefüllt und werden durch das Absaugen der enthaltenen Luft mittels Absaugpumpe ebenfalls sehr hart. Für die obere und untere Extremität stehen unterschiedliche Arten und Größen zur Verfügung.
- **Indikationen:** Beide Schienen können bei Frakturen oder Luxationen der oberen und unteren Extremität zur Immobilisation/Stabilisierung eingesetzt werden. Welche Art genutzt wird, hängt von der Verfügbarkeit ab.
- **Durchführung:** Von einem Helfer wird die Extremität unter leichtem achsengerechten Zug gehalten. Der andere Helfer positioniert die Extremitätenschiene und saugt die Luft ab (Vakuumschiene) oder pumpt die Schiene auf (Luftkammerschiene). Hierdurch wird eine achsengerechte Immobilisation erreicht.

> **MERKE** Zur Platzierung der Extremitätenschienen ist oft eine Analgesie erforderlich, da durch die Manipulation und den Zug/Druck an der Extremität starke Schmerzen auftreten können.

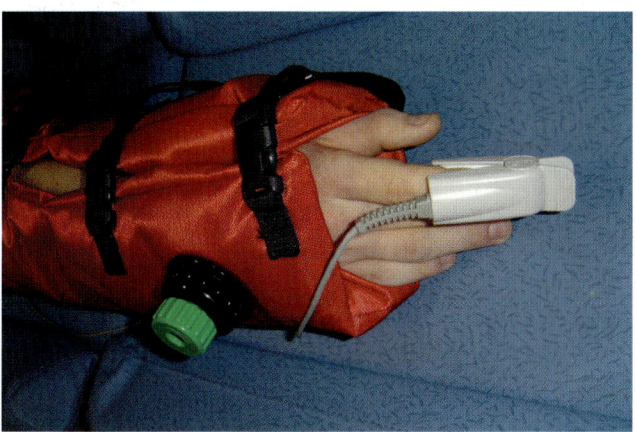

ABB. A-2.19 **Immobilisation eines Unterarms durch eine Extremitätenschiene; am Zeigefinger befindet sich der Sensor eines Pulsoxymeters.**

KED-SYSTEM: Das KED-System (Kendrick Extrication Device) ist ein **korsettähnliches Hilfsmittel**, um die **Wirbelsäule** bei der Rettung oder beim Transport zu **stabilisieren**. Es umschließt den Patienten von der **Halswirbelsäule bis zum Gesäß**. Es besteht aus einem Kunststoffgewebe, das durch senkrecht eingearbeitete Streben stabilisiert wird. Es fixiert den Patienten mit Zugbändern um Oberkörper, Oberschenkel und Stirn. Zusätzlich sollte eine Zervikalstütze zur Stabilisierung der Halswirbelsäule angelegt werden. Nach dem Anlegen sind unabsichtliche Bewegungen des Halses und der Brustwirbelsäule unmöglich, die Wirbelsäule wird vollständig entlastet (*s. Abb. A-2.20*).

- **Indikationen:** Bei Wirbelsäulenverletzungen, besondere Bedeutung hat das KED-System bei der Rettung von Verletzten aus Fahrzeugen (z.B. PKW, LKW) oder wenn Patienten aus der Tiefe gerettet werden müssen (integriertes Hebezeug erleichtert dies).
- **Durchführung:** Das KED-System wird beim sitzenden Patienten von dorsal angelegt und durch die vorhandenen Zuggurte am Patienten fixiert. Zusätzlich sollte eine Zervikalstütze genutzt werden. Danach kann der Patient mittels Hebezeug vorsichtig (achsengerechte unbelastete Wirbelsäule) aus dem Fahrzeug gerettet werden.

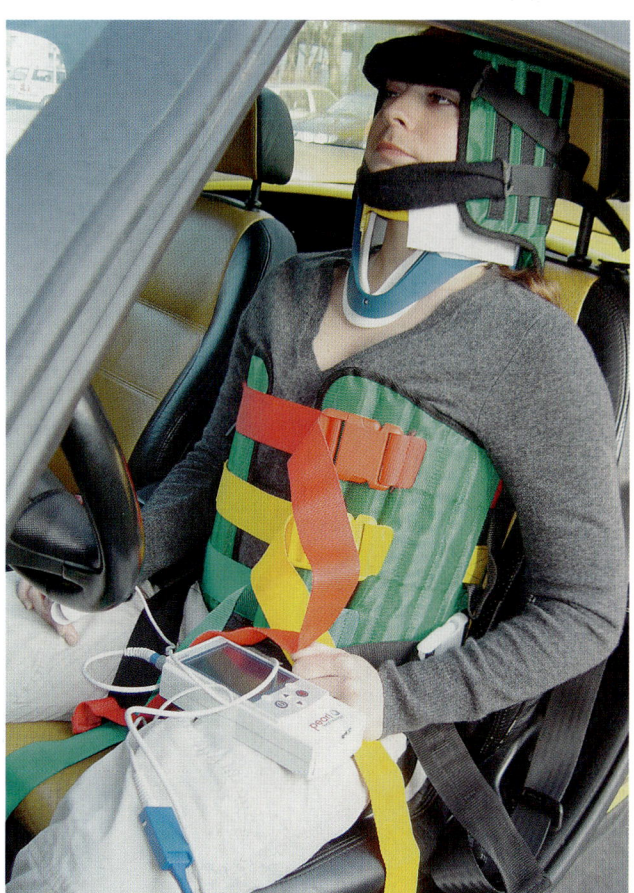

ABB. A-2.20 **KED-System, zusätzlich wurde eine Zervikalstütze angelegt.**

MERKE Für die Anlage des KED-Systems sind mehrere Helfer notwendig, zudem ist die Anlage zeitaufwendig.

ZERVIKALSTÜTZE: Die Zervikalstütze (Syn. Stiffneck) ist meist aus hartem Plastik gefertigt und kann aufgeklappt werden (*s. Abb. A-2.21*).
- **Indikationen:** Halswirbelsäulenverletzungen.

TIPP Zervikalstützen können auch ohne Verdacht auf eine HWS-Verletzung eingesetzt werden, um bei intubierten Patienten während des Transports Bewegungen im Kopf-Hals-Bereich zu vermindern und so der Dislokation des Endotrachealtubus vorzubeugen.

- **Durchführung:** Nachdem die richtige Größe abgeschätzt wurde (wichtig, da nur diese eine ausreichende Stabilisierung ermöglicht), wird die Zervikalstütze aufgeklappt von dorsal am Hals angelegt. Der zweite Helfer stabilisiert dabei den Hals achsengerecht unter leichtem Zug. Die Zervikalstütze muss dann (eng anliegend) mittels Klettband verschlossen werden.

CAVE Kopfbewegungen – insbesondere nach vorne – sind bei der Anlage einer Zervikalstütze unbedingt zu vermeiden, da bei einer Fraktur dislozierte Fragmente das Rückenmark nachhaltig schädigen können!

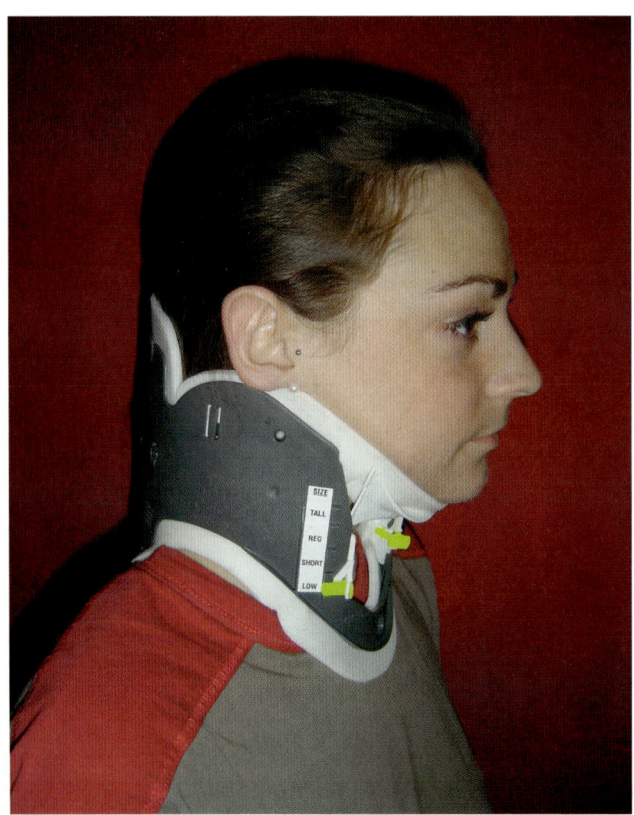

ABB. A-2.21 **Zervikalstütze.**

2.5.4 Venöse und intraossäre Zugänge

INDIKATIONEN: Indikationen sind **Medikamentenapplikation**, **Volumenersatztherapie** und **Blutentnahme**.

MERKE Der periphervenöse Zugang gehört beim Notfallpatienten zum Standard, um bei einer Verschlechterung des Zustandes jederzeit die Möglichkeit zur Applikation von Medikamenten oder Volumen zu haben (z.B. periphervenöse Venenverweilkanüle, i.v.-Zugang).

PERIPHERVENÖSER ZUGANG: Der periphervenöse Zugang ist der **Standardzugang**, da eine einfache, schnelle und relativ schmerzarme Anlage möglich ist. Häufige **Punktionsorte** sind die Handrückenvenen, Unterarmvenen, Fußrückenvenen und die Halsvenen. Zur Durchführung werden ein Stauband oder eine Blutdruckmanschette, ein Desinfektionsspray, ein periphervenöser Zugang, Kompressen und Pflaster benötigt. Die **Wahl der Größe der periphervenösen Verweilkanüle** (*s. Tab. A-2.5* und *Abb. A-2.22*) hängt vom Alter des Patienten (Kind– Erwachsener), den Venenverhältnissen und der Indikation ab. Der Zugang wird gelegt, indem nach Stauung und Desinfektion eine oberflächliche Vene punktiert wird. Handrücken- und Unterarmvenen sind zur Punktion meist gut geeignet (nur geringe Bewegungen). Die Stauung wird gelöst; danach der Zugang mit viel Pflaster gut fixiert.

TIPP Die Punktion von peripheren Venen sollte immer zunächst möglichst weit **distal** erfolgen, um bei erfolglosen Punktionsversuchen noch weitere Optionen zu haben. Durch die Stauung kann dann evtl. bei der proximalen Punktion die distale Hautläsion komprimiert werden. Bei mehrmaliger frustraner Punktion (insbesondere in „richtigen Notfallsituationen") immer intraossären Zugang erwägen!

ZENTRALVENÖSER ZUGANG: Die Anlage eines ZVK ist nur in Ausnahmefällen präklinisch indiziert (z.B. im

TAB. A-2.5 Größe und Flussgeschwindigkeit bei periphervenösen Verweilkanülen.

Farbcode	Größe [Gauge]	Durchmesser [mm]	Durchfluss [ml/min]
rosa	20 G	1,1	61
grün	18 G	1,3	96
weiß	17 G	1,5	128
grau	16 G	1,7	196
orange oder braun	14 G	2,2	343

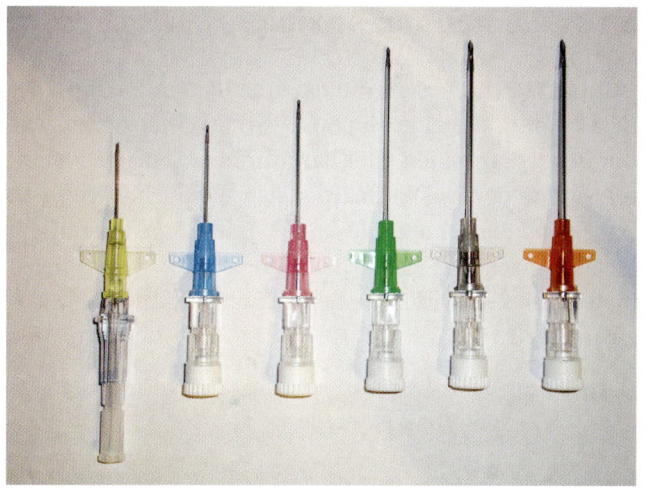

ABB. A-2.22 **PeripHervenöse Verweilkanülen.**

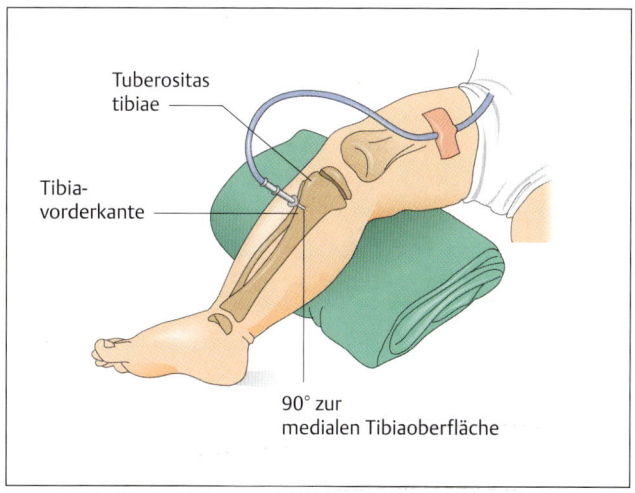

ABB. A-2.23 **Intraossärer Zugang.** (aus Hansmann G., Neugeborenen-Notfälle, Thieme, 2004)

Schock, bei Adipositas per magna → wenn periphervenöscr und intraossärer Zugang scheitern), da die Anlage schmerzhaft und zeitaufwendig ist und eine hohe Komplikationsrate aufweist (z. B. Pneumothorax). **Punktionsorte** sind die V. jugularis interna/externa, die V. subclavia und die V. femoralis. Die Durchflussmenge pro Minute ist beim ZVK vergleichsweise gering.

> **MERKE** Die Punktion der V. subclavia hat den Vorteil, dass diese auch im manifesten Schock nicht kollabiert und somit punktierbar bleibt. Nachteil ist die erhöhte Gefahr eines Pneumothorax gegenüber der Punktion der V. jugularis externa/interna.

INTRAOSSÄRER ZUGANG: Als wichtigste Alternative zum periphervenösen Zugang gilt der intraossäre Zugang. Der intraossäre Zugang hat seit vielen Jahren **bei Kindern** große Bedeutung, gilt inzwischen aber auch bei Erwachsenen als erste Alternative zum periphervenösen Zugang. Ein introssärer Zugang sollte erwogen werden, wenn in einer vital bedrohlichen Situation die Anlage eines periphervenösen Zugangs mehr als 60–90 Sekunden dauert, oder nach 2 frustranen periphervenösen Punktionsversuchen.
- **Punktionsort:** medialseitige Punktion der Tuberositas tibiae (*s. Abb. A-2.23*), andere Punktionsorte möglich.
- **Zubehör:** Desinfektionsspray, Kompressen, Intraossärnadel, Fixationsmaterial (Pflaster) (*s. Abb. A-2.24*).
- **Technik:** Nach Desinfektion wird die medialseitige Tuberositas tibiae mit der Intraossärnadel (Dreh- oder Schraubbewegungen) punktiert. Wenn es plötzlich einen Widerstandsverlust gibt, ist die richtige Position der Nadelspitze erreicht. Eine Stauung ist nicht erforderlich. Auch hier ist eine gute Fixierung wichtig.

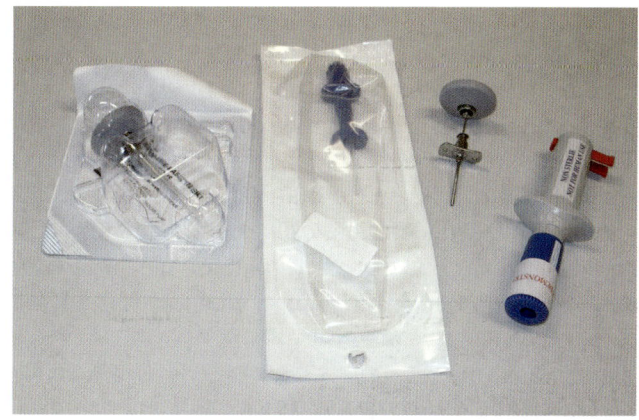

ABB. A-2.24 **Zubehör intraossäre Punktion.**

2.5.5 Volumenersatztherapie

INDIKATIONEN: Eine Volumenersatztherapie ist bei **drohendem Volumenmangel** sowie bei **absolutem oder relativem Volumenmangel** wie bei hypovolämischem Schock (z. B. hämorrhagischer Schock → z. B. Blutverlust nach Trauma oder Verbrennungen) indiziert.

MÖGLICHKEITEN: Gabe von
- kristallinen Infusionslösungen (s. u.).
- kolloidalen Infusionslösungen (s. u.).
- Small-Volume-Resuscitation mit hypertonen Infusionslösungen (Bolusapplikation einer hypertonen Kochsalzlösung in Kombination mit einem kolloidalen Volumenersatzmittel).
- Albumin, Erythrozytenkonzentrate (EK), Plasmaproteinlösungen (PPL), Plasmaproteinfraktionen (PPF), Fresh Frozen Plasma (FFP). Künstliche Sauerstoffträger haben präklinisch keine Bedeutung.

DURCHFÜHRUNG: Die Applikation erfolgt über möglichst **großlumige Zugänge** und wird bis zur Normalisierung des **mittleren arteriellen** (oder systolischen)

Blutdrucks fortgesetzt (klassischer Ansatz zur Volumentherapie).

> **CAVE Keine aggressive Volumenersatztherapie im kardiogenen Schock, da kein Volumendefizit, sondern eine Störung der Pumpfunktion vorliegt (z. B. Rechtsherzinsuffizienz) und diese durch die Volumenüberladung noch weiter verstärkt werden kann!**

KRISTALLINE INFUSIONSLÖSUNGEN: Hierzu gehören:

- **Elektrolytlösungen**, z. B. physiologische Kochsalzlösung (NaCl 0,9 %), Ringer-Lösungen und deren Modifikationen (z. B. Ringer-Laktat-Infusionslösung, Ringer-Acetat-Infusionslösung).
- **Glukoselösungen**, z. B. Glukose 5 %. Glukoselösung hat präklinisch keinen Stellenwert bei der Volumenersatztherapie.

Indikationen und Wirkung: Bei Blutverlusten bis etwa 500 ml sind meist kristalline Infusionslösungen ausreichend. Bei Blutverlusten von 500–1500 ml sollten kristalline und kolloidale Infusionslösungen im Verhältnis 2 : 1 bis 3 : 1 appliziert werden. Der Volumeneffekt von kristallinen Infusionslösungen ist insgesamt gering (ca. 30 %), da das Verteilungsvolumen hoch ist.

KOLLOIDALE INFUSIONSLÖSUNGEN: Hierzu gehören:

- **Hydroxyethylstärke (HAES)**, z. B. HAES 6 %, HAES 10 %.
- **Gelatine** z. B. succinylierte Gelatine (z. B. Gelafundin 4 %), Oxypolygelatine (z. B. Gelifundol 5,5 %), harnstoffvernetzte Gelatine (z. B. Haemaccel 35).
- **Dextrane**, z. B. Macrodex 6 %.

Indikationen und Wirkung: Bei Blutverlusten von 500–1500 ml sollten kristalline und kolloidale Infusionslösungen im Verhältnis 2 : 1 bis 3 : 1 appliziert werden. Bei Blutverlusten über 1500 ml können zusätzlich hypertone Infusionslösungen (z. B. HyperHAES oder RescueFlow) zur Anwendung kommen. Kolloidale Volumenersatzlösungen können als sog. Plasmaexpander wirken und besitzen oft einen Volumeneffekt > 100 %.

> **CAVE Kolloidale Infusionslösungen (v. a. Dextrane) beeinträchtigen die Blutgerinnung und können anaphylaktische Reaktionen auslösen. Daher werden Dextrane in Deutschland kaum verwendet. HAES wird am häufigsten verwendet.**

2.5.6 Sedierung, Anxiolyse

DEFINITION: Abschirmung eines Patienten mit Medikamenten, die eine Hypnose (Schlaf) induzieren, z. B. mit Benzodiazepinen oder Barbituraten. Sedierte Patienten sind in der Regel schläfrig, aber dennoch erweckbar. Dabei sind die Schutzreflexe (z. B. Schlucken, Husten) im Idealfall nach wie vor erhalten. Für den Notarztdienst bieten sich kurzwirksame Benzodiazepine an (z. B. Midazolam).

> **MERKE Sedierung ≠ Analgesie!**

INDIKATIONEN:

- starke Unruhe, Agitation.
- Panikstörungen.
- Stress, Angst.
- Durchbrechen eines Krampfanfalls.
- Steuerung einer Narkose, Vertiefung einer Narkose.

DURCHFÜHRUNG:

- **Sauerstoffgabe** (z. B. über Gesichtsmaske) ist meist erforderlich, ebenso adäquates Monitoring („Basismonitoring").
- **Benzodiazepingabe** (z. B. Diazepam 2–10 mg oder Midazolam 1–5 mg fraktioniert i. v.).
- Eine **Überwachung** ist erforderlich. Dazu gehört eine Bewusstseinskontrolle (GCS regelmäßig erheben und dokumentieren) sowie ein Basismonitoring (Blutdruckkontrolle, EKG, Pulsoxymetrie).

> **CAVE Sedierende Medikamente können in ihrer Wirkung durch andere Medikamente (z. B. Opioide) deutlich verstärkt werden. Patienten mit neurologischer Symptomatik sollten – sofern nicht zwingend erforderlich – möglichst nicht sediert werden, da hierdurch die spätere Beurteilbarkeit (in der Klinik) deutlich eingeschränkt werden kann.**

2.5.7 Analgesie

DEFINITION: Das Ziel einer suffizienten Analgesie ist die Schmerzfreiheit des Patienten. Eine Analgesie induziert nicht zwangsläufig eine Hypnose, d. h. Patienten sind durchaus völlig wach mit vorhandenen Schutzreflexen. Für den Notarztdienst bieten sich kurzwirksame, sichere Medikamente an (z. B. Fentanyl, Esketamin).

INDIKATIONEN: Eine Analgesie ist bei Schmerzen (z. B. Trauma, Myokardinfarkt), Steuerung oder Vertiefung einer Narkose indiziert. Zentral wirkende Analgetika (z. B. Opioide) wirken auch sedierend.

DURCHFÜHRUNG:
- Eine **Sauerstoffgabe** (z. B. über Gesichtsmaske) ist wegen der potenziellen Atemdepression von Opioiden obligat.
- **Analgetika**
  - **Leichte Schmerzen:** Nichtopioid-Analgetika, z. B. Ibuprofen 400 mg i. v. oder Metamizol 1–2 g i. v.
  - **Mittelschwere Schmerzen:** Nichtopioid-Analgetika (s. o.) + schwach wirksames Opioid, z. B. Piritramid 3,75–7,5 mg i. v., Alternative: Esketamin (gut titrierbar) 0,5 mg/kg KG i. v.
  - **Starke Schmerzen:** stark wirksames Opioid, z. B. Morphin 50 µg/kg KG i. v. oder Fentanyl 1–2 µg/kg KG i. v.
- Eine **Überwachung** mit Bewusstseinskontrolle (GCS regelmäßig erheben und dokumentieren) und Basismonitoring (Blutdruckkontrolle, EKG, Pulsoxymetrie) ist erforderlich.

CAVE Opiate und Opioide wirken atemdepressiv, daher dürfen sie nur verabreicht werden, wenn Intubationsbereitschaft besteht und der Anwender die Intubation sicher beherrscht. Die Indikation zur Intubation sollte auf jeden Fall großzügig gestellt werden!

2.5.8 Narkose

DEFINITION: Eine Narkose besteht aus der Kombination einer starken Sedierung mit einer suffizienten Analgesie, einer vegetativen Dämpfung und eventuell Muskelrelaxierung.

INDIKATIONEN:
- stärkste Schmerzen.
- Verlust der Schutzreflexe.
- akute Respiratorische Insuffizienz (ARI).
- Schock.
- Polytrauma.
- Zur Durchführung medizinischer Maßnahmen (z. B. mehrere Thoraxdrainagen) erwägen.

DURCHFÜHRUNG:
- Patienten informieren und (falls möglich) Einverständnis einholen.
- Legen eines periphervenösen Zugangs (besser sind zwei).
- Ileuseinleitung: „Blitzintubation" (Rapid Sequence Induction, RSI) bei nicht nüchternen Patienten mit Aspirationsgefahr.
  - Präoxygenierung.
  - Opioid (z. B. Fentanyl 2 µg/kg KG i. v. oder Morphin 0,1 mg/kg KG i. v.) zur Analgesie

  - schnell wirkendes Hypnotikum (z. B. Thiopental 5 mg/kg KG i. v.).
  - danach Muskelrelaxans (z. B. Succinylcholin, 1 mg/kg KG i. v. oder Rocuronium 1,0 mg/kg KG i. v.).
  - Intubation (S. 30 und *Abb. A-2.34*).
- Supportive Maßnahmen:
  - Möglichst Magensonde legen, um Luft und Magensekret abzusaugen.
  - Anlage einer Zervikalstütze zur Immobilisation des Kopfes erwägen.
  - Rascher Transport mit Anmeldung in das nächste geeignete Krankenhaus.
- Überwachung:
  - Bewusstseinskontrolle (GCS regelmäßig erheben und dokumentieren).
  - Basismonitoring (Blutdruckkontrolle, EKG, Pulsoxymetrie).
  - Kapnometrie oder Kapnografie (Lagekontrolle des Endotrachealtubus).

MERKE Bei sedierten, analgesierten oder narkotisierten Patienten sollten immer alle zur Verfügung stehenden Möglichkeiten zum Monitoring genutzt werden, um beispielsweise eine Atemdepression möglichst schnell erkennen zu können.

2.6 Atemwegsmanagement

EinBlick
- Zum Atemwegsmanagement gehören das Freimachen, Freihalten und die Sicherung der Atemwege.
- Zur Freihaltung der Atemwege werden die stabile Seitenlagerung bzw. Oro- oder Nasopharyngealtuben eingesetzt. Diese bieten aber keinen vollständigen Schutz vor einer Atemwegsverlegung und auch keinen Aspirationsschutz.
- Die Maskenbeatmung gewährleistet ebenfalls keinen Aspirationsschutz. Die beste Atemwegssicherung erfolgt durch die endotracheale Intubation („Goldstandard"), welche aber eine entsprechende Ausbildung voraussetzt.
- Supraglottische Hilfsmittel sind wichtige Alternativen zu Maskenbeatmung und Intubation.
- Eine Koniotomie stellt die Ultima Ratio dar.

ZIELE:
- Beseitigen oder Vermeiden einer **Hypoxie**, **Hyperkapnie** und schwerer respiratorisch bedingter **Störungen des Säure-Basen-Haushalts** (z. B. bei Ateminsuffizienz, Atemstillstand, Herz-Kreislauf-Stillstand, Narkose, Koma, schwerem Schädel-Hirn-Trauma mit GCS-Wert < 9 Punkte, Polytrauma).

- Vermeiden einer **Aspiration** (z. B. bei Ausfall der Schutzreflexe).
- Beseitigen oder Vermeiden einer **Atemwegsverlegung** (z. B. durch Fremdkörper, Zunge).
- Durchführung einer **Beatmung** (z. B. bei Narkose, Intubation).

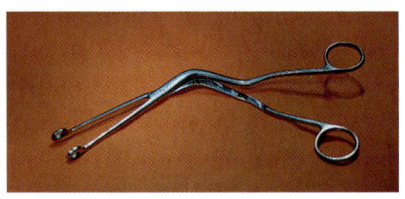

ABB. A-2.26 **Magill-Zange.** (aus Ziegenfuß T., Checkliste Notfallmedizin, Thieme, 2005)

2.6.1 Freimachen der Atemwege

ENTFERNEN VON ÄUSSEREN ATEMWEGSHINDERNISSEN: Es sollten z. B. eine Krawatte oder ein enges Halstuch entfernt werden sowie ein Hemd geöffnet werden. Eine Helmabnahme erfolgt am besten durch zwei Helfer (*s. Abb. A-2.25*).

> **MERKE** Bei jedem bewusstlosen Patienten mit Helm muss dieser so rasch wie möglich entfernt werden, um eine Überprüfung der Atmung und Atemwegssicherung durchführen zu können.

FREMDKÖRPEREXTRAKTION AUS DEN ATEMWEGEN: Sichtbare Fremdkörper sollten aus dem Mund-Rachen-Raum entfernt werden, bevor eine Beatmung begonnen wird (aus Zeitgründen aber nicht lange nach Fremdkörpern suchen). Bei Beatmungsproblemen ist aber eine Inspektion des Mund-Rachen-Raums indiziert, um eventuelle Fremdkörper zu finden.

Es gibt verschiedene **Möglichkeiten der Fremdkörperextraktion**:

- Mit der **Hand** (falls möglich, schnellste Methode).
- Mit der **Magill-Zange** (*s. Abb. A-2.26*), auch für tiefer gelegene Fremdkörper möglich.

- Durch **Absaugen** von Mund- und Rachenraum (für Flüssigkeiten oder Brei möglich).
- Durch **Schläge** auf Thorax oder Rücken (z. B. bei Kindern, S. 85).
- Durch **Thoraxkompressionen**, z. B. beim Bewusstlosen (*s. Abb. A-2.38*).
- Mittels **Heimlich-Manöver**: Oberbauchkompression, um den intrathorakalen Druck mechanisch zu erhöhen (*s. Abb. A-2.27*).

> **CAVE** Bei Kindern können Manipulationen im Mund-Hals-Bereich einen Bronchospasmus auslösen, deshalb sollten diese unterbleiben.

HTCL-MANÖVER („HEAD TILT AND CHIN LIFT"): Darunter versteht man ein **Überstrecken des Kopfes** und **Anheben des Kinns** (*s. Abb. A-2.28*).

ESMARCH-HANDGRIFF: Reklination des Kopfes, Öffnung des Mundes, das **Kinn** wird mit beiden Händen des Helfers **nach vorne gezogen** (*s. Abb. A-2.29*). Der Esmarch-Handgriff hat eine große Ähnlichkeit zum HTCL-Manöver, jedoch wird zusätzlich der Mund geöffnet.

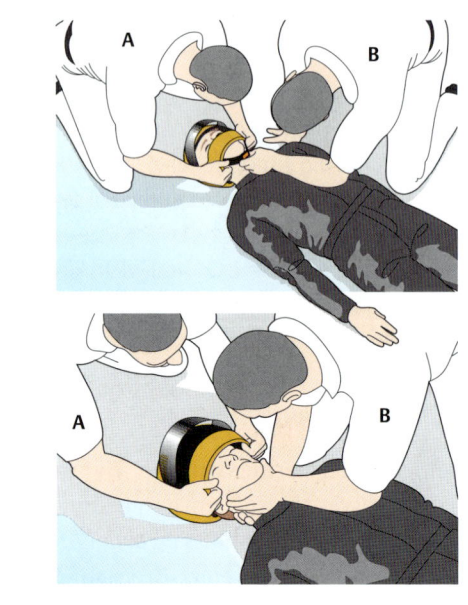

1. **Helfer A** immobilisiert den Kopf durch leichten, achsengerechten Zug an Helm und Unterkiefer

2. **Helfer B** öffnet das Visier, entfernt ggf. die Brille, öffnet den Kinnriemen und übernimmt die Immobilisation durch Umfassen des Halses im Hinterkopf-/Nacken-Bereich.

3. **Helfer A** zieht jetzt den Helm vorsichtig ab und übernimmt anschließend wieder die Immobilisation.

4. **Helfer B** legt danach eine Zervikalstütze an.

ABB. A-2.25 **Helmabnahme.** (aus Adams, H.-A. et al., Taschenatlas Notfallmedizin, Thieme, 2007)

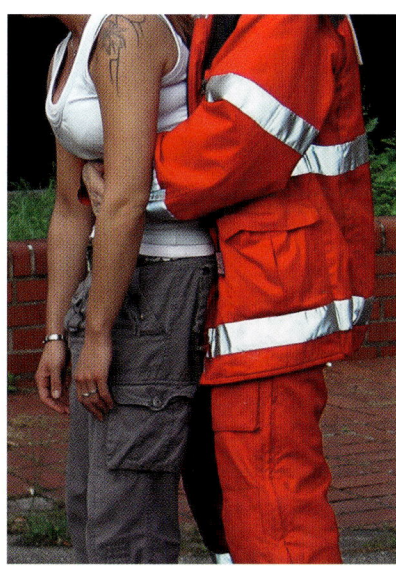

ABB. A-2.27 **Heim-lich-Manöver:** Oberbauchkompression im Stehen. (aus Ziegenfuß T., Checkliste Notfallmedizin, Thieme, 2005)

Maskenbeatmung und dient als Luftbrücke vom Mund bis in den Hypopharynx. Er ist bei drohender oder manifester (mechanischer) Verlegung der Atemwege indiziert und verhindert ein Zurückfallen der Zunge.

> **MERKE** Es gibt verschiedene Oropharyngealtubusgrößen für Kinder und Erwachsene. Die richtige Größe eines Guedel-Tubus entspricht dabei ungefähr der Entfernung vom Mundwinkel zum Ohrläppchen des Patienten.

NASOPHARYNGEALTUBUS NACH WENDL (S. ABB. A-2.30 B): Der Tubus nach Wendl ist ebenfalls ein Hilfsmittel bei der Maskenbeatmung. Der Schlauch besteht aus weichem Gummi und dient als Luftbrücke zwischen Nase und Hypopharynx. Der Tubus ist indiziert bei drohender oder manifester Verlegung der Atemwege und verhindert ein Zurückfallen der Zunge. Er wird etwas besser als ein Guedel-Tubus toleriert (→ weniger Würgereiz), es besteht aber die Gefahr der Auslösung von Blutungen (Nasenschleimhaut). Es gibt verschiedene Nasopharyngealtubusgrößen für Kinder und Erwachsene, die Größe eines Wendl-Tubus entspricht etwa dem Durchmesser des kleinen Fingers. Die geeignete Größe wird häufig unterschätzt.

> **CAVE** Sowohl Oro- als auch Nasopharyngealtubus bieten keinen vollständigen Schutz vor einer Atemwegsverlegung und überhaupt keinen Aspirationsschutz!

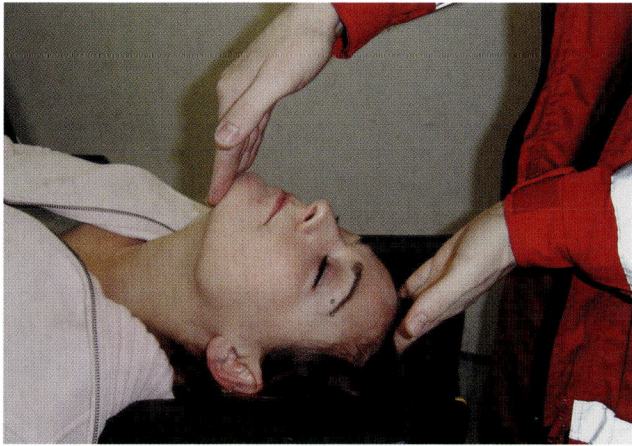

ABB. A-2.28 **HTCL-Manöver.**

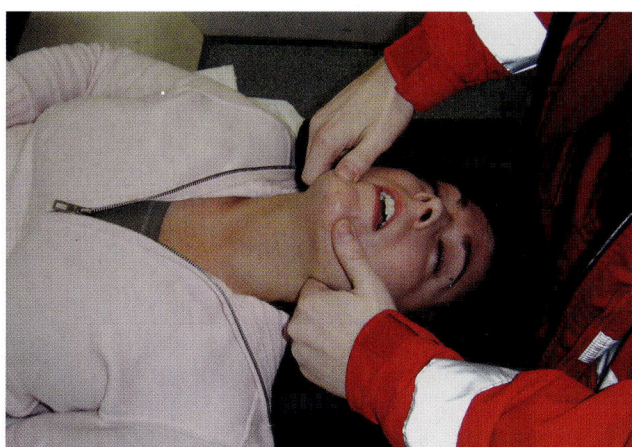

ABB. A-2.29 **Esmarch-Handgriff.**

2.6.2 Freihalten der Atemwege

STABILE SEITENLAGERUNG: Sie erfolgt nur bei suffizienter Spontanatmung (S. 20 und *Abb. A-2.11*).

OROPHARYNGEALTUBUS NACH GUEDEL (S. ABB. A-2.30A): Der Tubus ist ein Hilfsmittel bei der

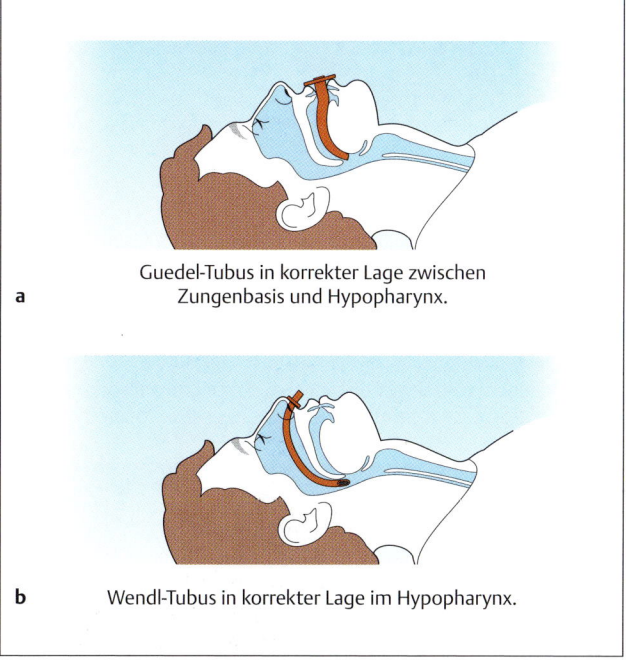

a   Guedel-Tubus in korrekter Lage zwischen Zungenbasis und Hypopharynx.

b   Wendl-Tubus in korrekter Lage im Hypopharynx.

ABB. A-2.30 **a. Guedel-Tubus, b. Wendl-Tubus.** (aus Adams, H.-A. et al., Taschenatlas Notfallmedizin, Thieme, 2007)

2.6.3 Sicherung der Atemwege

MASKENBEATMUNG (S. ABB. A-2.31):

- Masken sind in verschiedenen Größen verfügbar (für Kinder, Erwachsene).
- Das Atemzugvolumen sollte bei etwa 6–8 ml/kg KG liegen.
- Falls möglich 100% Sauerstoff nutzen (z.B. 10 l/min).

> **CAVE** Eine Maskenbeatmung bietet keinen Aspirationsschutz.

SUPRAGLOTTISCHE ATEMWEGSALTERNATIVEN (SGA): Hierzu zählen die **Larynxmaske** („Kehlkopfmaske", *s. Abb. A-2.32*), der **Larynxtubus** und der **Kombitubus**. Eine Platzierung (*s. Abb. A-2.33*) ist meist ohne Muskelrelaxans und auch bei laufender Thoraxkompression möglich.

ENDOTRACHEALE INTUBATION (SOG. „GOLD-STANDARD"): Der Aspirationsschutz von supraglottischen Atemwegsalternativen ist besser als bei der Maskenbeatmung, aber etwas geringer als bei einer endotrachealen Intubation. Diese bietet den **höchsten Aspirationsschutz**.

- **Indikationen** sind Beatmung bei respiratorischer Insuffizienz, Aspirationsschutz bei verminderten/fehlenden Schutzreflexen und Narkoseeinleitung (z.B. Schnappatmung, $SpO_2 < 85\%$ trotz Sauerstoffgabe, Apnoe).

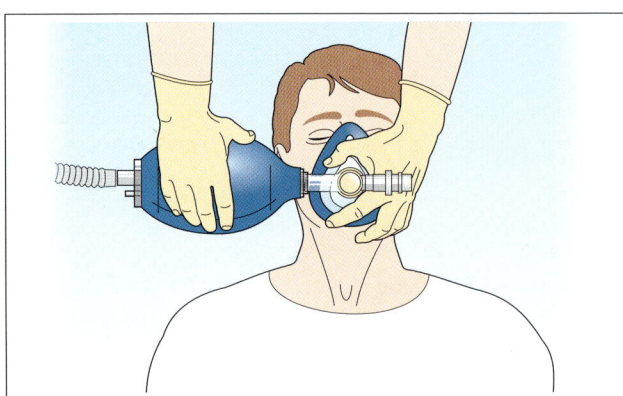

ABB. A-2.31 **Maskenbeatmung:** Die Maske wird mit Daumen und Zeigefinger am Ansatz umfasst (sog. C-Griff) und mit den anderen Fingern wird der Unterkiefer nach vorn und oben gezogen. (aus Adams, H.-A. et al., Taschenatlas Notfallmedizin, Thieme, 2007)

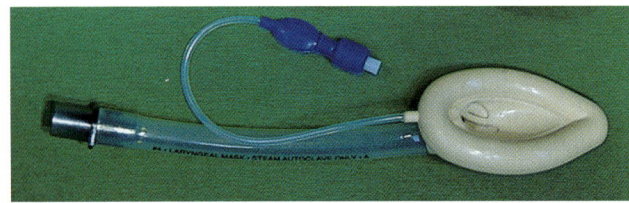

ABB. A-2.32 **Larynxmaske.** (aus Ziegenfuß T., Checkliste Notfallmedizin, Thieme, 2005)

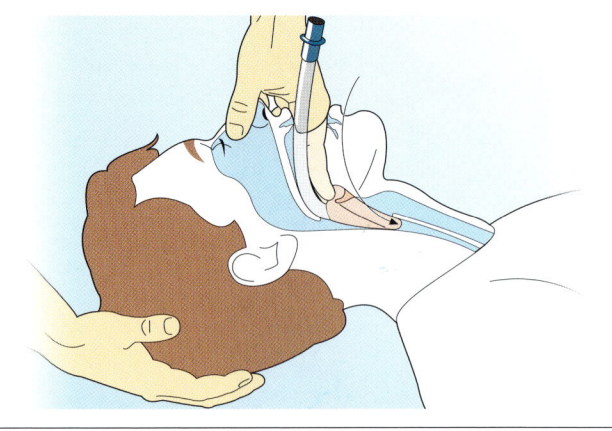

Die Larynxmaske wird nahe des Cuffs gefasst und unter Führung von Daumen und Zeigefinger durch den geöffneten Mund entlang des harten Gaumens bis zu einem fühlbar federnden Widerstand vorgeschoben.

ABB. A-2.33 **Platzierung einer Larynxmaske.** (aus Adams, H.-A. et al., Taschenatlas Notfallmedizin, Thieme, 2007)

- **Möglichkeiten:** orotracheale Intubation, nasotracheale Intubation (präklinisch sehr selten).
- **Notwenige Materialien:** Laryngoskop, Endotrachealtubus, Führungsstab, Blockerspritze, Fixierbinde, Magill-Zange, Absaugpumpe, evtl. Beißschutz.

> **MERKE** Zur Abschätzung der Tubusgröße gibt es Merkregeln:
> - Bei **Kindern** korreliert die Breite des Nagels des kleinen Fingers mit dem Außendurchmesser der Tubusgröße.
> - Für **Männer** ist in der Regel ein Tubus mit einem Innendurchmesser (ID) 7,5–8,0 mm, für **Frauen** mit ID 7,0–7,5 mm geeignet.

- **Durchführung** (*s. Abb. A-2.34*):
  - **Präoxygenierung:** 100% Sauerstoff, z.B. 10 l/min über Gesichtsmaske.
  - **Optimale Lagerung:** leicht überstreckter Kopf oder Schnüffelposition [Kopf weit überstreckt und Kinn angehoben].
  - **Narkoseeinleitung:** Opioid + Hypnotikum, z.B. Fentanyl 2 µg/kg KG i.v. + Thiopental 5 mg/kg KG i.v.) mit depolarisierendem Muskelrelaxans (z.B. Succinylcholin 1 mg/kg KG i.v.) oder nichtdepolarisierendem Muskelrelaxans mit kurzer Anschlagsdauer (z.B. Rocuronium 1,0 mg/kg KG i.v.).
  - Der **Krikoiddruck** (Sellick-Handgriff) sollte nicht mehr durchgeführt werden.
  - **Öffnen des Mundes.**
  - **Einführen des Laryngoskops** mit der linken Hand und Zug nach „vorne oben" (*cave:* dabei muss man aufpassen, die Zähne nicht zu verletzen) (*s. Abb. A-2.34*).

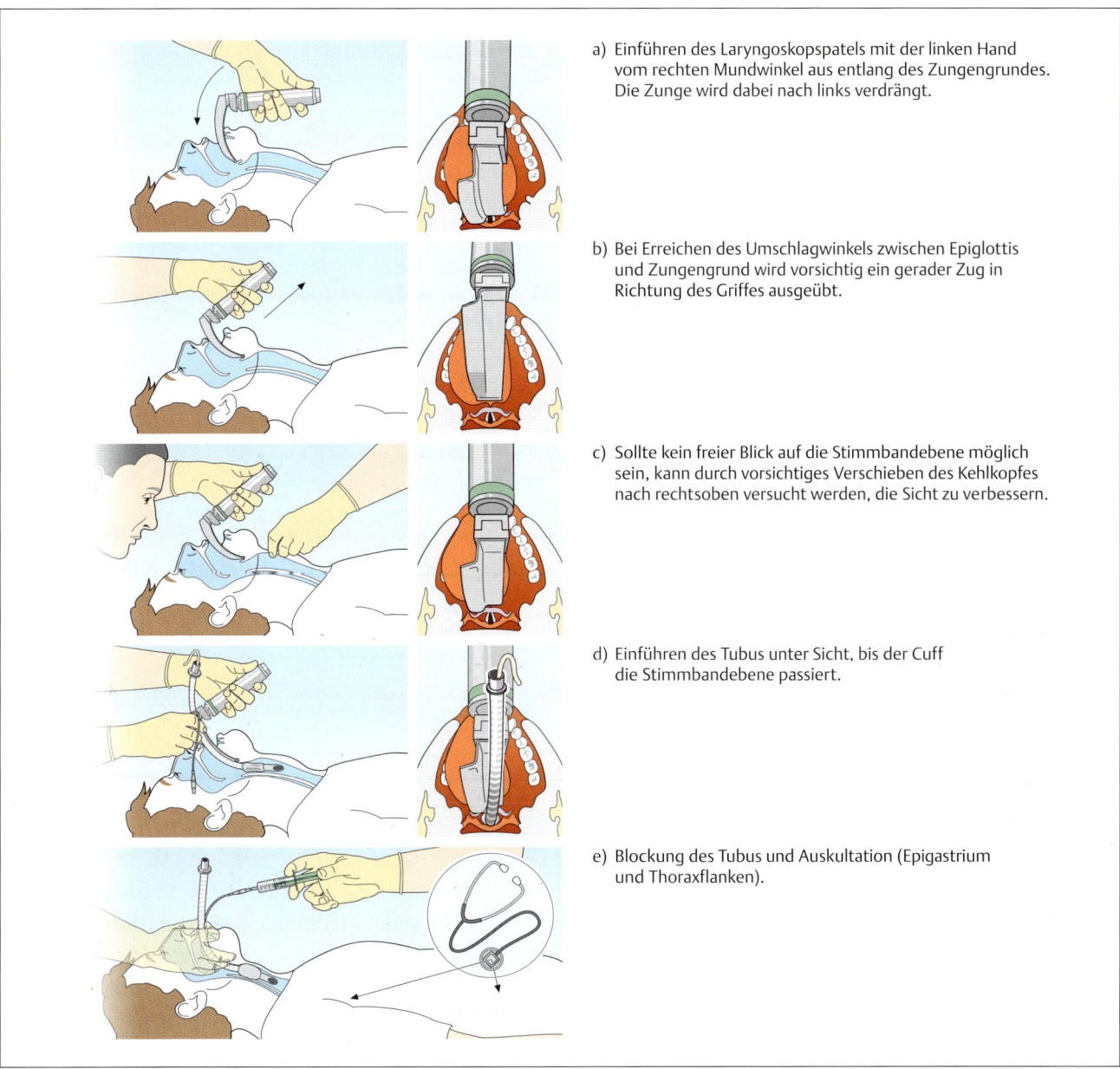

a) Einführen des Laryngoskopspatels mit der linken Hand vom rechten Mundwinkel aus entlang des Zungengrundes. Die Zunge wird dabei nach links verdrängt.

b) Bei Erreichen des Umschlagwinkels zwischen Epiglottis und Zungengrund wird vorsichtig ein gerader Zug in Richtung des Griffes ausgeübt.

c) Sollte kein freier Blick auf die Stimmbandebene möglich sein, kann durch vorsichtiges Verschieben des Kehlkopfes nach rechtsoben versucht werden, die Sicht zu verbessern.

d) Einführen des Tubus unter Sicht, bis der Cuff die Stimmbandebene passiert.

e) Blockung des Tubus und Auskultation (Epigastrium und Thoraxflanken).

ABB. A-2.34 **Durchführung einer endotrachealen Intubation.** (aus Adams, H.-A. et al., Taschenatlas Notfallmedizin, Thieme, 2007)

– **Laryngoskopie:** Einstellen der Stimmbandebene (Epiglottis plus Stimmbänder) mit der Laryngoskopspitze.
– **Einführen des Tubus,** bis der Cuff unter der Stimmritze nicht mehr zu sehen ist und **Blocken** des Tubus (cave: Maximaldruck von 20–30 mbar sollte möglichst nicht überschritten werden!).
– Der Tubus muss gut **fixiert** werden.

MERKE Falls eine endotracheale Intubation indiziert ist bzw. durchgeführt werden müsste, allerdings 2-mal erfolglos versucht wurde, sollen supraglottische Atemwegsalternativen (z. B. Larynxmaske, Larynxtubus) oder Maskenbeatmung genutzt werden. Eine Koniotomie ist nur sehr selten indiziert und ist immer eine „Ultima Ratio".

● **Kontrolle der richtigen Tubuslage:**
  – **Sichere Zeichen**: Visuelle Kontrolle der Tubuspassage durch die Stimmbänder (sofern möglich) und/oder eine **positive CO_2-Antwortkurve** in der Kapnografie (gilt als Standard) über > 30 Sekunden (*s. Abb. A-2.3* und *Abb. A-2.4*).
  – **Unsichere Zeichen:** Auskultation über dem Magen und beiden Lungenflügeln, Inspektion des Thorax, stabile Oxygenierung (Pulsoxymetrie), Beschlagen des Tubus.
● **Komplikationen:** Beschädigung der Lippen, Zähne oder weiterer Weichteilstrukturen im Mund, Heiserkeit, Erbrechen und Aspiration während der Laryngoskopie, Hypoxie durch Apnoe während der Intubation, einseitige zu tiefe Intubation, ösophageale Intubation, sekundäre Rückenmarkschädigung bei Patienten mit Halswirbelsäulen-Trauma

(z. B. durch starke Manipulationen der Halswirbelsäule).

> **TIPP** Das Legen einer Magensonde nach endotrachealer Intubation ist sinnvoll, da in den Magen insufflierte Luft abgesaugt und plötzliches schwallartiges Erbrechen während einer Narkose verhindert werden kann. Nach der Intubation kann zur Stabilisierung des Halses eine Zervikalstütze angelegt werden. So können unnötige Kopfbewegungen mit der Gefahr einer Tubusdislokation verhindert werden.

KONIOTOMIE: Die Koniotomie stellt die **Ultima Ratio** der Atemwegssicherung dar. Nur dann, wenn Ventilation und Oxygenierung nicht anderweitig sichergestellt werden können, sollte eine Koniotomie durchgeführt werden.

Der Patient wird dazu mit leicht **überstrecktem Kopf** gelagert, dann wird der **Spalt zwischen Schild- und**

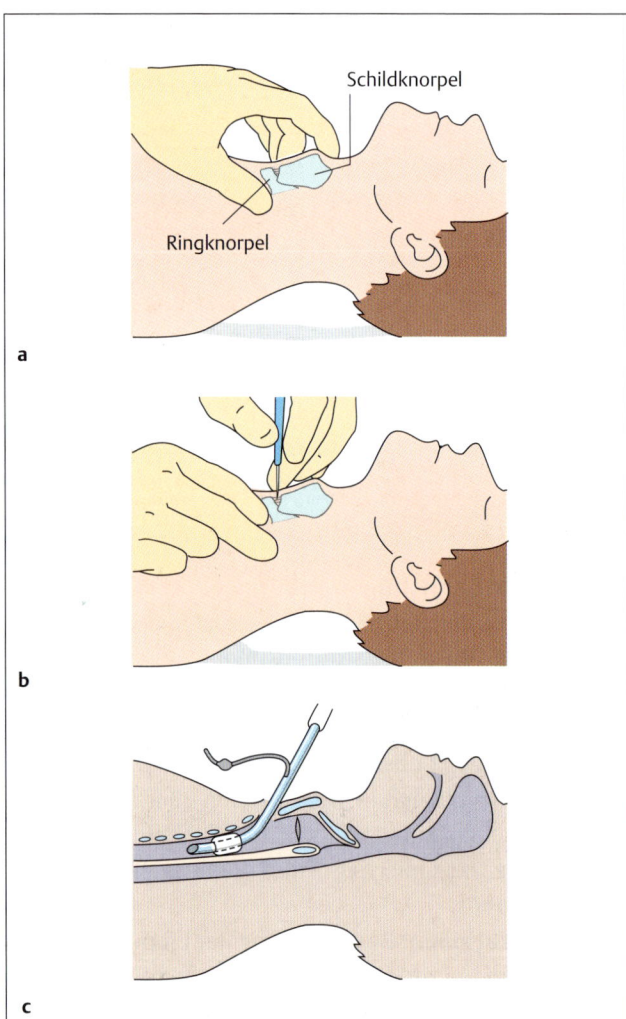

ABB. A-2.35 **Durchführung einer Koniotomie:** a. Aufsuchen des Spaltes zwischen Schild- und Ringknorpel, b. Inzision der Haut und des Ligamentum conicum, c. Einführen des Tubus. (aus Ziegenfuß T., Checkliste Notfallmedizin, Thieme, 2005)

Ringknorpel aufgesucht (*s. Abb. A-2.35*). Dann gibt es **zwei Möglichkeiten**: Entweder wird eine **Punktionskoniotomie** (mit entsprechenden vorgefertigten Sets, z. B. QuickTrach) durchgeführt oder eine **chirurgische Präparation**. Dabei wird eine 2 cm quere Hautinzision gemacht (gelegentlich wird auch eine Längsinzision empfohlen), die Wunde gespreizt und in die Tiefe vorpräpariert. Das Ligamentum conicum wird eröffnet, und der Tubus eingeführt. Der Patient wird **beatmet** und die korrekte Tubuslage wird geprüft (beidseitige Auskultation, CO_2-Kurve bei der Kapnografie).

TRACHEOTOMIE: Die Tracheotomie hat in der präklinischen Notfallmedizin keinen Stellenwert, weil die **Verletzungsgefahr zu groß** ist (zu viele Komplikationen) und der Eingriff zu lange dauert.

2.7   Sicherung der Herz-Kreislauf-Funktion

> **EinBlick**
> - Die **kardiopulmonale Reanimation** (CPR) ist bei einem Herz-Kreislauf- und Atemstillstand indiziert und dient der vorübergehenden Überbrückung. Man unterscheidet **Basismaßnahmen** (Basic Life Support, BLS) von **erweiterten Maßnahmen** (Advanced Life Support, ALS).
> - Zur Durchführung des BLS und des ALS gibt es jeweils einen **international einheitlichen Algorithmus.** Dieser Reanimationsalgorithmus wird in regelmäßigen Zeitabständen (alle 5 Jahre) von internationalen Fachgesellschaften veröffentlicht. Er wurde zuletzt im Oktober 2010 vom European Resuscitation Council (ERC) für Europa bzw. vom German Resuscitation Council (GRC) für Deutschland publiziert.
> - Wichtigster prognostischer Faktor ist der **Zeitpunkt des Beginns der CPR.** Die Verwendung eines **Automatischen externen Defibrillators** (AED) kann aufgrund der ggf. frühen Defibrillation die Prognose des Patienten verbessern. Bei Kindern ist eine Defibrillation nur selten erforderlich, kann aber ebenfalls durchgeführt werden.
> - Eine sorgfältige Dokumentation ist aus medizinrechtlichen und wissenschaftlichen Gründen sowie aus Gründen der Qualitätssicherung wichtig (z. B. Reanimationsregister).

ZIELE: Stabilisierung der Herz-Kreislauf-Funktion durch Beseitigung von **Herzrhythmusstörungen** (z. B. Tachykardie, Bradykardie, Arrhythmie), von **Störungen des Blutdrucks** (z. B. Hypotonie, Schock, Hypertonie), von **Volumenverlusten** (z. B. Blut- oder Plasmaverluste) und eines **Herz-Kreislauf-Stillstandes** durch Reanimation.

2.7.1 Allgemeine Akuttherapie bei Störungen der Herz-Kreislauf-Funktion

- **Sicherstellung der Oxygenierung:** Sauerstoffgabe (z. B. 5–10 l/min über Maske), ggf. Narkoseeinleitung, endotracheale Intubation und Beatmung (S. 30).
- Bei Blutung möglichst **Blutstillung** (kausal wirksam).
- Bei Hypovolämie/akuter Hypotension **Schocklagerung** (S. 21 und *Abb. A-2.14*).
- Bei Hypertonie Antihypertensiva (S. 46).
- Anlage von mindestens einem, wenn möglich mehreren großlumigen **periphervenösen Zugängen** (s. u.).
- **Volumentherapie** (S. 26).
- **Katecholamintherapie**, wenn alle anderen genannten Maßnahmen versagen (z. B. Adrenalin, Noradrenalin, Akrinor)
- ggf. **Elektrotherapie**, z. B. Kardioversion oder Defibrillation
- Bei Herzrhythmusstörungen Einsatz von **Antiarrhythmika** nach Ableitung eines 12-Kanal-EKGs (S. 44). Bei tachykarden Herzrhythmusstörungen bietet sich Amiodaron an, da dies den geringsten kreislaufdepressiven Effekt hat. Bei bradykarden Herzrhythmusstörungen kann Atropin genutzt werden.
- Falls erforderlich: **kardiopulmonale Reanimation** (s. u.).
- Rascher Transport in die nächste geeignete Klinik.

> **MERKE** Eine Katecholamintherapie sollte nur dann zum Einsatz kommen, wenn alle anderen Therapiemaßnahmen (Blutstillung, Lagerung, Volumenersatztherapie) keinen Erfolg zeigen.

2.7.2 Kardiopulmonale Reanimation (CPR)

DEFINITION: Unter kardiopulmonaler Reanimation (CPR) versteht man Behandlungsmaßnahmen, die zur vorübergehenden **Überbrückung eines Herz-Kreislauf- und Atemstillstandes** dienen. Man unterscheidet bei den Behandlungsmaßnahmen zwischen **Basismaßnahmen** (Basic Life Support, BLS, S. 35) und **erweiterten Maßnahmen** (Advanced Life Support, ALS, S. 37). Ziel aller Maßnahmen ist die Aufrechterhaltung einer ausreichenden **Gewebeperfusion** und **Gewebeoxygenierung** (v. a. des Gehirns), um dauerhafte Schäden oder den Tod zu vermeiden.

EMPFEHLUNGEN: Empfehlungen zur Durchführung der CPR werden in regelmäßigen zeitlichen Abständen von Fachorganisationen (z. B. American Heart Association [AHA], European Resuscitation Council [ERC]) erarbeitet und publiziert. Die Empfehlungen richten sich nach dem neuesten Stand der Forschung und stützen sich auf Expertenmeinungen. Diese haben zwar keinen gesetzlichen Charakter, sollten aber nur aus wichtigen individuellen Gründen variiert werden. Aktuell finden in Europa die Empfehlungen des European Resuscitation Council (ERC) bzw. des German Resucitation Council (GRC) aus dem Jahre 2010 Anwendung, die auf den wissenschaftlichen Erkenntnissen des International Liaison Committee on Resuscitation (ILCOR) basieren und im Oktober 2010 publiziert wurden.

> **MERKE** Indikationen für eine CPR sind Herz-Kreislauf- und Atemstillstand. Eine CPR sollte nicht bei infauster Prognose (z. B. nicht mit dem Leben zu vereinbarenden Verletzungen) oder bei sicheren Todeszeichen) erfolgen.

MÖGLICHE URSACHEN EINES HERZ-KREISLAUF-STILLSTANDS:

- Unter einem Herz-Kreislaufstillstand versteht man einen Zustand, bei dem **keine Herzaktion** vorhanden ist (Asystolie) oder die vorhandene **Herzaktion nicht kreislaufwirksam** ist (Kammerflimmern [VF], ventrikuläre Tachykardie [VT, Kammertachykardie], pulslose elektrische Aktivität [PEA]). Man unterscheidet **2 Formen**:
- einen **primären Herz-Kreislauf-Stillstand** (z. B. Kammerflimmern bei plötzlichem Herztod, Myokardinfarkt).
- einen **sekundären Herz-Kreislauf-Stillstand** (z. B. bei Ateminsuffizienz, Atemstillstand, Schock, Schädel-Hirn-Trauma).

> **MERKE** Herz-Kreislauf-Stillstand:
> - **Erwachsene:** Bei der Mehrzahl der Patienten (> 80 %) handelt es sich um einen **primären Herz-Kreislauf-Stillstand** mit Kammerflimmern (VF) oder ventrikulärer Tachykardie (VT). Die primären therapeutischen Maßnahmen (BLS und ALS) sind beim primären und sekundären Herz-Kreislauf-Stillstand gleich!
> - **Kinder:** Primär kardiale Ursachen sind sehr selten, so dass hier ein **sekundärer Herz-Kreislauf-Stillstand** mit respiratorischen Ursachen deutlich im Vordergrund steht

MÖGLICHE URSACHEN DES ATEMSTILLSTANDS:

- Der Atemstillstand (Apnoe) ist definiert durch ein **Ausbleiben jeglicher Atemaktivität.** Findet nur eine insuffiziente (Totraumventilation) statt, spricht man von einem funktionellen Atemstillstand. Beide führen zuerst zur **Hyperkapnie** und dann konsekutiv zur **Hypoxie.**

- **Formen** sind:
- ein **zentraler Atemstillstand** (z.B. durch zerebrale Hypoxie, Intoxikation, Sudden Infant Death Syndrome [SIDS], Koma).
- ein **peripherer Atemstillstand** (z.B. durch hohe Querschnittlähmung, Pneumothorax, Muskelrelaxanzien).
- eine **Atemwegsverlegung** (z.B. durch Fremdkörperaspiration, Epiglottitis, Asthma bronchiale).

KLINIK DES HERZ-KREISLAUF- UND ATEMSTILLSTANDS: Ein **Herzstillstand** führt konsekutiv zum Kreislaufstillstand (Pulslosigkeit → Herz-Kreislauf-Stillstand). Der Körper wird folglich auch nicht mehr mit Sauerstoff versorgt (→ stagnierende Hypoxie). Aufgrund der geringen Sauerstoffmangeltoleranz des Gehirns kommt es innerhalb von 10–15 Sekunden nach dem Herzstillstand zur **Bewusstlosigkeit** und nach 30–60 Sekunden zum **Atemstillstand**. Nach 2–3 Minuten sind die Pupillen meist dilatiert. Tritt der Atemstillstand zuerst auf, kommt es meist nach einigen Minuten zu einem konsekutiven Herzstillstand.

PROGNOSE: Die Prognose eines Herz-Kreislauf-Stillstands ist **meist schlecht**. Nur etwa 30–40 % aller Patienten erreichen lebend (d.h. mit Spontankreislauf) die Klinik. Die 1-Jahres-Überlebensrate liegt bei etwa 5–10 %. Die Prognose ist von vielen Faktoren abhängig:

- **Wichtigster Faktor** ist der **Zeitpunkt des Beginns der CPR.** Pro Minute, die bis zum Beginn der CPR vergeht, reduziert sich die Überlebenswahrscheinlichkeit des Patienten um etwa 7–10 %. Erfolgen suffiziente Reanimationsmaßnahmen (vor allem Thoraxkompressionen) innerhalb der ersten 3–5 Minuten nach einem Herz-Kreislauf-Stillstand, so liegt die Überlebenswahrscheinlichkeit noch bei etwa 50–75 %. Da der Rettungsdienst möglicherweise erst nach mehreren Minuten nach Eintreten des Herz-Kreislauf-Stillstands eintrifft, ist die Prognose entscheidend davon abhängig, ob suffiziente Reanimationsmaßnahmen von Ersthelfern durchgeführt worden sind.
- Qualität der Reanimationsmaßnahmen.
- Alter des Patienten: Junge Erwachsene haben eine bessere Prognose als ältere Erwachsene.
- Vorerkrankung des Patienten: Die Prognose ist deutlich besser, wenn der Patient keine Vorerkrankungen hat (z.B. KHK).
- Zugrunde liegende Ursache: Patienten mit internistischen Erkrankungen (z.B. KHK) haben eine deutlich bessere Prognose als Patienten mit Trauma, d.h. die Prognose ist bei einem primären Herz-Kreislauf-Stillstand besser als bei einem sekundären.
- Initialer Herzrhythmus: Patienten mit Kammerflimmern (VF) und Kammertachykardie (VT) haben eine bessere Prognose als Patienten mit Asystolie und pulsloser elektrischer Aktivität (PEA).

- Die Anwendung einer milden therapeutischen Hypothermie verbessert das funktionelle neurologische Behandlungsergebnis. Zur aktiven Kühlung nach erfolgreicher präklinischer Reanimation stehen kalte Infusionslösungen, Eis oder spezielle Kühlgeräte zur Verfügung. Die Hypothermie sollte möglichst frühzeitig begonnen und für 12–24 Stunden fortgeführt werden.

> **MERKE** Entscheidend für die Prognose ist der Zeitpunkt, wann mit der CPR nach Herz-Kreislauf-Stillstand begonnen wird!

BEENDIGUNG DER CPR: Eine Beendigung der CPR erfolgt bei **Wiedereinsetzen von Lebenszeichen** (z.B. Puls, Blutdruck = Spontankreislauf, ROSC [„return of spontaneous circulation"), Informationen über eine **infauste Prognose/Endstadium einer Erkrankung** oder **explizite schriftliche Ablehnung** durch den Patienten, z.B. im Rahmen einer Patientenverfügung (entsprechende Informationen stehen teilweise erst während der Reanimation zur Verfügung). Auch **nach** einer **Reanimationsdauer von 30–60 min** sollten die Maßnahmen beendet werden (immer Einzelfallentscheidung in Abhängigkeit von Notfallgeschehen, Patientenalter, Verlauf der Reanimation usw.).

DOKUMENTATION NACH CPR: Eine sorgfältige Dokumentation ist aus medicolegalen und wissenschaftlichen Gründen wichtig. Dokumentiert werden sollten: **Anamnese** (z.B. Vorerkrankungen, Medikamente), **Auffindesituation** und beteiligte Personen, Befunde (z.B. Hinweise auf zugrunde liegende Erkrankung, Pupillendifferenz), **Zeiten** (z.B. Alarmierung/Eintreffen des Rettungsdienstes, **Beginn der CPR**, Einsetzen eines Blutdrucks/tastbaren Pulses = Spontankreislauf, **ROSC** [return of spontaneous circulation]), **Reanimationsmaßnahmen** (z.B. Defibrillation, Intubation, applizierte Medikamente), Gründe für den **Abbruch der Reanimation** und ggf. der **Todeszeitpunkt**.

2.7.3 Automatischer externer Defibrillator (AED)

Die Benutzung eines AEDs (s. Abb. A-2.36) ist sehr einfach und kann auch von Laien zuverlässig durchgeführt werden. AEDs sind in öffentlichen Gebäuden mit großen Menschenansammlungen vorhanden (Krankenhäuser, Flughäfen, Bahnhöfe, öffentliche Verwaltungsgebäude, Sportstadien). Der AED wird nach dem festgestellten Atemstillstand parallel zu Thoraxkompression und Beatmung vorbereitet. **Zwei Klebeelektroden** werden auf die Brust des Patienten (rechts subklavikulär und links

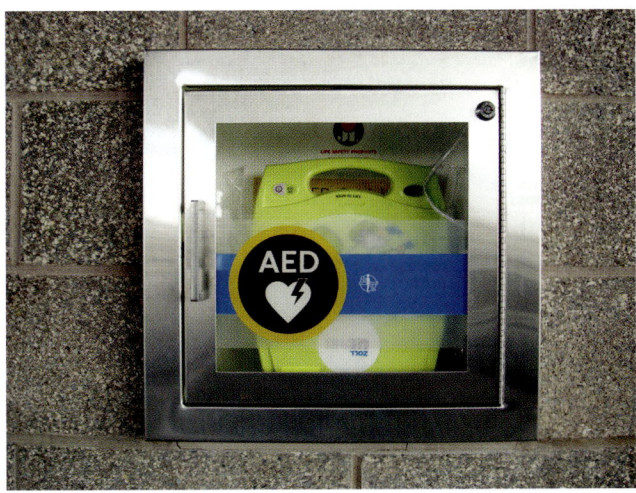

ABB. A-2.36 **Automatischer externer Defibrillator.**

mittlere Axillarlinie 7. ICR) oder mittig auf Brust und Rücken geklebt. Nach dem Einschalten **analysiert** der AED **selbständig den Herzrhythmus** und prüft, ob eine Defibrillation erforderlich ist. Falls defibrilliert werden muss, gibt der AED hierzu das **Signal**. Sofern vorhanden, sollte für den BLS (s. u.) auch ein AED genutzt werden.

MERKE AEDs sollten in jeder Einrichtung des Gesundheitswesens vorhanden sein und immer möglichst früh im Rahmen der Reanimation genutzt werden. Die Verwendung eines AED kann aufgrund der ggf. frühen Defibrillation die Prognose des Patienten signifikant verbessern!

2.7.4 Basismaßnahmen bei der Reanimation (Basic Life Support, BLS)

DEFINITION: Unter Basismaßnahmen bei der Reanimation (Basic Life Support, BLS) versteht man alle Maßnahmen, die ohne Hilfsmittel, mit einfachen Hilfsmitteln (z. B. Naso- oder Oropharyngealtuben) oder mittels automatischem externen Defibrillator (AED) durch Laien oder Ersthelfer erfolgen können. Der dazugehörige Reanimationsalgorithmus wird in regelmäßigen Zeitabständen von den Fachgesellschaften veröffentlicht. Er wurde zuletzt im Oktober 2010 vom European Resuscitation Council (ERC) für Europa bzw. vom German Resuscitation Council (GRC) für Deutschland publiziert.

MERKE Auch Notarzt und Rettungsdienst beginnen mit den BLS-Maßnahmen und führen diese kontinuierlich fort, bis die erweiterten Maßnahmen (ALS) durchgeführt werden können. Auf bestimmte Punkte (z. B. „Hilfe rufen" bei professionellen Helfern) kann selbstverständlich verzichtet werden.

ABLAUF: Zur Durchführung des BLS gibt es einen **international einheitlichen Algorithmus** (s. *Abb. A-2.37*), der die Behandlungsmaßnahmen bei einem Herz-Kreislauf-Stillstand auch für Laien anschaulich darstellt.

- **Prüfung des Bewusstseins:** Patienten ansprechen; evtl. leicht bewegen, klopfen oder schütteln, ggf. Schmerzreiz (z. B. am Arm oder am Schlüsselbein kneifen).
- **Patient reagiert:** Patient in seiner Lage belassen und zügig Hilfe holen (z. B. Passanten ansprechen, Notruf 112 absetzen). Eine regelmäßige Überwachung (z. B. des Bewusstseins) sollte erfolgen. Falls erforderlich, können Ersthelfer auch Sofortmaßnahmen (z. B. Blutstillung) durchführen.
- **Patient reagiert nicht:**
  - Das Wort **„Hilfe" rufen**; auch vorbeilaufende Passanten bzw. Laien können helfen.
  - **Atmung prüfen:** Atemwege freimachen (vorsichtiges Überstrecken des Kopfes [HTCL-Manöver, s. *Abb. A-2.28*] und Öffnen des Mundes), dann für 10 Sekunden die Atmung prüfen: „Sehen (Thoraxbewegung?) – Hören (Atemgeräusche?) – Fühlen (Atem?)". Hierbei am besten vom Kopf aus in Richtung Füße schauen!
- **Patient atmet normal:** Patient in stabile Seitenlage bringen, Notarzt und Rettungsdienst alarmieren (Notruf 112). Danach muss die Atmung des Patienten regelmäßig überprüft werden. Falls erforderlich, können Ersthelfer auch Sofortmaßnahmen (z. B. Blutstillung) durchführen.

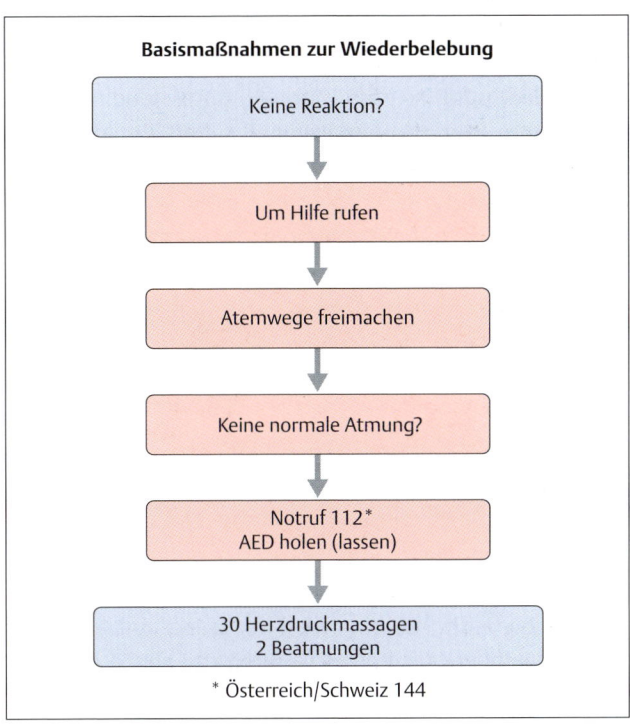

ABB. A-2.37 **Basismaßnahmen bei der Reanimation (BLS) beim Erwachsenen** (entsprechend ERC-Leitlinien 2010, Copyright European Resuscitation Council – www.erc.edu – 2011/042).

- **Patient atmet nicht oder nicht normal:**
  - Notarzt und Rettungsdienst alarmieren (Notruf 112).
  - 30 Thoraxkompressionen durchführen (*s. Abb. A-2.38*); die Kompressionsfrequenz beträgt 100–120/min bei einer Kompressionstiefe von 5–6 cm für Erwachsene. Durch die Thoraxkompressionen kann ein systolischer Blutdruck von bis zu 80–100 mmHg aufgebaut werden.
  - Nach 30 Thoraxkompressionen folgen 2 Beatmungen (Mund-zu-Mund oder Mund-zu-Nase, *s. Abb. A-2.39*).
  - Bis zum Eintreffen professioneller Hilfe ohne Unterbrechung mit **Thoraxkompressionen und Beatmung** (Verhältnis **30 : 2**) fortfahren.
  - Pausen („no-flow-time") unbedingt vermeiden bzw. auf ein absolutes Minimum reduzieren.

Laien sollen auf Atmung und Zeichen von Kreislauftätigkeit achten (z. B. Bewegungen, Husten). Eine Pulskontrolle wird aber seit Jahren nicht mehr empfohlen, da die Fehlerquote zu hoch ist. Fälschlicherweise kann ein vorhandener Puls nicht bemerkt und dann die Reanimation begonnen werden (in der Regel ohne Risiko für den Patienten bei korrekter Durchführung der Maßnahmen). Viel bedrohlicher ist der Fall, dass Laien fälschlich glauben, einen Puls zu tasten und somit dem Patienten mit Herz-Kreislauf-Stillstand Reanimationsmaßnahmen vorenthalten werden (hat den Tod des Patienten zur Folge).

Das zeitaufwendige „Pulssuchen" entfällt und somit kann früher mit den Thoraxkompressionen begonnen werden (schneller Etablieren eines „Ersatzkreislaufs" = Durchblutung des Gehirns). Der Thoraxkompression kommt beim Erwachsenen ein größerer Stellenwert zu als der Beatmung, so dass Thoraxkompressionen auch als Erstes beim Erwachsenen erfolgen sollen. Entsprechend

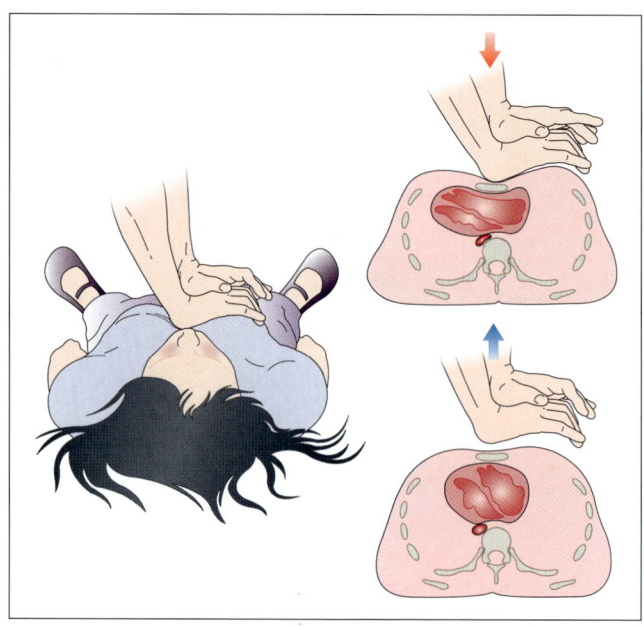

ABB. A-2.38 **Thoraxkompression.** Der Druckpunkt befindet sich in der Mitte des Sternums, zwischen beiden Brustwarzen. Kompressionsfrequenz 100–120/min, Drucktiefe beim Erwachsenen 5–6 cm.

wichtig ist es auch, die Phasen ohne Thoraxkompression (z. B. Beatmung) möglichst kurz zu halten.

> **MERKE** Eine Pulskontrolle wird für Laien nicht mehr empfohlen, da die Fehlerquote zu hoch ist. Auch medizinisches Fachpersonal sollte beachten, dass das Pulstasten (immer zentrale Pulse: A. carotis, A. femoralis) kritisch zu bewerten ist und im Zweifelsfall immer Thoraxkompressionen durchgeführt werden sollten.

UNTERSCHIEDE BEI KINDERN: Nur bei Kindern werden vor Beginn der Thoraxkompressionen 5 Beat-

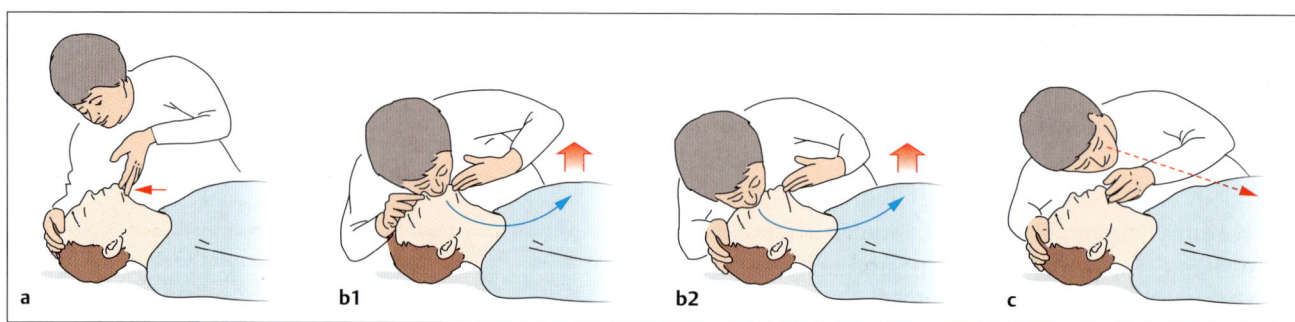

ABB. A-2.39 Bei der Beatmung wird die eigene Ausatemluft (Sauerstoffanteil ca. 17 %) dazu genutzt, den Patienten behelfsmäßig zu ventilieren und oxygenieren. Bei der Reanimation werden jeweils nach 30 Thoraxkompressionen 2 Atemzüge (Dauer jeweils ca. 1 s) appliziert: Zuerst wird der Kopf überstreckt (HTCL-Manöver) (a). Bei der Mund-zu-Mund-Beatmung (b1) wird dann die Nase durch die auf der Stirn liegenden Hand verschlossen, der Mund wird leicht geöffnet, das Kinn wird weiter hochgehalten; tief Luft holen, den Mund des Patienten mit dem eigenen Mund umschließen und ca. 1 s in die Lunge des Patienten ausatmen. Bei der Mund-zu-Nase-Beatmung (b2) wird der Mund des Patienten mit der unter dem Kinn liegenden Hand geschlossen gehalten; tief Luft holen, die Nase des Patienten mit dem eigenen Mund umschließen und ca. 1 s in die Lunge des Patienten ausatmen. Prinzipiell ist es unerheblich, ob eine Mund-zu-Mund-Beatmung oder Mund-zu-Nase-Beatmung durchgeführt wird. Bei jeder Beatmung muss immer geprüft werden, ob sich der Thorax sichtbar hebt. Nach jeder Beatmung muss der Mund wieder vom Patienten entfernt werden, damit die verabreichte Luft entweichen kann (c). (aus Ziegenfuß, T., Checkliste Notfallmedizin, Thieme, 2005)

mungen durchgeführt. Bei Kindern (außer Neugeborenen) sollen Laien und ein einzelner professioneller Helfer ebenfalls mit einem Verhältnis Thoraxkompression : Beatmung von 30 : 2 arbeiten. Zwei professionelle Helfer sollen bei Kindern mit einem Thoraxkompressions-Beatmungs-Verhältnis von 15 : 2 arbeiten. Bei Neugeborenen (direkt nach der Geburt) beträgt das Verhältnis Thoraxkompression : Beatmung 3 : 1, da hier die Oxygenierung im Vordergrund steht (S. 39).

2.7.5 Erweiterte Maßnahmen bei der Reanimation (Advanced Life Support, ALS)

DEFINITION: Die erweiterten Reanimationsmaßnahmen (ALS) werden von **medizinischem Fachpersonal** durchgeführt. Sie bauen auf den Basismaßnahmen (BLS) auf und beinhalten **zusätzliche** (erweiterte) medizinische Maßnahmen. Im Gegensatz zu den Basismaßnahmen ist folgende **medizinisch-technische Ausrüstung** erforderlich:
- EKG(-Monitor) und Defibrillator.
- Beatmungsbeutel mit Gesichtsmaske und Beatmungsgerät.
- i.v.-Zugang und Infusionen.
- Medikamente (z. B. Adrenalin, Amiodaron).
- Laryngoskop und Endotrachealtubus oder Alternativen zur Atemwegssicherung (z. B. Larynxmaske, Larynxtubus).
- Sauerstoffflasche.

ABLAUF: Wie die Basismaßnahmen der Reanimation (BLS) folgen auch die erweiterten Maßnahmen (ALS) einem **standardisierten Algorithmus** (s. *Abb. A-2.40*). Dieser wurde zuletzt im Oktober 2010 vom European Resuscitation Council (ERC) für Europa bzw. vom German Resuscitation Council (GRC) für Deutschland publiziert. Die **Maßnahmen des BLS** werden **ohne Unterbrechung fortgesetzt** und parallel wird mit den Maßnahmen des ALS begonnen. Zuerst wird ein **EKG angeschlossen** und eine **Rhythmusdiagnose gestellt** (Kammerflimmern [VF], Kammertachykardie [VT] oder Asystolie, pulslose elektrische Aktivität [PEA]), wonach sich dann das weitere Vorgehen richtet (s. u.). Parallel dazu werden – wenn überhaupt möglich – **potenziell reversible Ursachen behoben**:
- Hypoxie → Beatmung mit 100 % Sauerstoff.
- Hypovolämie → Volumenersatztherapie.
- Hyperkaliämie (Verdachtsdiagnose).
- Hypomagnesiämie (Verdachtsdiagnose)→ Magnesium.
- Hypothermie → Wärmeerhalt.
- Azidose (Verdachtsdiagnose) → beste Therapie: Thoraxkompression; Bikarbonat-Pufferung erst nach ca. 15–20 min Reanimation.

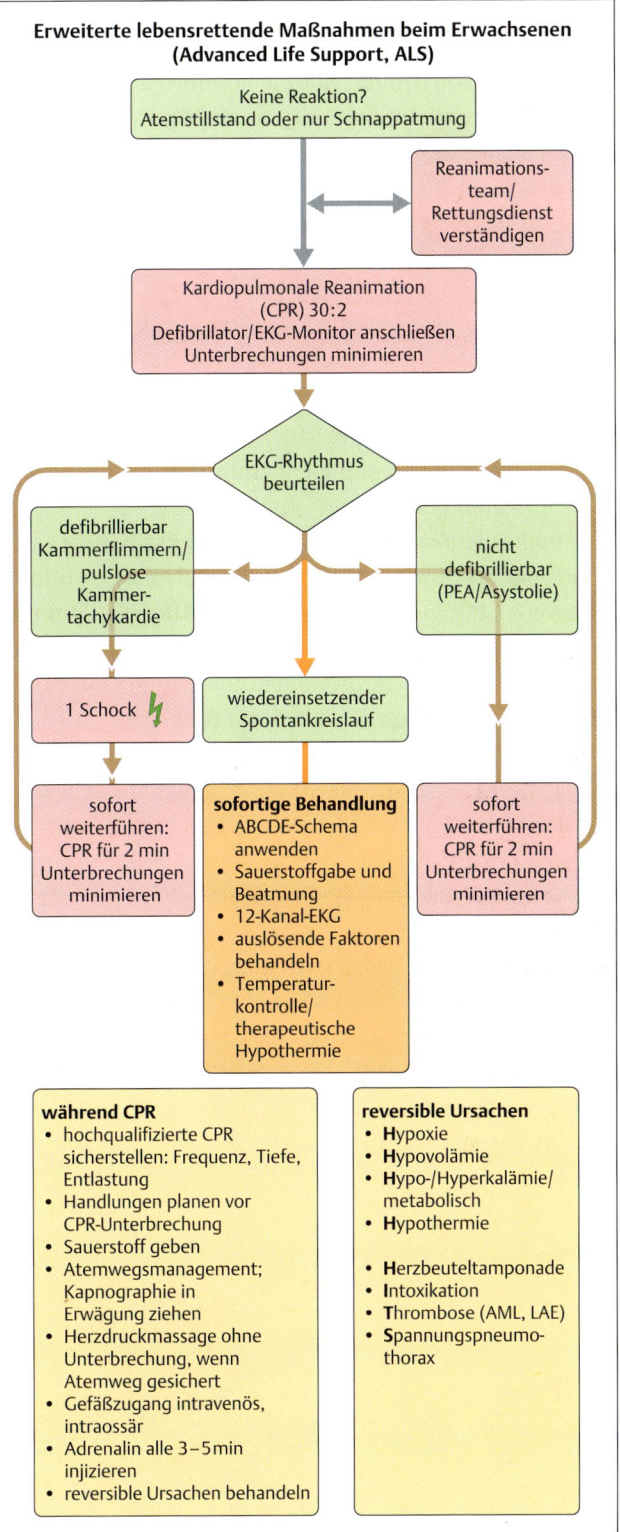

Erweiterte lebensrettende Maßnahmen beim Erwachsenen (Advanced Life Support, ALS)

Keine Reaktion?
Atemstillstand oder nur Schnappatmung

Reanimationsteam/
Rettungsdienst
verständigen

Kardiopulmonale Reanimation
(CPR) 30:2
Defibrillator/EKG-Monitor anschließen
Unterbrechungen minimieren

EKG-Rhythmus
beurteilen

defibrillierbar
Kammerflimmern/
pulslose
Kammer-
tachykardie

nicht
defibrillierbar
(PEA/Asystolie)

1 Schock

wiedereinsetzender
Spontankreislauf

sofort
weiterführen:
CPR für 2 min
Unterbrechungen
minimieren

sofortige Behandlung
- ABCDE-Schema
  anwenden
- Sauerstoffgabe und
  Beatmung
- 12-Kanal-EKG
- auslösende Faktoren
  behandeln
- Temperatur-
  kontrolle/
  therapeutische
  Hypothermie

sofort
weiterführen:
CPR für 2 min
Unterbrechungen
minimieren

während CPR
- hochqualifizierte CPR
  sicherstellen: Frequenz, Tiefe,
  Entlastung
- Handlungen planen vor
  CPR-Unterbrechung
- Sauerstoff geben
- Atemwegsmanagement;
  Kapnographie in
  Erwägung ziehen
- Herzdruckmassage ohne
  Unterbrechung, wenn
  Atemweg gesichert
- Gefäßzugang intravenös,
  intraossär
- Adrenalin alle 3–5 min
  injizieren
- reversible Ursachen behandeln

reversible Ursachen
- **H**ypoxie
- **H**ypovolämie
- **H**ypo-/Hyperkaliämie/
  metabolisch
- **H**ypothermie

- **H**erzbeuteltamponade
- **I**ntoxikation
- **T**hrombose (AML, LAE)
- **S**pannungspneumo-
  thorax

ABB. A-2.40 **Erweiterte Maßnahmen bei der Reanimation (ALS) beim Erwachsenen.** (entsprechend ERC-Leitlinien 2010, Copyright European Resuscitation Council – www.erc.edu – 2011/042).

- Spannungspneumothorax → Thoraxdrainage.
- Intoxikationen → ggf. Antidot.
- Lungenembolie und Myokardinfarkt → evtl. Thrombolyse.
- Perikardtamponade → Perikardpunktion, nur innerklinisch unter echokardiografischer Kontrolle.
- Blutzuckerentgleisung → Glukose bei Hypoglykämie.

ALS BEI KAMMERFLIMMERN (VF) UND PULS-LOSER VENTRIKULÄRER TACHYKARDIE (VT):

- **Defibrillation** (immer nur eine Defibrillation pro Zyklus), entweder mit 360 J (monophasisch) oder mit bis zu 360 J (biphasisch) (*s. Abb. A-2.41*).
- Danach sofort (ohne Pulskontrolle!) **CPR für 2 Minuten fortsetzen** (falls das Kammerflimmern durchbrochen wird, kommt es meist nicht unmittelbar zu einer adäquaten Herzauswurfleistung), erst dann EKG-Elektrodenposition prüfen und erneut EKG-Rhythmus analysieren.
- **Beatmung** mit Beutel und Maske oder supraglottischer Alternative sowie Sauerstoff.
- **i.v.-Zugang** legen und wenig Infusionslösung (zum Offenhalten des Zugangs) applizieren.
- **Medikamentengabe:** Nach der 3. Defibrillation wird Adrenalin appliziert (1 mg i.v., danach alle 3–5 min jeweils 1 mg i.v.). Nach 3 erfolglosen Defibrillationen erfolgt die Gabe des Antiarrhythmikums Amiodaron (300 mg i.v.). Eine Pufferung mit Natriumbikarbonat sollte erwogen werden, aber erst nach etwa 15–20 min Reanimation oder innerklinisch orientiert an der Blutgasanalyse (zur Abschätzung der Dosierung: NaHCO$_3$ 4,2 % 1 ml/kg KG, beim Erwachsenen also etwa 75–100 ml i.v.).
- **Intubation** hat **niedrige Priorität** (S. 30).

ALS BEI ASYSTOLIE UND PULSLOSER ELEKTRISCHER AKTIVITÄT (PEA):

- Alle 2 Minuten Analyse des EKG-Rhythmus und Prüfung der EKG-Elektrodenposition.
- **Beatmung** mit Beutel und Maske oder supraglottischer Alternative sowie Sauerstoff.

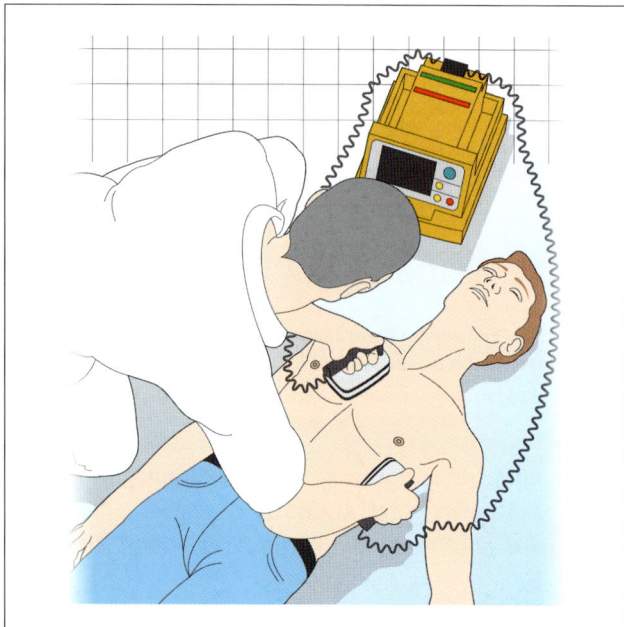

ABB. A-2.41 **Platzierung der Elektroden bei der Defibrillation.**
(aus Adams, H.-A. et al., Taschenatlas Notfallmedizin, Thieme, 2007)

- **i.v.-Zugang** legen und wenig Infusionslösung (nur zum Offenhalten des Zugangs) applizieren.
- **Medikamentengabe:** Sobald ein i.v.-Zugang vorhanden ist, wird **Adrenalin** verabreicht (1 mg i.v., danach alle 3–5 min jeweils erneut 1 mg i.v.).
- Die Gabe von **Atropin** wird nicht mehr empfohlen.
- Auch sollte eine Pufferung mit **Natriumbikarbonat** erwogen werden, aber erst nach etwa 15–20 min Reanimation oder innerklinisch orientiert an der Blutgasanalyse (zur Abschätzung der Dosierung: NaHCO$_3$ 4,2 % 1 ml/kg KG, beim Erwachsenen also etwa 75–100 ml i.v.).
- ggf. **Intubation** im Verlauf (S. 30) und Beatmung mit Sauerstoff. Nach **R**eturn **o**f **S**pontaneous **C**irculation (ROSC) Hyperoxie vermeiden (SpO$_2$ 94 %–98 %) und Patienten kühlen (therapeutische Hypothermie).

> **MERKE** Bei der Reanimation haben die Thoraxkompressionen den allerhöchsten Stellenwert. Die Thoraxkompressionen dürfen nur kurzzeitig zur Defibrillation oder Intubation (max. 10 s) unterbrochen werden.

2.7.6 Reanimation in besonderen Situationen

SCHWANGERSCHAFT: Die Durchführung der CPR erfolgt nach dem Algorithmus. Die Schwangere wird (falls möglich) in leichter **Linksseitenlage** gelagert (sonst Vena-cava-Kompressionssyndrom möglich; S. 75) Es sollte ein rascher Transport zur Notsectio erwogen werden, um das Kind ggf. noch retten zu können (die suffiziente Reanimation der Mutter hat aber Vorrang).

POLYTRAUMA: Patienten mit einem Polytrauma haben eine sehr **schlechte Prognose** bei einem Herz-Kreislaufstillstand, z.B. durch Hämorrhagie, Hypovolämie (Blutverlust), Hypoxie, Schock, Perikardtamponade, Pneumothorax. Häufig zeigt sich eine Asystolie oder pulslose elektrische Aktivität als initialer Herzrhythmus im EKG. Es sollte versucht werden, möglichst die **Ursache** für den Herz-Kreislaufstillstand effektiv zu **beseitigen**. Zudem sollten eine **Blutstillung** und eine **aggressive Volumenersatztherapie** erfolgen sowie ggf. Thoraxdrainagen angelegt werden.

HYPOTHERMIE: Ursachen für eine Hypothermie sind ein **Beinahe-Ertrinken** (v.a. bei Kindern, Obdachlosen oder Betrunkenen) sowie eine **lange Liegezeit in kalter Umgebung**. **Häufig** zeigt sich im EKG ein **Kammerflimmern**, das **therapierefraktär** ist. Bei reduzierten Umgebungstemperaturen im Winter muss an einen **Wärmeschutz** gedacht werden. Die Reanimation sollte nicht zu früh beendet werden, besonders, wenn im EKG noch elektrische Aktivität (Kammerflimmern, pulslose elektri-

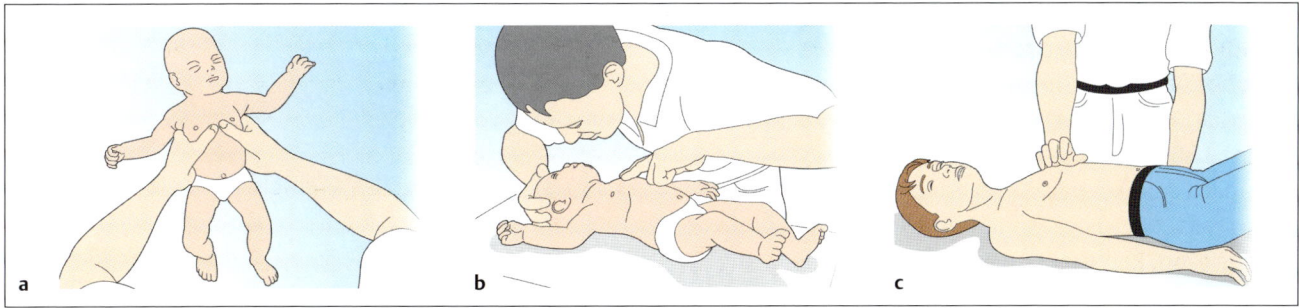

ABB. A-2.42 Technik der Thoraxkompression bei Kindern: a. Bei Neugeborenen wird der Thorax mit beiden Händen umfasst, dabei liegen beide Daumen in der Mitte des Sternums (auf Mamillenhöhe). **b.** Ab dem 2. Lebensmonat bis Ende des 2. Lebensjahres sollte das Kind auf einer festen Unterlage liegen und der Thorax mit 2 Fingern in der Mitte des Sternums (auf Mamillenhöhe) komprimiert werden. **c.** Ab dem 2. Lebensjahr wird bei Kindern in der Mitte des Sternums (auf Mamillenhöhe) mit dem Handballen der Thorax komprimiert. (aus Adams, H.-A. et al., Taschenatlas Notfallmedizin, Thieme, 2007)

sche Aktivität) nachweisbar ist. Auch sollte eine Wiedererwärmung erwogen werden.

KINDER:

- Häufig respiratorische Ursachen für Herz-Kreislauf-Stillstand; primär kardiale Ursachen sind bei Kindern sehr selten (nach sichtbaren Fremdkörpern im Mund suchen!).
- Bei Kindern muss an das veränderte Verhältnis zwischen Thoraxkompression (*s. Abb. A-2.42*) und Beatmung gedacht werden:
  - **Kinder (ab 2. Lebensmonat bis zur Pubertät):** 5 initiale Beatmungen, dann Verhältnis Thoraxkompression : Beatmung 30 : 2 (wenn Laien oder ein einzelner professioneller Helfer die Maßnahmen durchführen) oder 15 : 2 (wenn 2 professionelle Helfer die Maßnahmen durchführen) mit einer Kompressionsfrequenz von 100–120/min.
  - **Neugeborene (bis 2. Lebensmonat):** 5 initiale Beatmungen, Verhältnis Thoraxkompression : Beatmung 3 : 1, Kompressionsfrequenz 120/min; Thoraxkompressionen sollen bereits bei einer Herzfrequenz <60/min begonnen werden!
- Die Medikamentendosierung muss angepasst werden (z. B. Adrenalin 10 µg/kg KG).
- Wie beim Erwachsenen gilt auch bei Kindern, dass die Basismaßnahmen möglichst unterbrechungsfrei durchgeführt werden sollten.
- Intubationsversuche sollten nur durch Erfahrene unternommen werden.

> **MERKE** Die Defibrillation (4 J/kg KG) ist im Kindesalter wegen des meist hypoxiebedingten Herz-Kreislauf-Stillstandes nur selten notwendig. Geeignete Defibrillationselektroden für Kinder verwenden!

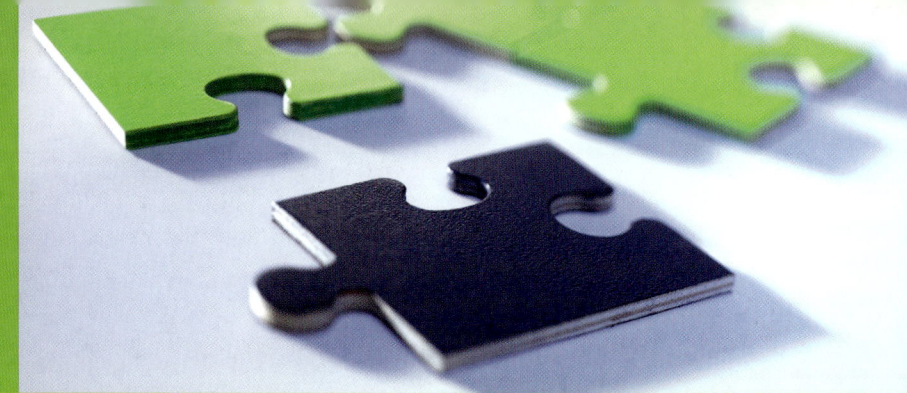

3.1   Leitsymptom Thoraxschmerz

3.1.1   Differenzialdiagnose des Thorax- schmerzes

ÄTIOLOGIE: Thoraxschmerzen können zahlreiche lebensbedrohliche und nicht lebensbedrohliche Ursachen haben.

Lebensbedrohliche, und damit in der Notfallmedizin relevante **Krankheitsbilder**, sind:

- **Akutes Koronarsyndrom** (S. 64).
- **Lungenembolie** (S. 67).
- **Thoraxtrauma** mit Rippen- oder Rippenserienfrakturen, Hämatothorax, Pneumothorax (S. 96), Spannungspneumothorax (S. 96), Lungenkontusion, Herzkontusion.
- **Spontanpneumothorax** (z. B. bei Bullae oder Emphysem)
- **Akute Aortendissektion.**
- **Perforiertes Magen- oder Duodenalulkus** (S. 54).

Nicht lebensbedrohliche Ursachen sind meist entzündlich oder chronisch degenerativ bedingt. Hierzu zählen u. a.

- Refluxösophagitis, Gastritis.
- Interkostalneuralgie.
- Degenerative Beschwerden der Hals- oder Brustwirbelsäule.
- Funktionelle Herzbeschwerden (Da-Costa-Syndrom).
- Pleuritis.
- Herpes zoster, Zosterneuralgie.
- Gallen- oder Nierenkoliken.

KLINIK:

- **Druck- oder Engegefühl**, z. B. bei Myokardinfarkt, Lungenembolie, funktionellen Herzbeschwerden.
- **Atemabhängige Schmerzen**, z. B. bei Pneumothorax, Thoraxtrauma, Pleuritis, Interkostalneuralgie.
- **Plötzlich einschießende Schmerzen**, z. B. bei Aortendissektion, degenerative Beschwerden der Hals- und Brustwirbelsäule.
- **Ausstrahlende Schmerzen**, z. B. bei akutem Koronarsyndrom in die Schulter oder Hals.
- **Bewegungsabhängige Schmerzen**, z. B. bei degenerativen Beschwerden der Hals- und Brustwirbelsäule.
- **Brennende Schmerzen**, z. B. bei Herpes zoster, Zosterneuralgie oder Gastritis) auftreten.

Bei allen o. g. lebensbedrohlichen Erkrankungen können Schmerzen auch mit nur geringer Intensität auftreten oder sogar fehlen. Auch können alle o. g. Schmerzursachen zu einer Wahrnehmung des Schmerzes im **Epigastrium** führen.

> **MERKE** Stärke, Dauer, Qualität und Lokalisation der Thoraxschmerzen können sehr unterschiedlich sein und lassen keinen sicheren Rückschluss auf die Schmerzursache zu!

ALLGEMEINE NOTÄRZTLICHE DIAGNOSTIK:

- **Anamnese:** Stärke, Dauer, Qualität, Lokalisation der Schmerzen? Ähnliche Beschwerden in der Vergangenheit? Vorerkrankungen?
- **Körperliche Untersuchung:**
  - Inspektion des Thorax: Fehlhaltung (z. B. als Hinweis auf degenerative Ursache)?
  - Auskultation von Herz und Lunge: Neu aufgetretene Herzrhythmusstörung? Vermindertes Atemgeräusch?
  - Palpation und Perkussion des Thorax, der Wirbelsäule und des Epigastriums: Hinweise auf Trauma oder andere Ursache der Thoraxschmerzen (z. B. degenerative Ursachen), epigastrischer Druckschmerz (z. B. Gastritis, Ulzera)?
- **Basismonitoring** (EKG, Blutdruckdruckkontrolle, Pulsoxymetrie).

> **MERKE** Beim Thoraxschmerz ohne klar herzuleitende Ursache (wie z. B. Schmerz bei akutem Trauma) sollte immer ein 12-Kanal-EKG abgeleitet werden, weil die kardiale Ischämie (z. B. Myokardinfarkt) lebensbedrohlich sein kann und oft Auslöser von Thoraxschmerzen ist.

ALLGEMEINE NOTÄRZTLICHE THERAPIE:
- Möglichst die Ursache eruieren, um kausal therapieren zu können. Wenn dies nicht möglich ist, erfolgt eine symptomatische Therapie:
  - Sauerstoffgabe, z.B. 5–10 l/min über Gesichtsmaske.
  - Legen eines periphervenösen Zugangs.
  - Schmerztherapie, z.B. mit Morphin 2–5 mg i.v. (ggf. zusätzlich Antiemetikum)
  - Sedierung erwägen, z.B. mit Midazolam 1–2 mg i.v.
- Transport in die nächste geeignete Klinik.

3.2 Leitsymptom Herzrhythmusstörung

DEFINITION: Unter Herzrhythmusstörungen versteht man unregelmäßige (**arrhythmische**) und/oder zu langsame (**bradykarde**) oder zu schnelle (**tachykarde**) Herzaktionen.

> **TIPP** Für alle Herzrhythmusstörungen gilt: Vor einer medikamentösen Therapie sollte möglichst immer ein 12-Kanal-EKG zur Dokumentation des Ausgangsbefundes abgeleitet und ausgedruckt werden.

3.2.1 Leitsymptom bradykarde Herzrhythmusstörung

DEFINITION: Bei einer bradykarden Herzrhythmusstörung (Bradykardie) liegt die **Herzfrequenz <50/min**.

ÄTIOLOGIE:
- Kardiale Ursachen, z.B. myokardiale Ischämien.
- Vasovagale Reaktionen, z.B. Orthostase bzw. vagale Stimulation, z.B. durch Kopfdrehungen oder andere Vagus-Reize.
- Hypoxie, v.a. bei Kindern, z.B. bei Asthma-bronchiale-Anfall, Krupp-Syndrom.
- Hypothermie.
- Hyperkaliämie.
- Drogen und Medikamente, z.B. Antiarrhythmika, Betablocker, Clonidin.
- Erhöhter intrakranieller Druck („Hirndruck"), z.B. bei Schädel-Hirn-Trauma.
- Ausdauertraining („Sportlerherz" ohne klinische Relevanz).

PATHOPHYSIOLOGIE UND KLINIK: Bradykardien entstehen abhängig vom Schädigungsort durch Störungen der **Erregungsbildung** (zu niedrige Depolarisationsfrequenz im Sinusknoten, z.B. Sinusbradykardie [*s. Abb. A-3.1 a*]) oder **Erregungsleitung** (zu langsame oder fehlende Fortleitung der Erregung, z.B. AV-Block [*s.*

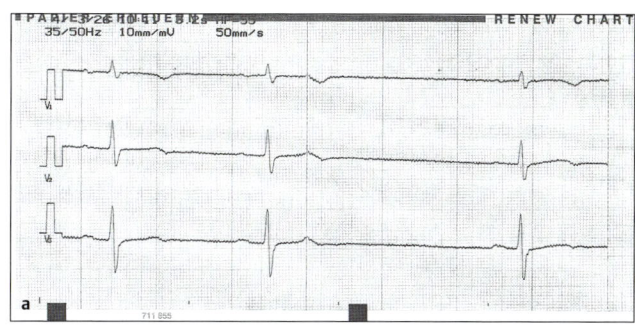

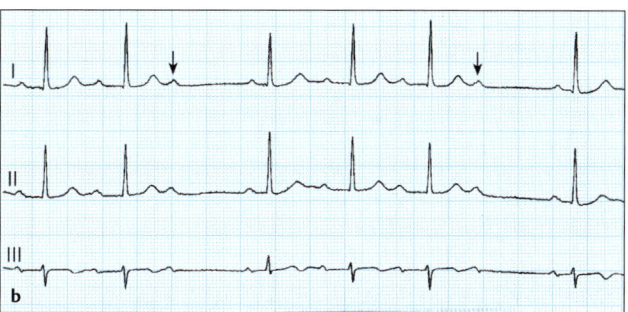

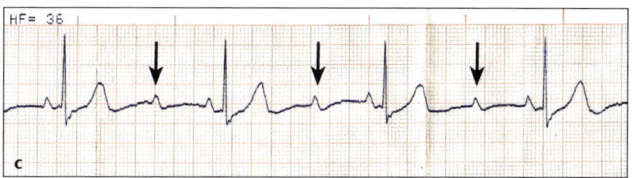

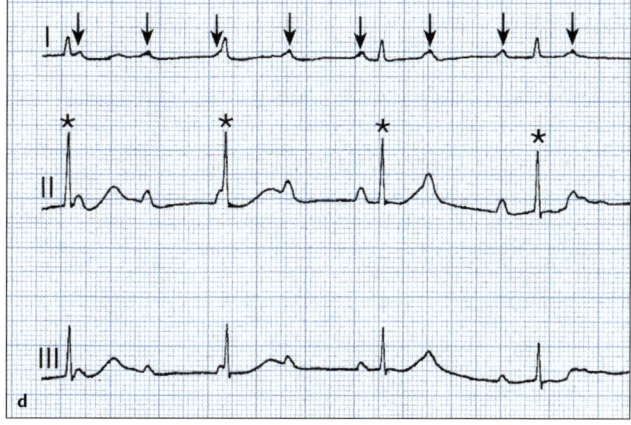

ABB. A-3.1 **Bradykarde Herzrhythmusstörungen.**
a EKG bei Sinusbradyarrhythmie (Herzfrequenz 45/min)
b EKG bei AV-Block Grad II Typ I (Wenckebach): Von Systole zu Systole nimmt die Überleitungszeit der Vorhoferregung auf die Kammern bzw. die PQ-Zeit zu, bis eine Erregung bzw. ein QRS-Komplex ausfällt (Pfeile). (aus Hamm, Ch. W., Willems, S., Checkliste EKG, Thieme, 2002)
c EKG bei AV-Block Grad II Typ II (Mobitz): Einzelne Erregungen werden vom Vorhof nicht auf die Kammern übergeleitet und fallen daher komplett aus (hier: Jede zweite Erregung fällt aus, sog. 2:1-Überleitung).
d EKG bei AV-Block Grad III: kompletter Ausfall der Erregungsüberleitung von den Vorhöfen auf die Kammern, d.h. Vorhöfe und Kammern schlagen regelmäßig, aber völlig unabhängig voneinander (P-Welle Pfeile, QRS-Komplex Sterne). (aus Hamm, Ch. W., Willems, S., Checkliste EKG, Thieme, 2002)

Abb. A-3.1 b–d], SA-Block). Durch die verminderte Herzfrequenz ist das Herzzeitvolumen ebenfalls vermindert und der Körper wird unzureichend mit Blut bzw. Sauerstoff versorgt. Besonders empfindlich auf den Sauerstoffmangel reagiert das Gehirn. Es kommt daher zu Symptomen wie **Schwindel** und **Synkopen** (kurze Bewusstlosigkeit, „Ohnmacht"). Weitere Symptome sind Müdigkeit, Schwäche, Atemnot und Konzentrationsstörungen. Dies trifft natürlich nicht für physiologische Zustände zu (z. B. Sporlerherz).

NOTÄRZTLICHE DIAGNOSTIK:

- **Anamnese:** (Kardiale) Vorerkrankungen? Medikamente (v. a. Antiarrhythmika)?
- **Körperliche Untersuchung:** Bei der Auskultation des Herzens ist auf Herzrhythmusstörungen und Herzgeräusche zu achten.
- **Basismonitoring:**
  - 12-Kanal-EKG: Herzfrequenz, Herzrhythmusstörungen, Hinweise auf eine myokardiale Ischämie?
  - Blutdruckmessung: Begleitende Hypotension?
  - Pulsoxymetrie: Oxygenierung, Herzrhythmusstörungen, Pulsfrequenz?

NOTÄRZTLICHE THERAPIE:

- Ggf. kardiopulmonale Reanimation (S. 33).
- Gabe von **Sauerstoff** (4–6 l/min, z. B. über Gesichtsmaske), um das Sauerstoffangebot zu verbessern; bei respiratorischer Insuffizienz/verminderten Schutzreflexen ggf. Atemwegssicherung durch Narkoseeinleitung, endotracheale Intubation und Beatmung.
- Anlage von mindestens einem **periphervenösen Zugang.**
- **Medikamentengabe:**
  - Infusionslösung zum Offenhalten des Zugangs, z. B. Ringerlösung 500 ml i. v.
  - Bei schwerwiegenden Symptomen (Bewusstseinsverlust) oder akuter bradykardieinduzierter Hypotonie Anhebung der Herzfrequenz durch das Vagolytikum **Atropin** (0,5–1 mg i. v.) oder das Sympathomimetikum **Adrenalin** (10–100 µg i. v.).
- Bei Nichtansprechen auf die medikamentöse Therapie transthorakale Stimulation mittels externem Pacer (**Herzschrittmacher**, *s. Abb. A-3.2*) unter Analgosedierung.
- Rascher Transport in die nächstgelegene Akutklinik.

> **MERKE** Eine Herzschrittmachertherapie mittels transthorakaler Stimulation ist sehr schmerzhaft und sollte deshalb in jedem Fall mit Analgosedierung oder Narkose durchgeführt werden (S. 26 und 27).

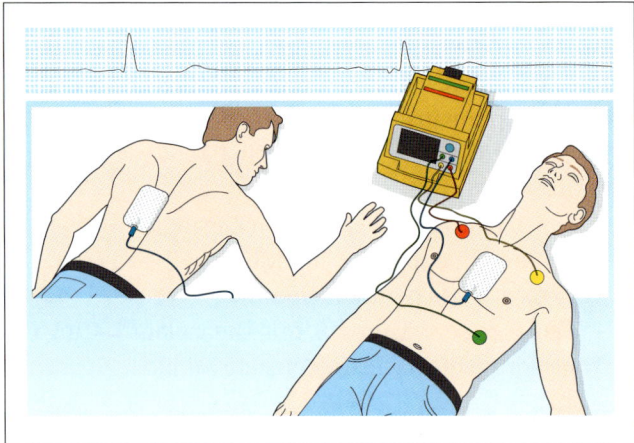

ABB. A-3.2 **Bei therapierefraktären Bradykardien kann eine transthorakale Stimulation mittels Pacer (Herzschrittmacher) indiziert sein.** Hierzu werden die Elektroden auf den Rücken und auf die Brust (alternativ rechts subklavikulär und links lateral der Mamille) geklebt. Außerdem ist eine Analgosedierung, ggf. auch eine Narkoseeinleitung erforderlich. (aus Adams, H.-A. et al., Taschenatlas Notfallmedizin, Thieme, 2007)

3.2.2 Leitsymptom tachykarde Herzrhythmusstörung

DEFINITION: Bei einer tachykarden Herzrhythmusstörung (Tachykardie) liegt die **Herzfrequenz >100/ min.**

ÄTIOLOGIE:

- Kardiale Ursachen, z. B. myokardiale Ischämie, pathologische oder akzessorische Leitungsbündel (z. B. WPW-Syndrom), Herzklappenerkrankungen, Myokarditis, Kardiomyothien.
- Hypokaliämie, Hypomagnesiämie.
- Metabolische Azidose.
- Hyperthyreose, Phäochromozytom.
- Medikamente und Drogen, z. B. Antiarrhythmika, Atropin, Katecholamine, Kokain, Amphetamine, Ecstasy.
- Schockformen verschiedener Genese.
- Aufregung, Angst und Schmerzen.
- Hyperthermie.
- Lungenembolie und pulmonalarterielle Hypertension.

PATHOPHYSIOLOGIE UND KLINIK: Tachykardien entstehen durch Störungen der Erregungsbildung (*s. Tab. A-3.1*):

Durch die erhöhte Herzfrequenz (= Mehrarbeit des Herzens) ist der Sauerstoffbedarf des Herzens größer. Gleichzeitig wird die Diastolendauer, in der das Herz gefüllt und durchblutet wird, verkürzt, so dass die Sauerstoffversorgung des Herzens und das Herz-Zeit-Volumen sinken. Es entsteht ein Missverhältnis zwischen kardialem Sauerstoffverbrauch und -bedarf. Dies führt zur akuten **Herzinsuffizienz**. Symptome sind **Dyspnoe, Angina pectoris, Schwindel, Bewusstlosigkeit, Hypo-**

TAB. A-3.1 Tachykarde Herzrhythmusstörungen

Erregungsbildung	weitere Einteilung	Beispiele
normotop (im Sinusknoten)	–	Sinustachykardie
heterotop (außerhalb des Sinusknotens)	**supraventrikuläre Tachykardien** (SVT, *s. Abb. A-3.3 a*: entstehen oberhalb des AV-Knotens oder im AV-Knoten	ektope Vorhoftachykardie, AV-Knoten-Reentry-Tachykardie, Vorhofflattern, Vorhofflimmern (*s. Abb. A-3.3 b*)
	ventrikuläre Tachykardien (VT): entstehen unterhalb des AV-Knotens, z.B. (pulslose) Kammertachykardie	(pulslose) Kammertachykardie (s. *Abb. A-3.3 c*), Kammerflattern, Kammerflimmern (*s. Abb. A-3.3 d*), Torsade-de-Pointes-Tachykardie

tension bis hin zum Schock. Die Hauptgefahr tachykarder Herzrhythmusstörungen besteht darin, dass sie in **Kammerflimmern** oder **Kammerflattern** konvertieren können.

NOTÄRZTLICHE DIAGNOSTIK:

- **Anamnese:** (Kardiale) Vorerkrankungen? Medikamente (v.a. Antiarrhythmika)?
- **Körperliche Untersuchung:** Bei der Auskultation des Herzens ist auf Herzrhythmusstörungen und Herzgeräusche zu achten
- **Basismonitoring:**
  - 12-Kanal-EKG: Herzrhythmusstörungen, Hinweise auf eine myokardiale Ischämie?
  - Blutdruckmessung: begleitende Hypotension?
  - Pulsoxymetrie: Herzrhythmusstörungen Pulsfrequenz, Oxygenierung?

NOTÄRZTLICHE THERAPIE:

- Ggf. kardiopulmonale Reanimation (S. 33).
- Gabe von **Sauerstoff** (4–6 l/min, z.B. über Gesichtsmaske), um das Sauerstoffangebot zu verbessern; bei respiratorischer Insuffizienz/verminderten Schutzreflexen ggf. Atemwegssicherung (Narkoseeinleitung, Intubation und Beatmung).
- Anlage eines **periphervenösen Zugangs.**
- **Nicht medikamentöse Therapie:**
  - Vagale Stimulation zur Erhöhung des Parasympathikotonus bei supraventrikulären Tachykardien, z.B. durch die **Karotissinusmassage, Husten, Schlucken, Eiswassertrinken** oder das **Valsalva-Manöver.** Dabei soll der Patient tief Luft holen und beim Ausatmen die Luft gegen den geschlossenen Mund pressen, die Nase dabei zuhalten; hierdurch wird der intrathorakale Druck erhöht und kurzzeitig das Herz-Zeit-Volumen gesteigert.
  - **Kardioversion** (Ultima Ratio) unter Kurznarkose, z.B. bei Tachyarrhythmia absoluta; sie erfolgt wie die Defibrillation (360 J monophasisch), aber synchronisiert mit der R-Zacke im EKG.
  - **Defibrillation**, z.B. bei pulsloser Kammertachykardie.
  - Reanimationsmaßnahmen bei Herz-Kreislauf-Stillstand (S. 33).

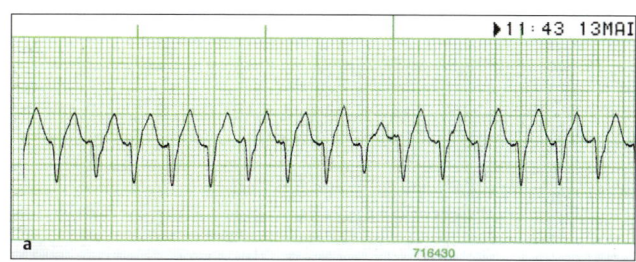

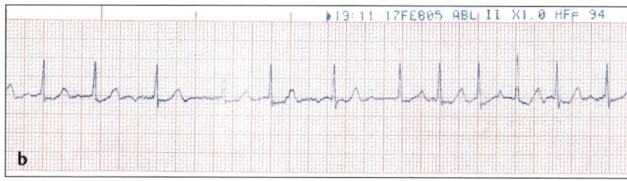

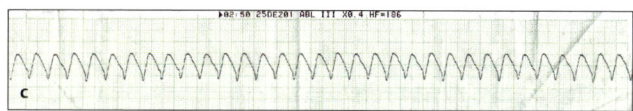

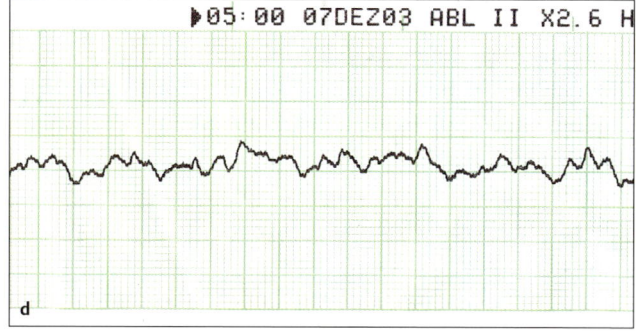

ABB. A-3.3 Tachykarde Herzrhythmusstörungen.
a EKG bei supraventrikulärer Tachykardie: Regelmäßige hochfrequente schmale Kammerkomplexe; P-Wellen sind nicht eindeutig zu identifizieren, da sie aufgrund der hohen Frequenz in der T-Welle verschwinden.
b EKG bei Vorhofflimmern mit absoluter Arrythmie: Unregelmäßige Vorhoferregungen mit hoher Frequenz (> 350/min) werden unregelmäßig auf die Kammern übergeleitet.
c EKG bei Kammertachykardie (VT).
d EKG bei Kammerflimmern: Beim Kammerflimmern kommt es zu unkoordinierter Aktivität der Myozyten, so dass keine koordinierte myokardiale Kontraktion entstehen kann. Im EKG sieht man einen unregelmäßigen zackenförmigen Kurvenverlauf.

- **Medikamentöse Therapie:**
  - Infusionslösung (Ringer-Lösung 500 ml i.v.) zur Kreislaufstabilisierung.
  - Antiarrhythmika (*s. Tab. A-3.2*): Die Dosierung erfolgt jeweils in Abhängigkeit vom Patientenge-

wicht und der Schwere der Symptomatik fraktioniert i. v., z. B. Metoprolol 1–10 mg i. v., ggf. auch Amiodaron (bis 300 mg i. v.).

– Morphin 2–5 mg i. v. oder Sedativa, wie z. B. Midazolam 2–5 mg i. v. oder Diazepam 5–10 mg i. v., zur Abschirmung, Stressreduktion und Senkung des Sympathikotonus.

● Patienten unter Notarztbegleitung in die nächste geeignete **Klinik** mit internistischer Abteilung (und möglichst Möglichkeit zur PTCA) transportieren.

> **MERKE** Eine Karotissinusmassage sollte nie gleichzeitig beidseits (Gefahr einer zerebralen Minderperfusion durch Kompression beider Karotiden) und auch nie bei vermuteten pathologischen Veränderungen der Karotiden (z. B. Karotis-Plaques) durchgeführt werden → Gefahr einer Loslösung der Plaques mit Embolie in Hirngefäße → zerebrale Ischämie!

> **CAVE** Wegen der Gefahr einer Bradykardie/Asystolie dürfen Betablocker nicht mit Kalziumkanalblockern kombiniert werden!

3.3 Leitsymptom Blutdruck-regulationsstörung

DEFINITION: Unter Blutdruckregulationsstörungen versteht man eine **hypertensive** (Blutdruck >150/95 mmHg) oder **hypotensive** (Blutdruck <100/60 mmHg) Entgleisung des Blutdrucks sowie starke Blutdruckschwankungen.

3.3.1 Leitsymptom Hypotonie

DEFINITION: Ein erniedrigter Blutdruck (Syn. Hypotonie, Hypotension) liegt vor, wenn der **Blutdruck <100/60 mmHg** liegt.

● Ein **Kollaps** (Syn. hypotensive Krise, vasovagaler Kollaps, orthostatischer Kollaps) liegt vor, wenn es aufgrund eines akuten transienten Blutdruckabfalls zur Bewusstseinsstörung (z. B. Schwarzwerden vor den Augen) kommt.

● Unter **Orthostase** versteht man eine beim Wechsel vom Liegen zum Stehen auftretende Blutdruck- und Kreislaufregulationsstörung mit Schwindel, Ohrensausen, Kollapsneigung und herabgesetzter körperlicher und geistiger Leistungsfähigkeit.

● Unter **Synkope** (Syn. Ohnmacht, vasovagale Synkope) versteht man eine anfallsartige und kurzdauernde Bewusstlosigkeit aufgrund einer Perfusionsminderung des Gehirns. Ursache ist eine durch Vagusreizung hervorgerufene Weitstellung der Blutgefäße und Verlangsamung der Herzfrequenz.

> **MERKE** Die Synkope geht mit einer kurzzeitigen Bewusstlosigkeit einher, der Kollaps nicht.

ÄTIOLOGIE:

● Konstitutionell.

● Vagale Fehlregulation des Gefäßtonus, z. B. Kreislaufschwäche nach längeren Erkrankungen, bei langem Stehen, Aufenthalt in Hitze und Schwüle.

● Auslösung durch Vagusreizung, z. B. Pressen, Valsalva-Manöver.

● Psychische Einflüsse, z. B. Schreck, bei plötzlichen Schmerzen.

TAB. A-3.2 Antiarrhythmika			
Antiarrhythmikum		**Indikation**	**Präparatebeispiel**
Natriumkanalblocker (sog. Klasse-I-Antiarrhythmika)	Klasse I a	supraventrikuläre und ventrikuläre Tachykardien	Ajmalin
	Klasse I b	ventrikuläre Tachykardien	Lidocain
	Klasse I c	supraventrikuläre und ventrikuläre Tachykardien	Propafenon
Betablocker (sog. Klasse-II-Antiarrhythmika)		supraventrikuläre und ventrikuläre Tachykardien	Metoprolol
Kaliumkanalblocker (sog. Klasse-III-Antiarrhythmikum)		supraventrikuläre und ventrikuläre Tachykardien	Amiodaron (wird zwar als Klasse-III-Antiarrhythmikum bezeichnet, wirkt auch auf andere Kanäle und Rezeptoren und lässt sich damit auch in andere Klassen einteilen)
Kalziumkanalblocker (sog. Klasse-IV-Antiarrhythmikum)		supraventrikuläre Tachykardien	Verapamil
Digitalisglykosid		supraventrikuläre Tachykardien	Digoxin, Digitoxin
Adenosin		AV-Knoten-Reentry-Tachykardie	Adenosin
Magnesium		supraventrikuläre und ventrikuläre Tachykardien	Magnesium

- Herzrhythmusstörungen („kardiale Synkope").
- Stenosen in der A. carotis oder A. vertebralis („vaskuläre Synkope").
- Blutzuckerentgleisung.
- Volumenmangel, z. B. nach längerer Hitzeexposition.
- Medikamentös induziert, z. B. bei Neueinnahme von Antihypertensiva.
- Schock.

PATHOPHYSIOLOGIE: Ein verminderter systolischer Blutdruck (bzw. mittlerer arterieller Druck) verringert den zerebralen Perfusionsdruck (CPP) und führt somit zu einer Minderversorgung mit Blut bzw. Sauerstoff im **Gehirn**, das besonders empfindlich auf den Sauerstoffmangel reagiert, sodass ein passagerer Funktionsausfall (Sehstörungen oder Bewusstlosigkeit) in der Folge resultiert.

KLINIK:
- Hypotonie.
- Herzrhythmusstörungen, z. B. Bradykardie, Tachykardie oder Arrhythmie.
- Schwindel, „Schwarzwerden vor den Augen", Sehstörungen.
- Übelkeit, Erbrechen.
- Blässe, kalter Schweiß.
- Evtl. neurologische Symptome (schnell reversibel), z. B. Desorientierung, Sprachschwierigkeiten.
- Bei der Synkope zusätzlich: kurzzeitige und rasch reversible Bewusstlosigkeit.

NOTÄRZTLICHE DIAGNOSTIK:
- **Anamnese:** (Kardiale) Vorerkrankungen, Medikamente (v. a. Antiarrhythmika), Bewusstlosigkeit?
- **Körperliche Untersuchung (inkl. neurologischer Untersuchung):**
  - Palpation des Pulses: Herzrhythmusstörungen?, Herzfrequenz?
  - Suche nach Verletzungen (z. B. durch Sturz im Rahmen der Synkope/des Kollaps)
  - Neurologische Symptome?
- **Basismonitoring:**
  - (12-Kanal-)EKG: Herzrhythmusstörungen, Herzfrequenz?
  - Blutdruckmessung: Hypotonie?
  - Pulsoxymetrie: Oxygenierung, Herzrhythmusstörungen, Pulsfrequenz?
- **Blutzuckermessung:** Hypoglykämie als Ursache?

NOTÄRZTLICHE THERAPIE:
- Ggf. kardiopulmonale Reanimation (S. 33).
- **Frischluftzufuhr**, evtl. Gabe von **Sauerstoff** (5–10 l/min, z. B. über Gesichtsmaske), um die Oxygenierung des Gehirns zu verbessern.

- **Lagerung:**
  - Patient bei Bewusstsein: Flachlagerung, evtl. Schocklagerung zur Verbesserung der zerebralen Perfusion („Autotransfusion" durch Beinhochlagerung).
  - Bei Bewusstlosigkeit mit erhaltenen Schutzreflexen: stabile Seitenlagerung.
  - Bei Bewusstlosigkeit und fehlenden Schutzreflexen: Atemwegssicherung (Narkose und Beatmung).
- **Wärmeerhalt**, z. B. durch Zudecken.
- Anlage eines **periphervenösen Zugangs**.
- **Volumentherapie,** Infusionslösung, z. B. Ringer-Lösung 500 ml i. v.
- **Evtl. Medikamentengabe:**
  - Mischung aus Cafedrin + Theodrenalin (Akrinor 1 Ampulle fraktioniert i. v.) zur Blutdrucksteigerung.
  - Atropin 0,5 mg i. v. zur Vagusblockade und Herzfrequenzsteigerung erwägen.
- Klinikeinweisung bei Synkope immer anstreben. Beim Kollaps nur dann zwingend, wenn die Ursache nicht zu klären ist oder gravierende (kardiale oder neurologische) Auslöser nicht auszuschließen sind.

> **TIPP** Als Alternative zur Mischung aus Cafedrin + Theodrenalin (Akrinor) können Adrenalin (z. B. Suprarenin) oder Noradrenalin (z. B. Arterenol) genutzt werden. Bei diesen sehr wirksamen Medikamenten ist jedoch Vorsicht geboten → unerwünschte Wirkungen: extreme Hypertension mit Bradykardie → daher in hoher Verdünnung geben!

3.3.2 Leitsymptom Hypertonie

DEFINITION: Von einer Hypertonie (Syn. Hypertension) spricht man, wenn der **Blutdruck > 150/95 mmHg** liegt. Eine **hypertensive Entgleisung** ist definiert als krisenhafter Blutdruckanstieg (> 200/110 mmHg) ohne weitere Komplikationen. Ein **hypertensiver Notfall** (früher: hypertensive Krise) liegt vor, wenn zusätzlich Organschäden auftreten, d. h. klinische Symptome vorhanden sind (z. B. Kopfschmerzen, Schwindel, Sehstörungen).

ÄTIOLOGIE: Meist ist kein Auslöser eruierbar. Seltene Ursachen sind:
- Essenzielle Hypertonie (z. B. bei vergessener Medikamenteneinnahme).
- Sekundäre Hypertonie (z. B. Phäochromozytom, renovaskuläre Hypertonie).
- Stress.
- Drogenkonsum (z. B. Ecstasy, Amphetamine, Kokain).
- (Prä-)Eklampsie (S. 75).

PATHOPHYSIOLOGIE UND KLINIK: Durch die hypertonieinduzierte Hyperperfusion des **Gehirns** kann sich akut eine sog. **Hochdruckenzephalopathie** mit entsprechender Beeinträchtigung der Hirnfunktion ausbilden. Symptome können Kopfschmerzen, Schwindel, Sehstörungen, Übelkeit und Erbrechen sowie Bewusstseinsstörungen sein. Bei sehr hohen Blutdruckwerten und/oder vorgeschädigten Gefäßen kann es zu einer **Gefäßruptur** mit konsekutiver Blutung ins Gehirnparenchym oder in den Subarachnoidalraum kommen. Die stark erhöhte Nachlast kann am **Herzen** zu einer akuten Linksherzinsuffizienz mit Vorwärts- (**kardiogener Schock**) und Rückwärtsversagen (**Lungenödem**) führen. Durch die stark erhöhte Wandspannung kann eine relative Koronarinsuffizienz mit **Angina pectoris** und **Myokardinfarkt** die Folge sein. Weitere mögliche Komplikationen sind z. B. Nasenbluten und Dissektion eines (Aorten-)Aneurysmas.

NOTÄRZTLICHE DIAGNOSTIK:

- **Anamnese:** (Kardiale) Vorerkrankungen, Dauermedikation, Rezidivereignis, Bewusstlosigkeit?
- **Körperliche Untersuchung (inkl. neurologischer Untersuchung):**
  - Auskultation der Lunge: fein- bis grobblasige Rasselgeräusche (Brodeln)?
  - Neurologische Symptome?
- **Basismonitoring:**
  - (12-Kanal-)EKG: Herzrhythmusstörungen, Herzfrequenz?
  - Blutdruckmessung: Hypertonie?
  - Pulsoxymetrie: Oxygenierung, Herzrhythmusstörungen, Pulsfrequenz?

NOTÄRZTLICHE THERAPIE:

> **MERKE** Bei einem hypertensiven Notfall besteht mitunter Lebensgefahr! Die Patienten müssen nach einer adäquaten Erstversorgung stationär zur Weiterbehandlung in ein Akutkrankenhaus eingewiesen werden.

- **Sitzende Lagerung** (erhöhter Oberkörper); bei Bewusstlosigkeit stabile Seitenlagerung und ggf. Atemwegssicherung durch endotracheale Intubation.
- Anlage eines **periphervenösen Zugangs.**
- **Medikamentengabe:**
  - Infusionslösung (z. B. Ringer-Lösung 500 ml langsam i. v.), um den Zugang offenzuhalten.
  - **Urapidil** (10–50 mg i. v.).
  - Alternativ ggf. Gabe von **Nifedipin** (5–10 mg sublingual, Mittel der 2. Wahl wegen schlechter Steuerbarkeit) oder **Nitrendipin** (z. B. 10 mg sublingual, Mittel der 2. Wahl wegen schlechter Steuerbarkeit. Cave: Kontraindikation Akutes Koronarsyndrom!).
  - Bei Linksherzinsuffizienz mit Lungenödem, Akutem Koronarsyndrom (ACS), Myokardinfarkt: **Nitroglyzerin** (0,8–1,2 mg sublingual).

- Alternativ ggf. Gabe von **Clonidin** (z. B. 0,075–0,15 mg i. v., Mittel der 2. Wahl wegen möglicher sedierender und bradykardisierender Wirkungen → Gefahr der Verschleierung der Symptomatik).
- Alternativ ggf. Gabe von **Dihydralazin** (z. B. 6,25–12,5 mg i. v., Mittel der 2. Wahl wegen möglicher immunallergischer Wirkungen).
- Bei Linksherzinsuffizienz mit Lungenödem zusätzlich **Furosemid** (20–40 mg i. v.) → cave: Kontraindikationen sind Hypovolämie und Dehydratation.
- Bei (Prä-)Eklampsie: Urapidil und Dihydralazin (S. 75).

> **CAVE**
> - Es sollte zunächst eine vorsichtige Blutdrucksenkung um maximal 20–30 % des Ausgangswertes angestrebt werden, da eine stärkere Blutdrucksenkung zur akuten Organminderdurchblutung (mit Symptomen wie z. B. Kollaps oder Bewusstlosigkeit) führen kann!
> - Bei Patienten mit akutem Koronarsyndrom darf der Blutdruck nur sehr vorsichtig gesenkt werden, da durch eine zu rasche Blutdrucksenkung die Koronardurchblutung überproportional stark vermindert werden kann, so dass eine myokardiale Ischämie entsteht bzw. verstärkt werden kann!

3.3.3 Schock

DEFINITION: Beim Schock kommt es zur **Minderdurchblutung** und damit **Sauerstoffunterversorgung von Organen**.

FORMEN UND ÄTIOLOGIE: Die verschiedenen Schockformen und ihre zugehörige Ätiologie sind in *Tab. A-3.3* dargestellt.

PATHOPHYSIOLOGIE: Durch die verschiedenen Schockauslöser (mit Ausnahme des kardiogenen Schocks, hier myokardiales Pumpversagen) kommt es zur absoluten oder relativen Hypovolämie mit **Verminderung des Herzzeitvolumens (HZV)**. Hierdurch wird das sympathoadrenerge System aktiviert, d. h. Katecholamine werden ausgeschüttet, um der Verringerung des HZV entgegenzuwirken. Weiterhin resultieren Tachykardie, Tachypnoe, periphere Vasokonstriktion und Umverteilung des Blutes von Muskulatur, Splanchnikusgebiet, Haut und Nieren zugunsten von Gehirn und Herz (Zentralisation). Folge ist eine Mikrozirkulationsstörung mit peripherer Hypoxie und Gewebeazidose. Diese Gewebeazidose bedingt eine präkapilläre Vasodilatation bei weiterbestehender postkapillärer Vasokonstriktion sowie erhöhter Gefäßpermeabilität. Dies führt zu Verlust von Flüssigkeit, Proteinen und Elektrolyten ins Interstitium (Gewebe-

TAB. A-3.3 Schockformen (Ursache, Klinik, Therapie)			
Schockform (Beispiele)	**Ursache**	**Klinik**	**spezifische Therapie**
Hypovolämischer Schock (z.B. Verbrennung, Ileus, Diarrhö, Erbrechen, Diuretikaabusus, Fieber); Unterform **hämorrhagischer Schock** (z.B. Trauma mit Blutung, gastrointestinale Blutung, Gefäßverletzungen)	relativer Volumenmangel (Plasmaverlust) oder absoluter Volumenmangel (Blutverlust)	kalte, blasse Haut, Kaltschweißigkeit, Tachykardie, Hypotonie	Volumenersatz, Katecholamine (Adrenalin, Noradrenalin); ggf. Blutstillung
Kardiogener Schock (z.B. Myokardinfarkt, Kardiomyopathie, Myokarditis, Herzkontusion, akute Herzklappendysfunktion, Perikarderguss/ -tamponade, Lungenembolie, Hämatothorax)	verminderte kardiale Pumpfunktion	kalte, blasse Haut, Kaltschweißigkeit, Dyspnoe, Hypotonie, Herzrhythmusstörungen	Analgesie, Katecholamine (Dobutamin, Dopamin), ggf. Fibrinolyse
Anaphylaktischer Schock (z.B. Insektengifte, Medikamente, Allergie)	Verteilungsstörung des zirkulierenden Blutvolumens	Hypotension, Tachykardie, Hautveränderungen (Urtikaria, Erythem, Quincke-Ödem), Juckreiz, Bronchospasmus	Antihistaminika, Glukokortikoide, Katecholamine (Adrenalin, Noradrenalin)
Septischer Schock (z.B. Infektion, Sepsis, Toxic Shock Syndrome)	Verteilungsstörung des zirkulierenden Blutvolumens	Hypotension, Tachykardie, warme, gut durchblutete Haut	Volumengabe, Katecholamine (Adrenalin, Noradrenalin)
Neurogener Schock (z.B. spinales Trauma, Schädel-Hirn-Trauma)	Verteilungsstörung des zirkulierenden Blutvolumens	ausgeprägte Hypotension, schlaffe Muskellähmung	Volumengabe, Katecholamine (Adrenalin, Noradrenalin), Glukokortikoide

ödem). Zellhypoxie und Hypovolämie (Circulus vitiosus) werden verstärkt und die intravasale Gerinnung aktiviert (Bildung von Mikrothromben) (**s. Abb. A-3.4**).

KLINIK: Allgemeine Schockzeichen:
- Hypotonie und Tachykardie können Spätsymptome sein.

- Meist kaltschweißige, blasse Haut.
- Bewusstseinsstörungen.
- Oligurie.

Zu **spezifischen Schocksymptomen** bei den einzelnen Schockformen s. *Tab. A-3.3*.

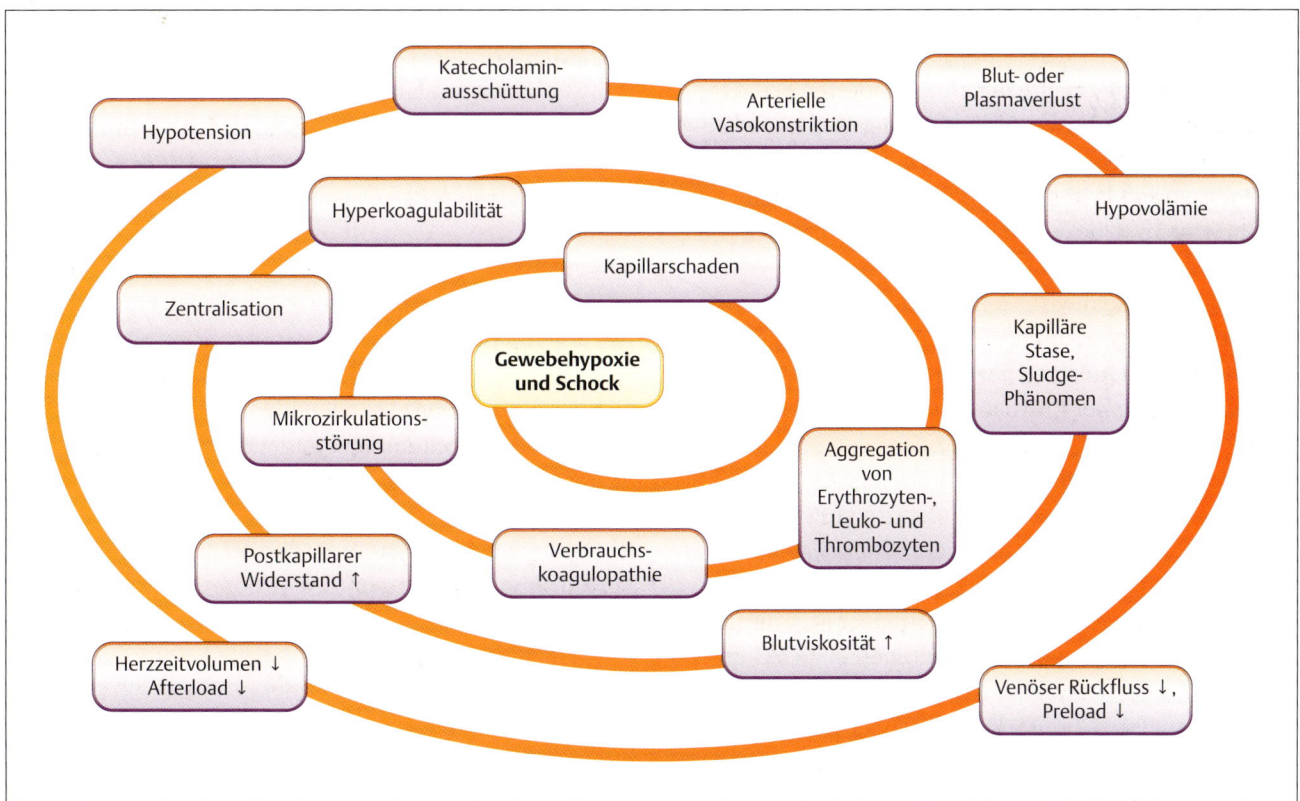

ABB. A-3.4 **Schockspirale.**

ALLGEMEINE NOTÄRZTLICHE DIAGNOSTIK:

- **Anamnese:** Ursache eruieren, Vorerkrankungen, Medikamenteneinnahme, Rezidivereignis, Dauer?
- **Körperliche Untersuchung:**
  - Inspektion: Blässe, schlechte Kapillarfüllung, Halsvenenfüllung, Verletzungen, Blutverlust?
  - Palpation der Pulse: (schwach) tastbar, Herzrhythmusstörungen?
  - Auskultation des Herzens: Herzklappengeräusche?
  - Hauttemperatur: Kaltschweißigkeit, Fieber?
- **Basismonitoring:**
  - EKG: Herzrhythmusstörungen, Herzfrequenz?
  - Blutdruckmessung: Schockausprägung, Kompensation?
  - Pulsoxymetrie: Oxygenierung, Herzrhythmusstörungen, Pulsfrequenz?
- Temperaturmessung: Genese des Schocks (z.B. Fieber?).
- Blutzuckermessung: Hypoglykämie oder Hyperglykämie als Auslöser?

NOTÄRZTLICHE THERAPIE:

> **MERKE** Beim Schockpatienten muss die Indikation zur Sicherung der Atemwege und damit Sicherstellung eines adäquaten Sauerstoffangebotes großzügig gestellt werden.

- Die Therapie ist meist ausschließlich **symptomatisch**.
- Ggf. kardiopulmonale Reanimation (S. 33).
- Provisorisch Stillen der Blutung, falls auslösende Ursache.
- Gabe von Sauerstoff (10–12 l/min, z.B. über Gesichtsmaske), um das Sauerstoffangebot zu verbessern; bei respiratorischer Insuffizienz/verminderten Schutzreflexen ggf. Atemwegssicherung durch Narkoseeinleitung und Beatmung. Entsprechend der S3-Leitlinie „Polytrauma" besteht präklinisch die Indikation zur Intubation bei einem systolischen Blutdruck <90 mmHg.
- Anlage von möglichst zwei großlumigen periphervenösen Zugängen (mindestens G 16), falls nicht (zeitnah) möglich Anlage eines intraossären (i.o.) Zugangs.
- Stabilisierung der Kreislauffunktion, um den Sauerstofftransport zu gewährleisten.
  - **Volumentherapie** bis zur Kreislaufstabilisierung (= annähernd Ausgangsblutdruck); großzügig, hängt von der Ausprägung des Schocks ab und kann von 500 ml bis hin zu mehreren Litern reichen.
  - **Analgesie** (z.B. Esketamin 0,5 mg/kg KG) zur Reduktion der sympathikoadrenergen Reaktion des Körpers empfehlenswert. Alternativ kann auch Fentanyl 0,5–2 µg/kg KG verwendet werden.
  - **Katecholamintherapie**, z.B. Adrenalin oder Noradrenalin als intermittierende Boli oder über Perfusor i.v.

- Nur beim anaphylaktischen Schock: ggf. Glukokortikoide (z.B. Methylprednisolon 500 mg i.v.) und Antihistaminika (z.B. Dimetinden 8 mg i.v.).
- Umgehender Transport in eine geeignete Klinik (Akutkrankenhaus).

3.4 Leitsymptom Dyspnoe

3.4.1 Differenzialdiagnosen der Dyspnoe

> **MERKE** Die akute Atemnot (Dyspnoe) zählt neben dem Thoraxschmerz zu den häufigsten Einsatzindikationen für den Notarzt. Etwa 10 % aller Notarzteinsätze sind aufgrund respiratorischer Störungen erforderlich.

ÄTIOLOGIE: Die Ursachen für eine akute Dyspnoe sind vielfältig und können primär in der Lunge liegen als auch sekundär entstehen.

Wichtige **primäre Ursachen** der Dyspnoe sind:
- Asthma bronchiale (S. 50).
- Exazerbierte COPD (S. 50).
- Lungenembolie (S. 67).
- Fremdkörperaspiration (S. 84).
- Infektion der Lunge.
- Pneumothorax (S. 96).
- Epiglottitis (S. 84), Glottisödem.

Sekundäre Ursachen sind:
- Kardial bedingte Dyspnoe, z.B. durch akute Linksherzinsuffizienz mit Lungenödem (S. 69) infolge von KHK, hypertensiver Herzerkrankung, Herzrhythmusstörungen: Oftmals begleitende Hypoventilation.
- Fieber, Sepsis (oftmals kompensatorische Hyperventilation).
- Schock.
- Schmerzen und Aufregung (oftmals begleitende Hyperventilation).
- Anaphylaxie, z.B. Quincke-Ödem oder Reincke-Ödem.
- Niereninsuffizienz (Lungenödem, Pleuraerguss).
- Rippenfrakturen mit Spannungspneumothorax, ggf. mit Hypoventilation (S. 96).

KLINIK: Neben der Atemnot können weitere Symptome auch in Abhängigkeit von der auslösenden Ursache auftreten, z.B.
- Tachypnoe (unspezifisch).
- Beeinträchtigte Oxygenierung, z.B. SpO_2 <90 %, unspezifisch.
- Rasselgeräusche, z.B. bei Lungenödem.
- Stridor, z.B. Atemwegsverlegung, Asthma bronchiale, Fremdkörperaspiration.

- Umschriebene Dämpfung bei Lungenperkussion (z. B. Tumor).
- Schockzeichen, z. B. Spannungspneumothorax.
- Hautexanthem, Urtikaria, z. B. Anaphylaxie.
- Thoraxverletzung oder -schmerzen, z. B. Trauma.
- Stauungszeichen (prall gefüllte Jugularvenen bei Lungenödem und Rechtsherzversagen).
- Periphere Ödeme.

ALLGEMEINE NOTÄRZTLICHE DIAGNOSTIK:

- **Anamnese:** Ursache eruierbar, Vorerkrankungen, Medikamenteneinnahme, Rezidivereignis, Dauer?
- **Körperliche Untersuchung:**
  - Inspektion: Blässe, schlechte Kapillarfüllung, Halsvenenfüllung, Atemmuster und -frequenz?
  - Palpation des Thorax (z. B. Rippenfrakturen?) und anderer Körperabschnitte (z. B. Ödeme?)
  - Palpation des Pulses: Herzrhythmusstörungen?
  - Perkussion des Thorax: hypersonorer Klopfschall, umschriebene Dämpfung?
  - Auskultation der Lunge: Atemgeräusche, Rasselgeräusche?
  - Ursachen der Dyspnoe erkennbar?
- **Basismonitoring:**
  - EKG: Herzrhythmusstörungen, Herzfrequenz?
  - Blutdruckmessung: Hypotonie (z. B. bei Schock)?
  - Pulsoxymetrie: Oxygenierung, Herzrhythmusstörungen, Pulsfrequenz?
- Blutzuckermessung: Hypoglykämie oder Hyperglykämie als Auslöser einer Bewusstseinsveränderung?

ALLGEMEINE NOTÄRZTLICHE THERAPIE:

- Ggf. kardiopulmonale Reanimation (S. 33).
- Gabe von **Sauerstoff** (10–12 l/min, z. B. über Gesichtsmaske), um das Sauerstoffangebot zu verbessern; bei respiratorischer Insuffizienz/verminderten Schutzreflexen ggf. Atemwegssicherung.
- Anlage von mindestens einem **periphervenösen Zugang.**
- **Stabilisierung der Kreislauffunktion**, um den Sauerstofftransport zu gewährleisten durch
  - **Volumentherapie**, z. B. mit Ringer- oder HAES-Infusionslösung 500–2000 ml i. v., falls indiziert (z. B. bei Schock als Auslöser; nicht beim kardiogenen Schock) → annähernd Ausgangsblutdruck anstreben!
  - **Katecholamintherapie**, z. B. Noradrenalin über Perfusor i. v.
- **Verbesserung der Atemfunktion durch:**
  - Glukokortikoide (z. B. Methylprednisolon 250 mg i. v.) und Bronchodilatatoren (z. B. 2 Hübe Fenoterol-Spray p. o.) zur Atemwegsdilatation, z. B. bei COPD/Asthma bronchiale.
  - Glukokortikoide (z. B. Methylprednisolon 500 mg i. v.) und Antihistaminika (z. B. Dimetinden 8 mg

i. v. oder Clemastin 4 mg i. v.) beim anaphylaktischen Schock.
  - Bei einer obstruktiven Lungenerkrankung kann auch 1 mg Adrenalin vernebelt und inhaliert werden (→ oftmals gute Besserung der Symptomatik).
  - In Einzelfällen kann Esketamin (fraktioniert i. v., maximal 0,5 mg/kg KG i. v.) verwendet werden, z. B. bei Asthma bronchiale.
- Umgehender Transport in eine geeignete Klinik.

> **CAVE**
> - Bei Patienten mit Dyspnoe sollte die Indikation zur Sedierung oder Analgesie streng gestellt werden, da dadurch der Atemantrieb beeinträchtigt werden kann → evt. akute respiratorische Insuffizienz!
> - Esketamin (fraktioniert i. v., maximal 0,5 mg/kg KG i. v.) bietet günstige Effekte hinsichtlich der Weitstellung der Atemwege → beispielsweise deutliche Erleichterung bei Asthma bronchiale!

3.4.2 Akute Verlegung der oberen Atemwege

ÄTIOLOGIE:

- **Mechanische Hindernisse:**
  - Zurückfallender Zungengrund beim bewusstlosen Patienten
  - Fremdkörperaspiration (v. a. Kinder, S. 84 oder ältere Personen).
- **Entzündliche Prozesse:**
  - Schwellung der Zunge aufgrund einer Infektion, z. B. Mundbodenabszess.
  - Schwellung im Pharynxbereich, z. B. Tonsillarabszess.
  - Schwellung im Larynxbereich, z. B. Epiglottitis (S. 84).
  - Schwellung im Glottisbereich, z. B. Krupp-Syndrom (S. 83).
- **Oropharyngeale Tumoren.**
- Allergische Reaktionen, z. B. Quincke- oder Reincke-Ödem.

PATHOPHYSIOLOGIE: Werden die oberen Atemwege (Mundöffnung bis Glottis) verlegt, kommt es zu einer insuffizienten Ventilation und in der Folge zu einer **Oxygenierungsstörung** (Hypoxämie und Hypoxie) mit **Hyperkapnie.**

KLINIK:

- Dyspnoe, Tachypnoe.
- Inspiratorischer Stridor.
- Rasselgeräusche.

- Pathologische Atemmuster, z. B. thorakoabdominelle Schaukelatmung (inverses Atemmuster mit schaukelnden Bewegungen des Abdomens und des Thorax).
- Angst, Stress.
- Im weiteren Verlauf können durch die zunehmende Hypoxie Bewusstseinsstörungen (Somnolenz, Koma) die Folge sein.

NOTÄRZTLICHE DIAGNOSTIK:

- **Anamnese:** Vorerkrankungen (z. B. Allergie), Dauermedikation, Dauer der Beschwerden, Auslöser (z. B. beim Essen)?
- **Körperliche Untersuchung:**
  - Inspektion des Mund- und Rachenraums und des Atemmusters.
  - Auskultation der Lunge: Rasselgeräusche, Atemmuster?
  - Perkussion des Thorax: Dämpfungen?
  - Palpation des Thorax: Rippenfrakturen?
- **Basismonitoring:**
  - EKG: Herzrhythmusstörungen, Herzfrequenz?
  - Blutdruckmessung: Auffälligkeiten?
  - Pulsoxymetrie: Oxygenierung, Herzrhythmusstörungen, Pulsfrequenz?

NOTÄRZTLICHE THERAPIE:

- **Atemwegsmanagement** (S. 27)
  - Atemwege freimachen, z. B. Esmarch-Handgriff (S. 28), Beseitigung des Atemwegshindernisses (Extraktion mit Fingern oder Magill-Zange), Heimlich-Manöver (S. 28) oder Thoraxkompressionen zur Bolus-Mobilisierung.
  - Atemwege freihalten, z. B. stabile Seitlagerung, Oro- oder Nasopharyngealtuben.
  - Wenn möglich Sauerstoffgabe (5–10 l/min, z. B. über Maske).
  - Ggf. Atemwege sichern, z. B. Maskenbeatmung, Narkoseeinleitung, endotracheale Intubation und Beatmung.
- **Sitzende Lagerung**, um Atemhilfsmuskulatur besser nutzen zu können.
- Anlage von mindestens einem **periphervenösen Zugang.**
- Zusätzlich – falls möglich – kausale/symptomatische Therapie, z. B. antiallergische Therapie (Glukokortikoide, Antiallergikum, evtl. Kühlung).

3.4.3 Akute Verlegung der unteren Atemwege

ÄTIOLOGIE UND PATHOPHYSIOLOGIE:

- **Asthma bronchiale:** chronisch-entzündliche Erkrankung der unteren Atemwege durch vermehrte Zytokin- und Histaminausschüttung. Konsekutiv kommt es zu einer Verengung der Atemwege durch Bronchospasmus, Schleimhautödem und Hyperkrinie. Auslöser können sein: allergische Reaktion, Atemwegsinfektion, Medikamente (z. B. Acetylsalicylsäure), Anstrengung.
- **Dekompensierte chronisch-obstruktive Lungenerkrankung (COPD):** Durch langjähriges Rauchen entwickelt sich eine chronisch-entzündliche Erkrankung der unteren Atemwege. Ein begleitendes Lungenemphysem führt zur Verengung der Atemwege (Bronchospasmus, Schleimhautödem und Hyperkrinie).
- **Rauchgasinhalation:** Die akute Rauchgasexposition führt innerhalb kurzer Zeit zu einer toxischen Schädigung der Alveolarwand. Konsekutiv entwickelt sich evtl. ein toxisches Lungenödem durch Flüssigkeitsübertritt aus den Kapillaren in die Alveolen.

KLINIK:

- Im Anfangsstadium inspiratorisches **Giemen**, später auch exspiratorisches Giemen.
- **Verlängertes Exspirium.**
- Dyspnoe, Tachypnoe, im Verlauf respiratorische Erschöpfung (Oxygenierungsstörung, Orthopnoe).
- Tachykardie.
- Kaltschweißigkeit.
- Zyanose der Schleimhäute und Akren.

NOTÄRZTLICHE DIAGNOSTIK:

- **Anamnese:** Vorerkrankungen (Asthma bronchiale, COPD?), Rauchgasexposition? Dauermedikation?
- **Körperliche Untersuchung:**
  - Inspektion: Rauchspuren im Gesicht, Atemmuster?
  - Auskultation der Lunge: Giemen, Pfeifen, Brummen, verlängertes Exspirium?
  - Palpation des Thorax: meist unauffällig.
  - Perkussion des Thorax: meist unauffällig.
- **Basismonitoring:**
  - EKG: Herzfrequenz (häufig Tachykardie durch Stress)?
  - Blutdruckmessung: Auffälligkeiten?
  - Pulsoxymetrie: häufig Oxygenierungsstörung mit erniedrigter SpO_2, Pulsfrequenz?

NOTÄRZTLICHE THERAPIE:

- **Sauerstoffgabe** von mindestens 4–6 l/min, um das Sauerstoffangebot zu verbessern. Eine Nasenbrille wird z. B. bei Platzangst oder akuter Dyspnoe besser toleriert als eine Gesichtsmaske. Sauerstoffmasken sind aber deutlich effektiver in der zu erreichenden FiO_2; bei respiratorischer Insuffizienz/verminderten Schutzreflexen ggf. Atemwegssicherung.
- **Sitzende Lagerung** (meist vom Patienten selbst eingenommen), um Atemhilfsmuskulatur besser zu nutzen.
- Anlage eines **periphervenösen Zugangs.**

- **Medikamentengabe:**
  - **Beta-2-Sympathomimetika** zur Bronchodilatation, z. B. Fenoterol-Spray 2–4 Hübe, ggf. alle 5–10 min wiederholen.
  - **Glukokortikoide**, z. B. Prednisolon 250 mg i. v.
  - Zurückhaltende Gabe von **Methylxanthinen** zur Bronchodilatation wegen meist fehlender Wirkung, z. B. Theophyllin 200–400 mg i. v. fraktioniert.
  - Ggf. **H1- und H2-Blockern** zur antiallergischen Therapie, z. B. Clemastin 2–4 mg i. v. und Ranitidin 50–100 mg i. v.
- Ggf. leichte Sedierung, z. B. mit Esketamin 0,25–0,5 mg/kg KG i. v.
- Transport in eine geeignete Klinik.

> **CAVE**
> - Bei chronischer Einnahme von Methylxanthinen sind die Patienten bereits tachykard, so dass eine erneute i. v.-Gabe die Tachykardie noch weiter verstärken kann. → i. v.-Gabe in solch einem Fall unterlassen!
> - Ein toxisches Lungenödem kann sich auch erst Stunden nach der akuten Rauchgasexposition manifestieren → Patienten darüber informieren und immer eine Überwachung in einer Klinik erwägen! Bei Symptomen wie Husten und Dyspnoe ist eine Einweisung immer indiziert!

3.5 Leitsymptom akutes Abdomen

DEFINITION: Unter dem Begriff „akutes Abdomen" werden Erkrankungen unterschiedlicher Genese subsummiert, bei denen das Leitsymptom „**akute Bauchschmerzen**" imponiert. Sie sind **häufig lebensbedrohlich**.

ÄTIOLOGIE:
- **Entzündung** und **Infektion**, z. B. Enteritis infolge Salmonellose, Appendizitis, Pankreatitis, Peritonitis, Cholezystitis, Cholezystolithiasis).
- **Blutung bzw. Perforation** (z. B. perforiertes Ulcus ventriculi oder duodeni) und **Ruptur** (z. B. Milzruptur, rupturiertes Aortenaneurysma).
- **Ischämie** infolge Gefäßverschlusses oder Inkarzeration, z. B. Mesenterialarterienverschluss, Einklemmung einer Darmschlinge.
- **Lumenverlegung**, z. B. mechanischer Ileus infolge eines intraluminalen Tumors, Gallen- oder Nierenkolik infolge Steinabgangs.
- **Internistische Erkrankungen**, z. B. Porphyrie, Ketoazidose.
- **Gynäkologische Erkrankungen**, z. B. Extrauteringravidität, Ovarialzyste, Uterusruptur, Stieldrehung eines Ovarialtumors oder Myoms.

- **Urologische Erkrankungen**, z. B. Harnverhalt, Hodentorsion.
- **Ebenfalls möglich:** projezierter Schmerz, z. B. bei einem Hinterwandinfarkt.

KLINIK:
- **Bauchschmerzen.**
- Übelkeit, Erbrechen.
- Diarrhö oder Obstipation.
- Brettharte Bauchdecke (Abwehrspannung).
- Ggf. Blutdruckabfall, Tachykardie bei hämorrhagischem, hypovolämischem oder septischem Schock.
- Ggf. Fieber.

NOTÄRZTLICHE DIAGNOSTIK:
- **Anamnese:**
  - Schmerzbeginn/-dauer?
  - Schmerzqualität und -intensität (z. B. dumpf, drückend, brennend, stechend, kolikartig)?
  - Schmerzlokalisation (*s. Abb. A-3.5*), Schmerzausstrahlung?
  - Schwangerschaft möglich oder bekannt?
  - Sonstige Symptome (z. B. Erbrechen, Übelkeit, Durchfall, Harn- oder Stuhlverhalt)?
  - Vorerkrankungen, Dauermedikation?
- **Körperliche Untersuchung:**
  - Inspektion: Tumor sichtbar?
  - Auskultation des Abdomens: fehlende oder lebhafte Darmgeräusche?
  - Palpation des Abdomens: Abwehrspannung, Resistenz tastbar?
  - Perkussion des Abdomens: Dämpfung, Meteorismus?
- **Basismonitoring:**
  - 12-Kanal-EKG: Herzfrequenz, Ausschluss Myokardinfarkt (z. B. bei Oberbauchschmerzen).
  - Blutdruckmessung: kompensierter Zustand des Patienten?
  - Pulsoxymetrie: Oxygenierung, Pulsfrequenz?
- Temperaturmessung: Fieber als Hinweis auf eine infektiöse Genese?

> **MERKE** Bei Oberbauchschmerzen muss immer an einen Myokardinfarkt (z. B. Hinterwandinfarkt, S. 66) gedacht werden.

NOTÄRZTLICHE THERAPIE: Die notärztliche Therapie beschränkt sich meist auf **symptomatische Maßnahmen**, da präklinisch die Schmerzursache nicht sicher festzustellen ist und eine kausale Therapie in der Regel nicht möglich ist:
- Gabe von **Sauerstoff** (z. B. 5–10 l/min über Maske) zur Verbesserung des Sauerstoffangebots, ggf. Atemwegssicherung, endotracheale Intubation und Beatmung.

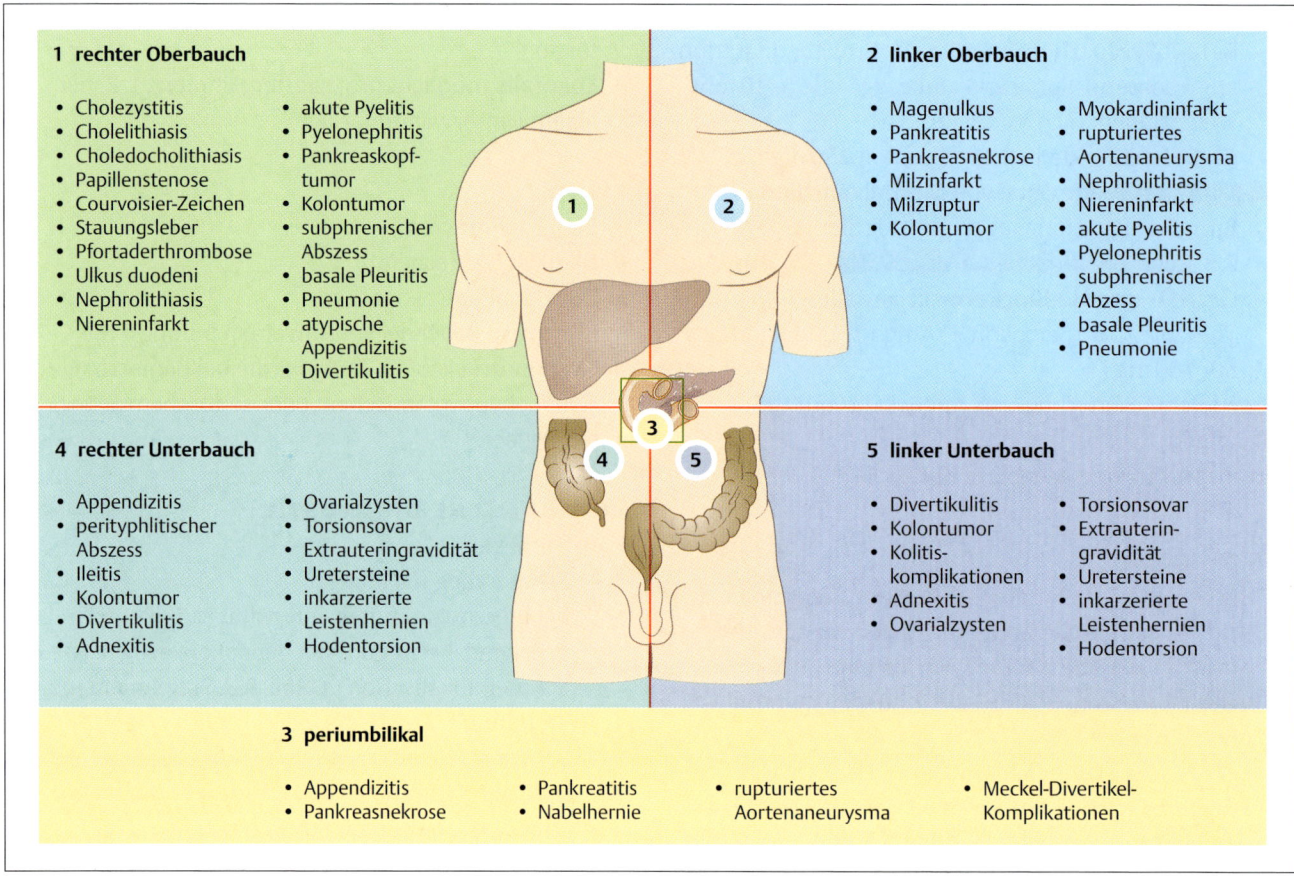

1 rechter Oberbauch

- Cholezystitis
- Cholelithiasis
- Choledocholithiasis
- Papillenstenose
- Courvoisier-Zeichen
- Stauungsleber
- Pfortaderthrombose
- Ulkus duodeni
- Nephrolithiasis
- Niereninfarkt

- akute Pyelitis
- Pyelonephritis
- Pankreaskopf-
  tumor
- Kolontumor
- subphrenischer
  Abszess
- basale Pleuritis
- Pneumonie
- atypische
  Appendizitis
- Divertikulitis

2 linker Oberbauch

- Magenulkus
- Pankreatitis
- Pankreasnekrose
- Milzinfarkt
- Milzruptur
- Kolontumor

- Myokardininfarkt
- rupturiertes
  Aortenaneurysma
- Nephrolithiasis
- Niereninfarkt
- akute Pyelitis
- Pyelonephritis
- subphrenischer
  Abzess
- basale Pleuritis
- Pneumonie

4 rechter Unterbauch

- Appendizitis
- perityphlitischer
  Abszess
- Ileitis
- Kolontumor
- Divertikulitis
- Adnexitis

- Ovarialzysten
- Torsionsovar
- Extrauteringravidität
- Uretersteine
- inkarzerierte
  Leistenhernien
- Hodentorsion

5 linker Unterbauch

- Divertikulitis
- Kolontumor
- Kolitis-
  komplikationen
- Adnexitis
- Ovarialzysten

- Torsionsovar
- Extrauterin-
  gravidität
- Uretersteine
- inkarzerierte
  Leistenhernien
- Hodentorsion

3 periumbilikal

- Appendizitis
- Pankreasnekrose

- Pankreatitis
- Nabelhernie

- rupturiertes
  Aortenaneurysma

- Meckel-Divertikel-
  Komplikationen

ABB. A-3.5 **Schmerzlokalisationen verschiedener Ursachen eines akuten Abdomens.** (aus Henne-Bruns D. et al., Duale Reihe Chirurgie, Thieme, 2008)

- **Lagerung:** Wenn möglich, sollte der Patient flach oder halbsitzend gelagert haben, ggf. nach Patientenwunsch mit Knierolle zur Entlastung der Bauchdecke (S. 21). Bei Kreislaufinstabilität sollte eine Schocklagerung erfolgen.
- Anlage mindestens eines **periphervenösen Zugangs.**
- **Medikamentengabe:**
  - **Infusionslösung** zur Volumentherapie, z. B. Ringer-Lösung 500 ml i. v.
  - **Analgetika**, z. B. Metamizol 2 g i. v. oder Fentanyl 0,1 mg i. v.
  - **Spasmolytika**, z. B. Butylscopolamin 20 mg i. v.
  - Ggf. **Antiemetika**, z. B. Dimenhydrinat 62 mg i. v.
- Transport in die nächste geeignete Klinik (abhängig von der vermuteten Schmerzursache).
- Früher war der Schmerz (Lokalisation, Qualität) ein wichtiger diagnostischer Anhaltspunkt, heute lässt sich mithilfe von Ultraschall und moderner Bildgebungsverfahren die Diagnose auch ohne die Schmerzen stellen.

> **MERKE** **Jeder Patient mit akutem Abdomen kann und muss eine adäquate Schmerztherapie erhalten.**

3.6   Leitsymptom Blutung

3.6.1   Differenzialdiagnosen der Blutung

ÄTIOLOGIE: Aus nahezu allen Organen und Körperteilen können klinisch relevante Blutungen entstehen, die zu einem Notarzteinsatz führen. Dabei kann die Blutung vergleichsweise harmlos sein (z. B. Nasenbluten) oder aber aufgrund des lebensbedrohlichen Charakters zu einem Notarzteinsatz führen (z. B. gastrointestinale Blutung, evtl. Schockzeichen). Neben äußerlich gut sichtbaren Blutungen, sind auch Blutungen innerer Organe möglich (z. B. Leberruptur, Aortenruptur), die präklinisch aufgrund der minimalen diagnostischen Möglichkeiten nur schwer oder gar nicht diagnostizierbar sind. Mögliche Ursachen von Blutungen im Notarztdienst sind:

- **Trauma mit Organrupturen und Körperteilverletzungen** (S. 91).
- **Obere oder untere gastrointestinale Blutung** (S. 54).
- Aortenruptur.
- Hirnblutung, zerebrales Aneurysma (kein relevanter Blutverlust).
- Nasenbluten.
- Tumorblutung, z. B. nach intraabdominell.
- Vaginale Blutung (S. 76).

KLINIK: In Abhängigkeit vom Blutverlust treten auf (Symptomatik variiert sehr in Abhängigkeit von der physischen Verfassung):

- Bei **geringem Blutverlust** (z.B. bis 0,5 Liter): meist keine Schockzeichen.
- Bei **mäßigem Blutverlust** (0,5–1,5 Liter): mäßige Störungen der Kreislaufregulation (Tachykardie, Hypotonie).
- Bei **massivem Blutverlust** (> 1,5 Liter): hämorrhagischer Schock.

Außerdem sind abhängig vom verletzten Organ oder Körperteil **Funktionsausfälle** möglich.

ALLGEMEINE NOTÄRZTLICHE DIAGNOSTIK:

- **Anamnese:** Vorerkrankungen (z.B. Magen- oder Duodenalulkus), Dauermedikation (z.B. antikoagulatorische Therapie), Blutverlust, Auslösende Ursache (z.B. Trauma)?
- **Körperliche Untersuchung:**
  - Inspektion: Blässe, Schockzeichen, Kaltschweißigkeit, Atemmuster
  - Auskultation der Lunge: Atemgeräusche, Hämato- oder Spannungspneumothorax?
  - Palpation: Verletzungen bei Trauma?
  - Perkussion: diagnostischer Hinweis auf die Genese?
  - Bewusstseinszustand: Schutzreflexe vorhanden?
- **Basismonitoring:**
  - EKG: Herzfrequenz (häufig Tachykardie durch Stress)?
  - Blutdruckmessung: Hypotonie?
  - Pulsoxymetrie: häufig Oxygenierungsstörung mit erniedrigter SpO_2, Pulsfrequenz?

ALLGEMEINE NOTÄRZTLICHE THERAPIE:

- Gabe von **Sauerstoff** (z.B. 5–10 l/min) zur Verbesserung des Sauerstoffangebots; bei respiratorischer

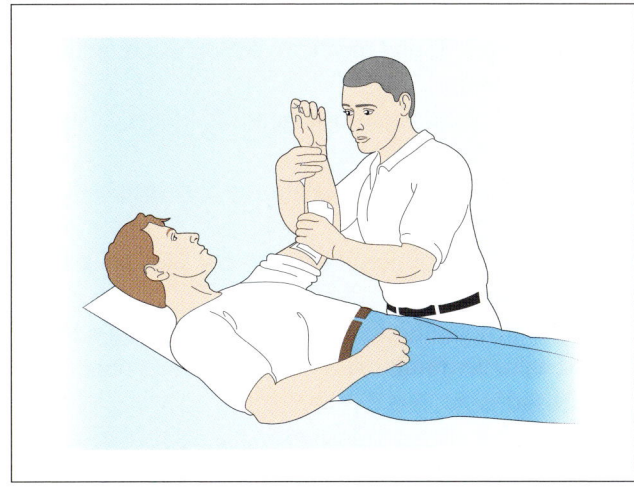

ABB. A-3.6 **Hochlagern von Extremitäten.** (aus Adams, H.-A. et al., Taschenatlas Notfallmedizin, Thieme, 2007)

Insuffizienz/verminderten Schutzreflexen ggf. Atemwegssicherung durch Narkoseeinleitung, endotracheale Intubation und Beatmung.
- **Schocklagerung** zur Autotransfusion bei Kreislaufinstabilität.
- **Blutstillung versuchen**, z.B.
  - Hochlagerung von Extremitäten (geringerer arterieller Druck aufgrund der Höhendifferenz; s. *Abb. A-3.6*).
  - Druckverband (bei kleineren Wunden) (S.22).
  - Manuelle Kompression von Arterien (s. *Abb. A-3.7*).
  - Abbinden (nur, wenn sich die Blutung anderweitig nicht stillen lässt, da die Gefahr einer ischämischen Gewebedestruktion besteht).
  - Die Art und der Zeitpunkt des Druckverbandes sowie des Abbindens sollten dokumentiert werden!
- Anlegen von **möglichst zwei großlumigen periphervenösen Zugängen** (z.B. 16G).

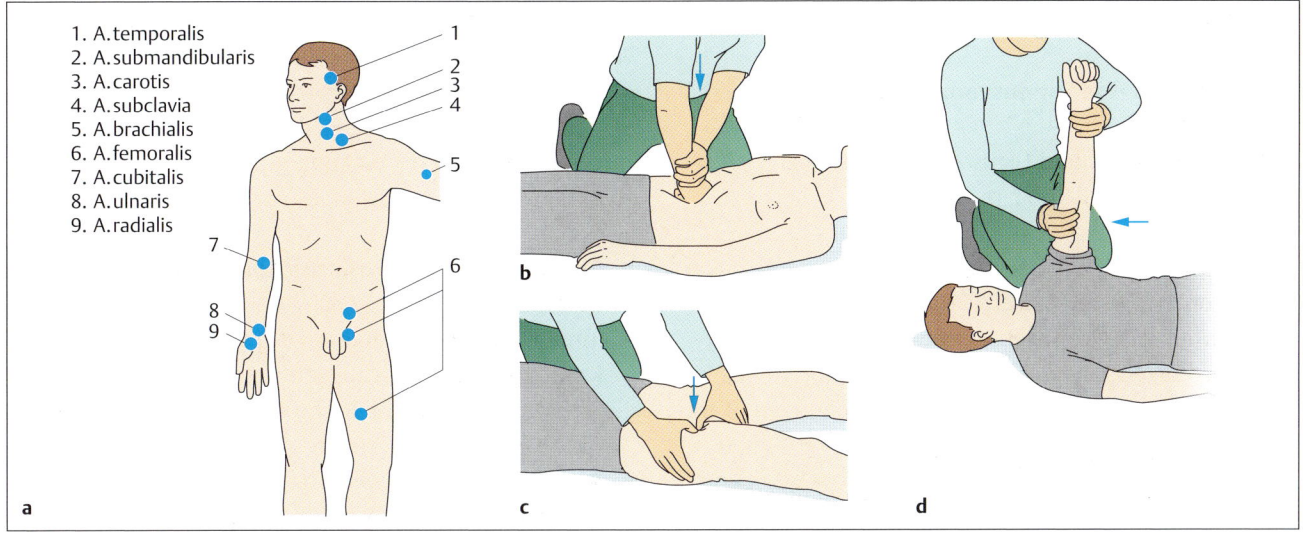

1. A. temporalis
2. A. submandibularis
3. A. carotis
4. A. subclavia
5. A. brachialis
6. A. femoralis
7. A. cubitalis
8. A. ulnaris
9. A. radialis

ABB. A-3.7 **Abdruckstellen bei starker arterieller Blutung (a)** und Technik der Kompression bei Blutung aus der Aorta (**b**), A. femoralis (**c**) und A. brachialis (**d**). (aus Ziegenfuß T., Checkliste Notfallmedizin, Thieme, 2005)

- **Volumentherapie** (Ziel: systolischer Blutdruck 100–120 mmHg und möglichst Normalisierung der Herzfrequenz):
  – Kristalline Infusionslösungen, z. B. Ringer-Lösung 1000 ml i. v.
  – Kolloidale Volumenersatzmittel, z. B. HAES 1000 ml i. v.
  – „Small-Volume-Resuscitation" erwägen bei großen Blutverlusten.
- Ggf. Katecholamintherapie, z. B. Noradrenalin oder Adrenalin verdünnt i. v. als Bolusgabe oder über Perfusor.
- Schnellstmöglicher Transport in die nächste geeignete Klinik, welche die vermutete Ursache möglichst kausal therapieren kann.

Alternativ zum dargestellten Therapiekonzept kann auch das **Konzept der permissiven Hypotension** eingesetzt werden. Hier wird nur so viel Volumen infundiert, dass kein massiver Schock droht und ein systolischer Blutdruck von ca. 90 mmHg erreicht wird (cave: kontrainidiziert bei isoliertem/begleitendem Schädel-Hirn-Trauma, Schlaganfall oder Myokardinfarkt). Aufgrund des geringeren arteriellen Mitteldrucks (MAP) wird der weitere Blutverlust verringert.

3.6.2 Obere gastrointestinale Blutung

DEFINITION: Unter oberer gastrointestinaler Blutung versteht man akute oder chronische Blutungen aus dem oberen Magen-Darm-Trakt, also oberhalb des Treitz-Bandes (Flexura duodenojejunalis), d. h. Blutungen aus **Ösophagus, Magen und Duodenum**.

> **MERKE** Etwa 90 % aller gastrointestinalen Blutungen stammen aus dem oberen Magen-Darm-Trakt.

ÄTIOLOGIE:
- **Ösophagus- und Fundusvarizen**, z. B. bei Leberzirrhose.
- **Ulcus ventriculi und Ulcus duodeni**, z. B. bei Helicobacter-pylori-Infektion, medikamentinduziert z. B. durch Analgetika.
- Akute Gastritis, z. B. bei Stress.
- Erosionen, z. B. bei Barrett-Ösophagus.
- Tumoren, z. B. Ösophagus- oder Kardiakarzinom.
- Mallory-Weiss-Syndrom (Schleimhauteinrisse im gastroösophagealen Übergang infolge häufigen Erbrechens, z. B. bei Alkoholabusus).
- Boerhaave-Syndrom (Spontanruptur des Ösophagus infolge massiven Erbrechens, z. B. bei Alkoholabusus).

KLINIK:
- **Bluterbrechen** (Hämatemesis).
- Oberbauchschmerzen.
- Bei ausgeprägtem Blutverlust Schockzeichen, z. B. Blässe, Kaltschweißigkeit, Tachykardie, Hypotonie, Unruhe, später Bewusstseinsverlust.
- Meläna (Teerstuhl): etwa 8 Stunden nach dem Blutungsereignis (daher kein Frühsymptom).

NOTÄRZTLICHE DIAGNOSTIK:
- **Anamnese:** Alkoholkonsum?, Vorerkrankungen (z. B. bekanntes Ulkus- oder Tumorleiden), Dauermedikation (z. B. Analgetika), Teerstuhl, Kaffeesatzerbrechen?
- **Körperliche Untersuchung:**
  – Inspektion: Blutmenge, Farbe des Blutes, Leberhautzeichen (z. B. Spidernävi, Palmarerythem, „Caput medusae", „Uhrglasnägel")?
  – Auskultation des Abdomens: Darmgeräusche?
  – Perkussion des Abdomens: Anhalt für eine vergrößerte Leber, Begleitaszites?
- **Basismonitoring:**
  – EKG: z. B. Herzfrequenz, Hinweise auf Schock?
  – Blutdruckmessung: Hypotonie, Schockindex (wenig verwertbar)?
  – Pulsoxymetrie: Oxygenierung ausreichend, Pulsfrequenz?

NOTÄRZTLICHE THERAPIE: Eine kausale Therapie ist nur in der Klinik – z. B. durch endoskopische Unterspritzung oder Clipping der Blutungsquelle – möglich. Beim Clipping wird das blutende Gefäß mittels eines endoskopisch platzierten Clips abgeklemmt. Die notärztlichen Maßnahmen beschränken sich im Wesentlichen auf die symptomatische Therapie:
- Gabe von **Sauerstoff** (mindestens 4–6 l/min über eine Gesichtsmaske) zur Verbesserung des Sauerstoffangebots; bei respiratorischer Insuffizienz/verminderten Schutzreflexen ggf. Atemwegssicherung durch Narkoseeinleitung, endotracheale Intubation und Beatmung.
- **Schocklagerung** zur Autotransfusion bei Kreislaufinstabilität (Abwägen, da hierdurch auch eine verstärkte Blutungsneigung möglich ist).
- Anlage von **möglichst zwei periphervenösen Zugängen.**
- Applikation einer **Infusionslösung** zur Volumentherapie, z. B. Ringer-Lösung oder kolloidales Volumenersatzmittel jeweils > 1000 ml i. v.; Gabe von **Katecholaminen** bei ausgeprägter therapierefraktärer Schocksymptomatik, z. B. Noradrenalin oder Adrenalin i. v. als Bolus über Perfusor.
- Bei einer möglichen **Ösophagusvarizenblutung** (durch Anamnese, z. B. Alkoholabusus, evtl. Rezidivblutung): Blutstillung ggf. mittels **Ösophagus-Kompressionssonden** (*s. Abb. A-3.8*); zudem Gabe von

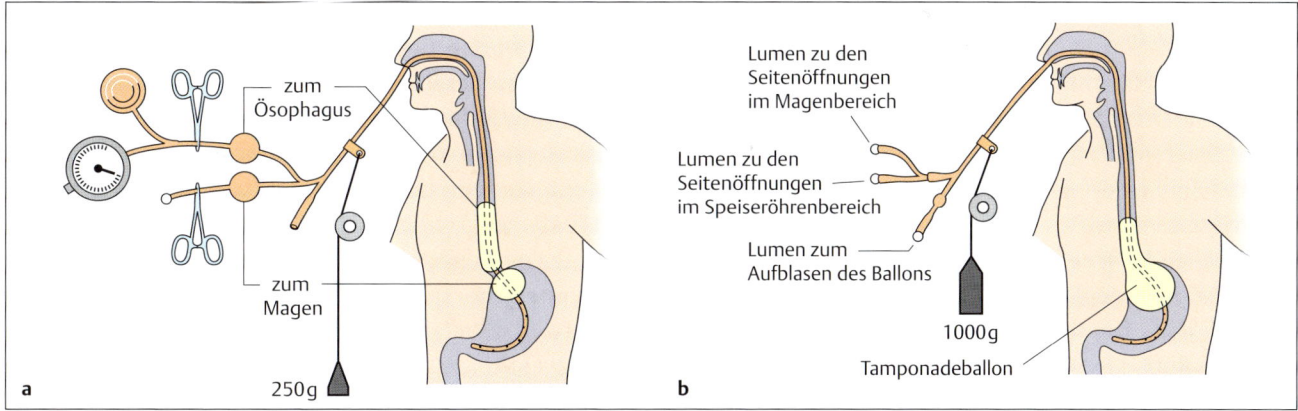

ABB. A-3.8 Ösophagus-Kompressionssonden: Sengstaken-Blakemore-Sonde (a) und Linton-Nachlas-Sonde (b) zur Stillung einer Ösophagus- oder Kardiavarizenblutung durch intraluminalen Druck auf die blutenden Gefäße (Ösophagus-Kompressionssonden haben in der Regel zwei unterschiedliche Ballons, die über separate Leitungen mit Luft geblockt werden können. Zuerst müssen die Ballons auf Dichtigkeit geprüft werden. Anschließend wird die Sonde mit Gleitgel versehen und durch ein Nasenloch eingeführt. Die korrekte Lage wird durch Insufflation von etwa 250 ml Luft in den distalen Ballon geprüft (Magenauskultation). Danach wird die Sonde bis zu einem federnden Widerstand zurückgezogen und der proximale Ballon [jetzt im Ösophagus] bis zu einem Druck von 40 mmHg aufgeblasen. Die Sonde kann auch ohne Zug fixiert werden.) (aus Ziegenfuß T., Checkliste Notfallmedizin, Thieme, 2005)

Betablockern (z. B. Metoprolol 1–5 mg i. v. fraktioniert) oder Nitroglyzerin (z. B. Nitroglyzerin 1–2 Hübe sublingual) zur Blutdrucksenkung → nur dann, wenn systolischer Blutdruck nicht <90 mmHg.

- Umgehender Transport in eine Akutklinik mit sofort verfügbarer Möglichkeit zur **Endoskopie.**

3.6.3 Untere gastrointestinale Blutung

DEFINITION: Die untere gastrointestinale Blutung ist definiert als eine akute oder chronische Blutung aus dem unteren Magen-Darm-Trakt, also unterhalb des Treitz-Bandes (Flexura duodenojejunalis), d. h. Blutungen aus **Jejunum, Ileum, Kolon, Rektum und Analkanal**.

> **MERKE** Etwa 10 % aller gastrointestinalen Blutungen stammen aus dem unteren Magen-Darm-Trakt.

ÄTIOLOGIE:
- Hämorrhoiden.
- Polypen und Tumoren, z. B. Kolonpolypen/-karzinom.
- Colitis ulcerosa und Morbus Crohn.
- Divertikulitis.
- Darmverletzungen, z. B. penetrierendes oder stumpfes Bauchtrauma.

KLINIK:
- **Hämatochezie** (blutige, durchfallartige Stühle) als Zeichen einer frischen Darmblutung.
- Ggf. **Schmerzen** (Unterbauch, Analbereich).
- Bei ausgeprägtem Blutverlust Schockzeichen (z. B. Blässe, Kaltschweißigkeit, Tachykardie, Hypotonie, Unruhe, später Bewusstseinsverlust).

- **Meläna** (Teerstuhl): etwa 8 Stunden nach dem Blutungsereignis (daher kein Frühsymptom).

NOTÄRZTLICHE DIAGNOSTIK:
- **Anamnese:** Vorerkrankungen (z. B. Tumorleiden, Colitis ulcerosa), Dauermedikation?
- **Körperliche Untersuchung:**
  - Inspektion: Blutmenge, Farbe des Blutes, Leberhautzeichen (z. B. Spider-Nävi, Palmarerythem, „Bauchglatze", „Caput medusae")?
  - Auskultation des Abdomens: Darmgeräusche?
  - Perkussion des Abdomens: Vergrößerung der Leber, Aszites?
  - Palpation (Verletzungen, Frakturen u. a.) zur Abschätzung des Blutverlustes.
- **Basismonitoring:**
  - EKG: Herzfrequenz?, Hinweis auf Schock?
  - Blutdruckmessung: Hypotonie? Hinweis auf Schock?
  - Pulsoxymetrie: Oxygenierung ausreichend?, Pulsfrequenz?

NOTÄRZTLICHE THERAPIE: Eine kausale Therapie einer gastrointestinalen Blutung ist nur in der Klinik möglich. Die notärztlichen Maßnahmen beschränken sich im Wesentlichen auf die **symptomatische Therapie**:
- Gabe von **Sauerstoff** (mindestens 4–6 l/min) zur Verbesserung des Sauerstoffangebots; bei respiratorischer Insuffizienz oder verminderten Schutzreflexen ggf.
- **Schocklagerung** zur Autotransfusion bei Kreislaufinstabilität.
- Anlage von mindestens **zwei großlumigen peripher-venösen Zugängen**.

- **Behandlung** durch eine **Infusionslösung** zur Volumentherapie, z.B. Ringer-Lösung oder kolloidales Volumenersatzmittel > 1000 ml i.v.
- Applikation von **Katecholaminen** bei ausgeprägter therapierefraktärer Schocksymptomatik, z.B. Noradrenalin oder Adrenalin i.v. als Bolusgabe oder über Perfusor.
- Umgehender Transport in eine Akutklinik mit sofort verfügbarer Möglichkeit zur **Endoskopie.**

3.7 Leitsymptom Extremitätenschmerz

3.7.1 Differenzialdiagnose des Extremitätenschmerzes

ÄTIOLOGIE: Schmerzen in einer Extremität können viele Ursachen haben, z.B.
- **Trauma und Verletzungen**, z.B. Frakturen (S. 92).
- Muskelkater, Zerrungen, Prellungen.
- Orthopädische Ursachen, z.B. Arthrose.
- **Arterieller Gefäßverschluss, arterielle Embolie** (S. 71).
- **Venöser Gefäßverschluss, Thrombose** (S. 71).
- Thrombophlebitis.
- Projizierte Schmerzen, z.B. Myokardinfarkt.

KLINIK: Die klinische Symptomatik ist **von der Schmerzursache abhängig**. So zeigt sich z.B. beim arteriellen Gefäßverschluss durch eine arterielle (Thrombo-)Embolie eine kalte, blasse Haut. Oft ist kein oder nur ein sehr schwacher Puls tastbar. Beim venösen Gefäßverschluss durch eine Thrombose finden sich häufig eine Hautrötung und Überwärmung der Haut. Die Pulse sind meist gut tastbar, evtl. sind Ödeme vorhanden.

NOTÄRZTLICHE DIAGNOSTIK:
- **Anamnese:**
  - Dauermedikation, Vorerkrankungen, Rezidivereignis?
  - Seit wann bestehen Schmerzen?
- **Körperliche Untersuchung:**
  - Inspektion: Hautfarbe (kann Hinweis auf Ursache geben).
  - Auskultation der peripheren Pulse: vorhanden?
  - Palpation: venöse Stauung/Ödeme, Pulse, Durchblutungsminderung, Verletzungen, Frakturen?
- **Basismonitoring:**
  - EKG: z.B. Herzfrequenz?
  - Blutdruckmessung: Hypotonie als Auslöser einer Durchblutungsstörung?
  - Pulsoxymetrie: Oxygenierung ausreichend, Pulsfrequenz, Perfusion an der Extremität mit Schmerzen vorhanden?

NOTÄRZTLICHE THERAPIE: Eine kausale Therapie ist meist nur in der Klinik möglich. Die notärztlichen Maßnahmen beschränken sich im Wesentlichen auf die **symptomatische Therapie**:
- Gabe von **Sauerstoff** (z.B. 4–6 l/min).
- **Ruhigstellung der Extremität** (z.B. Flachlagerung bei Schmerzen, Schienung bei Frakturen).
- Legen eines **periphervenösen Zugangs.**
- **Schmerztherapie** mit Analgetika (z.B. Metamizol 2 g i.v., evtl. Esketamin 0,5 mg/kg KG i.v. oder Fentanyl 2 µg/kg KG i.v.). Falls möglich sollte die schmerzende Extremität gekühlt werden.
- Transport in die nächste geeignete Klinik.

3.8 Leitsymptom Kopfschmerz

ÄTIOLOGIE:
- Migräne, Clusterkopfschmerz.
- Hypertensiver Notfall (S. 46).
- (Schädel-Hirn-)Trauma (S. 93).
- Glaukom (S. 89).
- Ohrenschmerzen.
- Entzündliche Prozesse (z.B. Infektion).
- Halswirbelsäulensyndrom.
- Hydrozephalus.
- Zerebrales Aneurysma, Subarachnoidalblutung (SAB).
- Gehirntumor.

> **MERKE** Ein ischämischer Schlaganfall (zerebrale Ischämie) verursacht keine Kopfschmerzen!

KLINIK: Häufig besteht ein pochender und sehr starker Schmerz, evtl. treten neurologische Begleitsymptome (z.B. Halbseitensymptomatik) auf.

NOTÄRZTLICHE DIAGNOSTIK:
- **Anamnese:** Rezidivereignis, Dauermedikation, Vorerkrankungen (z.B. Migräne), Auslöser (z.B. Trauma)?
- **Körperliche Untersuchung:**
  - Inspektion: Hinweis auf Trauma?
  - Auskultation der Arteria carotis: Strömungsgeräusche?
  - Palpation: Verletzungen, Frakturen, Druckschmerzhaftigkeit?
- **Basismonitoring:**
  - EKG: z.B. Herzfrequenz?
  - Blutdruckmessung: Auffälligkeiten?
  - Pulsoxymetrie: Oxygenierung ausreichend, Pulsfrequenz?

NOTÄRZTLICHE THERAPIE: Eine kausale Therapie ist nur in der Klinik möglich. Die notärztlichen Maßnahmen beschränken sich im Wesentlichen auf die **symptomatische Therapie**:

- Gabe von **Sauerstoff** (z. B. 4–6 l/min) zur Verbesserung des Sauerstoffangebots; meist sehr gut wirksam bei Clusterkopfschmerz und Migräne.
- Atemwegssicherung, wenn indiziert.
- Anlage eines **periphervenösen Zugangs**.
- **Medikamentengabe:**
  - **Infusionslösung** zur Volumentherapie, z. B. Ringer-Lösung 1000 ml i. v. **Analgetika**, z. B. Metamizol 2 g i. v.; Acetylsalicylsäure nur bei eindeutiger Diagnose Migräne verwenden, da Thrombozytenaggregationshemmung (cave: verstärkte Blutung, z. B. bei Subarachnoidalblutung!).
  - Evtl. Blutdrucknormalisierung (bei Abweichungen möglicher Auslöser der Schmerzen).
  - Bei Übelkeit Antiemetikum (z. B. Dimenhydrinat 62 mg i. v.).
- Transport in die nächste geeignete Klinik, möglichst mit CT und MRT (zur Diagnosestellung oft unerlässlich).

> **MERKE** Opioidanalgetika sind bei der Migräne weitgehend wirkungslos.

3.9 Leitsymptom Bewusstseinsstörung

3.9.1 Differenzialdiagnosen der Bewusstseinsstörung

DEFINITION UND EINTEILUNG: Unter Bewusstseinsstörungen (Syn. Bewusstseinseintrübung, Bewusstlosigkeit) werden **quantitative und qualitative Beeinträchtigungen der Wachheit** verstanden. Mit der Glasgow Coma Scale können sie qualitativ erfasst werden. Sie werden unterteilt in

- **Somnolenz:** Patient schläfrig, aber auf laute Ansprache erweckbar.
- **Sopor:** Patient bewusstlos, aber auf laute Ansprache oder Schmerzreize erweckbar.
- **Koma:** Patient bewusstlos und nicht erweckbar.

ÄTIOLOGIE: Eine Bewusstseinsstörung ist eine Reaktion des Gehirns auf verschiedene Auslöser:

- **Trauma**, z. B. Schädel-Hirn-Trauma (S. 93).
- **Störungen von Atem- und Herz-Kreislauf-Funktion**, z. B. Schock (S. 46), hypertensiver Notfall (S. 46), schwere brady- und tachykarde Herzrhythmusstörungen (S. 41).
- **Endokrine und metabolische Störungen**, z. B. Blutzuckerentgleisung (S. 72), Coma hepaticum, Coma uraemicum, Schilddrüsenerkrankungen.
- **Intoxikationen** (S. 58), z. B. Alkohol, Barbiturate, Benzodiazepine, Opiate/Opioide, Drogen, Pilze.
- **Zerebrale Erkrankung**, z. B. Schlaganfall (S. 86), zerebraler Krampfanfall (S. 87), Hirntumor.
- **Infektionen**, z. B. (Meningo-)Enzephalitis, Sepsis.

KLINIK: Abhängig von Ätiologie und Ausprägung der Bewusstseinsstörung kann die Symptomatik sehr variabel sein. Neben der Bewusstseinsstörung können auftreten

- Veränderungen des Atemmusters (Atemzugvolumen, Atemfrequenz, Apnoephasen) (**s. Tab. A-3.4** u. **Abb. A-3.9**).
- Veränderungen der Reflexe.
- Veränderungen der Pupillomotorik.
- Neurologische Ausfälle (Lähmungen, Sensibilitätsstörungen, Sprachstörungen, Sehstörungen, Schwindel).

Zusätzlich sind weitere Symptome in Abhängigkeit von der Ursache möglich.

ALLGEMEINE NOTÄRZTLICHE DIAGNOSTIK:

- **Anamnese:**
  - Vorerkrankungen (z. B. Diabetes mellitus, Alkoholabhängigkeit, arterielle Hypertonie, Gehirntumor, Hydrozephalus)?
  - Dauermedikation (z. B. orale Antidiabetika, Insulin, Antikonvulsiva, sedierende Medikamente)?
  - Dauer der Symptomatik?
- **Körperliche Untersuchung mit Schwerpunkt auf der neurologischen Untersuchung:**
  - Atemmuster bzw. Atemstörung (Atemzugvolumen, Atemfrequenz, Apnoephasen).
  - Erheben des Punktwerts auf der Glasgow-Coma-Scale (S. 17).
  - Reflexe prüfen (Muskeleigenreflexe, pathologische Reflexe [z. B. Babinsky-Reflex]).
  - Verhalten vegetativer Funktionen (Schwitzen, kalte oder überwärmte Haut).

TAB. A-3.4 Pathologische Atemtypen		
Bezeichnung	**Symptomatik**	**Vorkommen (Beispiele)**
Cheyne-Stokes-Atmung	zu- und abnehmende Atemtiefe, periodisch	Schlaganfall
Kussmaul-Atmung	tiefe, regelmäßige Atemzüge	diabetisches Koma
Biot-Atmung	intermittierende Atempausen	Erkrankungen des ZNS, z. B. Meningitis
Schnappatmung	unregelmäßige Atemzüge, niedrige Frequenz	Reanimation, präterminal

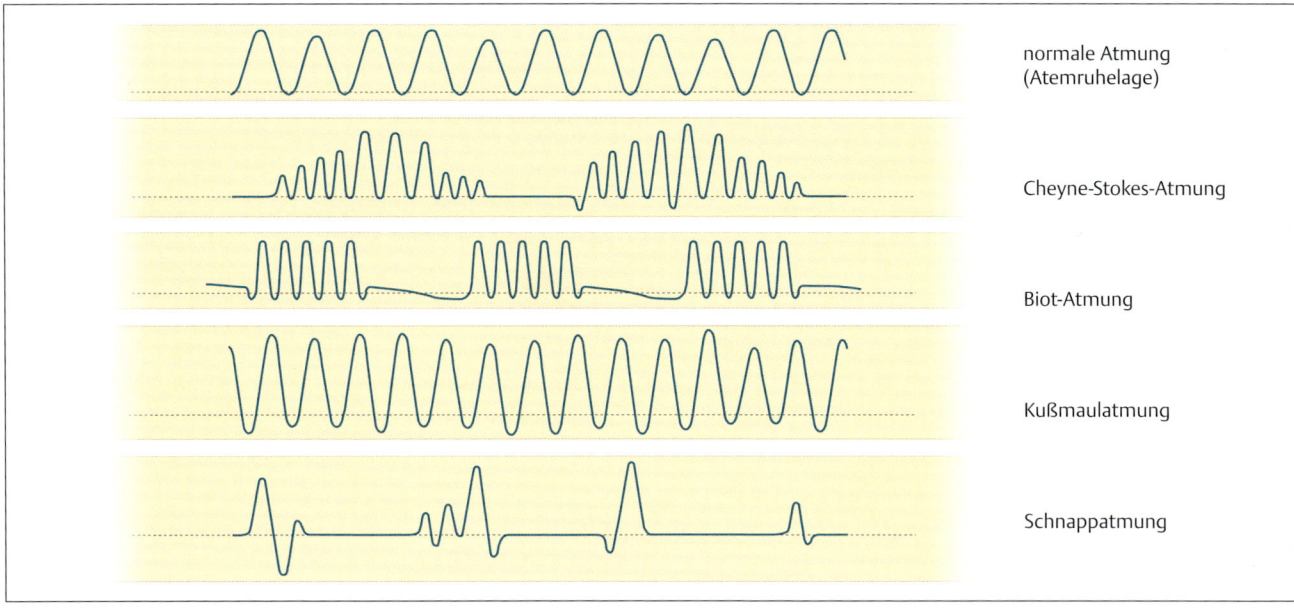

normale Atmung (Atemruhelage)

Cheyne-Stokes-Atmung

Biot-Atmung

Kußmaulatmung

Schnappatmung

ABB. A-3.9 **Atemtypen.** (aus Schmidt M., Duale Reihe Innere Medizin, Thieme, 2009)

- **Basismonitoring** (EKG, Blutdruckmessung, Pulsoxymetrie).
- **Blutzuckerbestimmung.**

> **MERKE** Bei jeder (unklaren) Bewusstlosigkeit oder Bewusstseinstrübung muss der Blutzuckerspiegel geprüft werden.

ALLGEMEINE NOTÄRZTLICHE THERAPIE:
- Ggf. kardiopulmonale Reanimation (S.33).
- **Sauerstoff** (z.B. 4–6 l/min über Maske); bei respiratorischer Insuffizienz/verminderten Schutzreflexen ggf. Atemwegssicherung durch Narkoseeinleitung, endotracheale Intubation und Beatmung.
- Therapie der Grunderkrankung (falls möglich), z.B. bei
  - Blutzuckerentgleisung (S.72).
  - Intoxikationen (s.u.).
  - Schlaganfall (S.86).
  - Zerebraler Krampfanfall (S.87).
  - Herzrhythmus- und Blutdruckregulationsstörungen (S.41 und 44).
- Transport in eine geeignete Klinik mit ausreichenden diagnostischen Möglichkeiten (z.B. CT oder MRT) und ggf. neurologischer Abteilung (abhängig von der vermuteten Grunderkrankung).

3.9.2 Intoxikationen (Medikamente, Drogen, Alkohol)

DEFINITION: Als Intoxikation wird die Aufnahme **schädlich wirkender Substanzen** (Gifte) in den menschlichen Körper definiert. Die Aufnahme kann z.B. oral, inhalativ, intravenös, perkutan oder transdermal erfolgen. In seltenen Fällen kann auch eine rektale Giftaufnahme erfolgt sein. Durch den Versuch, Drogenpäckchen zu transportieren, kann es zu einer gastrointestinalen Aufnahme der Substanz kommen ("Bodypackersyndrom").

ÄTIOLOGIE:
- **Absichtliche Selbstbeibringung**, z.B. Missbrauch/Abhängigkeit, Selbstbeschädigung, Suizid(versuch).
- **Absichtliche Fremdbeibringung**, z.B. vorsätzliche Schädigung, Mord.
- **Akzidentielle Selbst-/Fremdbeibringung**, z.B. Verwechslung, versehentliche Einnahme/Überdosierung, kindliche Neugier, Unfall.
- **Inhalativ**, z.B. Rauchgasinhalation im Rahmen von Bränden oder bei Gefahrgutaustritten.
- **Arbeitsunfälle**, z.B. Industriebetriebe.

TYPISCHE GIFTSTOFFE:
- Genussgifte, z.B. Alkohol, Nikotin.
- Medikamente, z.B. trizyklische Antidepressiva, Benzodiazepine, Barbiturate, Digitalis, Opiate/Opioide, Insulin.
- Drogen, z.B. Heroin, Kokain, LSD, Speed, Designerdrogen, Amphetamine, Pilze.
- Gase, z.B. Kohlenmonoxid, Kohlendioxid, Blausäuregas und Cyanide.
- Pflanzenschutzmittel und Unkrautvernichtungsmittel wie Herbizide, Fungizide, Alkylphosphate (z.B. Parathion [E605], Paraquat).
- Schadstoffe im Haushalt, z.B. Lösungsmittel.
- Schwermetalle, z.B. Blei, Thallium.

KLINIK: Die **Symptome** bei Vergiftungen sind meist uncharakteristisch (*s. Tab. A-3.5*).

TAB. A-3.5 Uncharakteristische Symptome bei Vergiftungen

Bewusstseinsstörungen	– Somnolenz, Sopor, Koma (z.B. Morphin, Barbiturate, Benzodiazepine, Alkohol, Alkylphosphate, Kohlenmonoxid, aber auch viele andere Gifte)
Erregung und Verwirrtheit	– Delir, Halluzinationen, Psychosen (z.B. Halluzinogene, LSD) – Agitation, Ruhelosigkeit (z.B. Ecstasy, Kokain) – Krampfanfälle (z.B. Lösungsmittel, Alkylphosphate)
Störungen des Herz-Kreislauf-Systems	– Hypotension (z.B. Barbiturate, Opiate) – Hypertension (z.B. Kokain, Amphetamine) – Tachykardie (z.B. Amphetamine, trizyklische Antidepressiva, Alkylphosphate) – Bradykardie (z.B. Digitalis, Betablocker) – Herzrhythmusstörungen (z.B. trizyklische Antidepressiva, Digitalis)
Störungen der Atmung	– Hyperventilation (z.B. Amphetamine) – Hypoventilation, Apnoe (z.B. Opiate/Opioide, Alkohol, Benzodiazepine) – Hypoxie (z.B. Opiate/Opioide)
Störungen der Temperaturregulation	– Hyperthermie, Schwitzen (z.B. Amphetamine, trizyklische Antidepressiva) – Hypothermie (z.B. Alkohol, Benzodiazepine, Opiate/Opioide)

Charakteristische Symptome bei bestimmten Intoxikationen sind in *Tab. A-3.6* aufgeführt.

CAVE Gifte (z.B. Kohlenmonoxid, Alkylphosphate) können auch das Rettungspersonal während der Diagnostik- und Therapiemaßnahmen gefährden. Daher auf Eigenschutz achten und im Bedarfsfall beispielsweise dicke Gummihandschuhe, Gesichtsmasken oder Ganzkörperschutzanzüge tragen! Die technische Rettung aus Gefahrenbereichen übernimmt immer die Feuerwehr.

NOTÄRZTLICHE DIAGNOSTIK:
- **Anamnese:** Auffindesituation (leere Verpackungen?), Ingestionszeitpunkt, aufgenommene Menge/Dosis, Vorerkrankungen, Dauermedikation (Interaktionen mit Therapie)?
- **Körperliche Untersuchung:**
  – Inspektion: Hautfarbe, Hautturgor, Atemmuster, sonstige Auffälligkeiten?
  – Palpation: z.B. Hautturgor?
- **Basismonitoring:**
  – EKG: Herzfrequenz, Herzrhythmus (→ Störungen als Hinweise auf Intoxikation)?
  – Blutdruckmessung: Auffälligkeiten?
  – Pulsoxymetrie: Oxygenierung, Pulsfrequenz?

- **Blutzuckermessung:** Ausschluss Blutzuckerentgleisung
- Asservierung von (vermutetem) Gift und Körpersekreten zur weiteren Analyse im Labor, z.B. Speichel, Urin, Trachealsekret, Blut

NOTÄRZTLICHE THERAPIE: Die Therapie beschränkt sich in erster Linie auf **symptomatische Maßnahmen** und Maßnahmen zur Begrenzung der Giftaufnahme in den Organismus:

MERKE Echte „Gegengifte" existieren praktisch nicht.

- **Eigenschutz beachten!**
- Ggf. kardiopulmonale Reanimation (S. 33).
- Gabe von Sauerstoff (mindestens 6–8 l/min, z.B. über Gesichtsmaske), um die Oxygenierung zu verbessern; bei respiratorischer Insuffizienz/verminderten Schutzreflexen ggf. Atemwegssicherung durch Narkoseeinleitung, endotracheale Intubation und Beatmung.
- Bei Kohlenmonoxidintoxikation Beatmung mit einer $FiO_2 = 1,0$ und Behandlung in einer Druckkammer (*s. Abb. A-3.10*).
- Ggf. Dekontamination, z.B. Kleidung ausziehen, Abspülen der Haut, Ausspülen der Augen.

TAB. A-3.6 Charakteristische Symptome bei bestimmten Intoxikationen (kein absolut sicherer Beweis!)

auffälliger Geruch	– Alkoholgeruch/Foetor alcoholicus (z.B. Alkohol) – Bittermandelgeruch (z.B. Zyanide) – Knoblauchgeruch (z.B. E 605)
Veränderungen der Haut	– kirschrote/hellrote Hautfarbe (z.B. Kohlenmonoxid) – Hautblasen (z.B. Barbiturate)
Störungen der Salivation	– gesteigerter Speichelfluss (z.B. E 605) – trockener Mund (z.B. trizyklische Antidepressiva, Atropin[derivate])
Störungen der Pupillomotorik	– Miosis (z.B. Opiate/Opioide, E 605) – Mydriasis (z.B. Amphetamine, Atropin und Derivate)

ABB. A-3.10 **Druckkammer.**

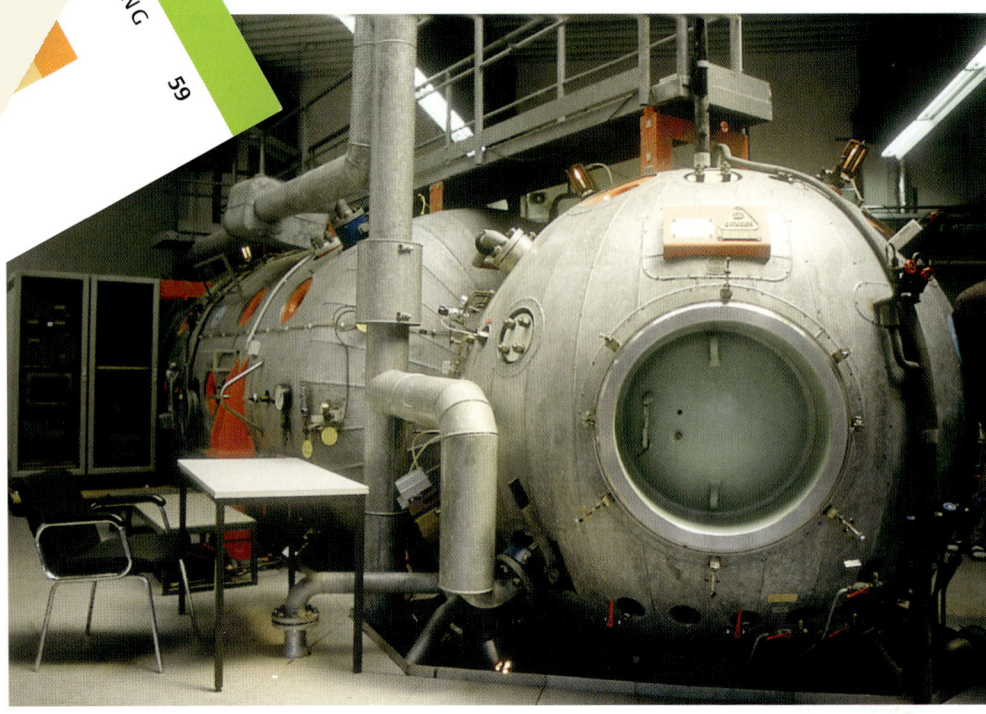

- Anlage mindestens eines periphervenösen Zugangs.
- Symptomatische **medikamentöse Therapie**:
  - Bei Krampfanfällen antikonvulsive Therapie, z.B. Gabe von Midazolam 2–5 mg i.v.
  - Bei Stress: Sedierung erwägen, z.B. Gabe von Midazolam 2 mg i.v.
  - Bei Schock oder akuter Hypotension: Volumentherapie (z.B. Ringer-Lösung 500–1000 ml i.v. und/oder kolloidales Volumenersatzmittel 500–1000 ml i.v.) und Katecholamintherapie (z.B. Noradrenalin als Bolus oder über Perfusor i.v.) erwägen.
- Kontakt mit der regional zuständigen Giftnotrufzentrale (*s. Tab. A-3.7*), ggf. Rücksprache mit der Rettungsleitstelle → ggf. durch Mitglied des Rettungsteams parallel zur Basisversorgung.

TAB. A-3.7	Giftnotrufzentren in deutschsprachigen Ländern
Zentrum	**Notfall-Telefonnummer**
Berlin	+49 30 19 24 0
Bonn	+49 228 19 24 0
Erfurt	+49 361 73 07 30
Freiburg	+49 761 19 24 0
Göttingen	+49 551 19 24 0
Homburg/Saar	+69 684 11 92 40
Mainz	+49 6131 19 24 0
München	+49 89 19 24 0
Nürnberg	+49 911 398 24 51
Wien	+ 43 1 406 43 43
Zürich	+ 41 44 251 51 51 145 (für Anrufe aus der Schweiz)

- **Giftelimination**: Entfernen oder Neutralisation aufgenommener Substanzen und Verhindern einer weiteren Giftaufnahme
  - **Immer Aktivkohlegabe**, z.B. Carbo medicinalis 1 g/kg KG p.o.
  - Evtl. Magenspülung (nur bis zu 1 Stunde nach Aufnahme potenziell letaler Giftmengen und nur bei Patienten mit gesichertem Atemweg) → cave: Abwägen von Nutzen und Komplikationen (Aspirationsgefahr, zeitaufwändig, wenig effektiv).
  - Induziertes Erbrechen wird nicht mehr empfohlen (cave: Es besteht Aspirationsgefahr, daher sollte Erbrechen möglichst nicht ausgelöst werden, absolut kontraindiziert bei Ingestionen von Säuren, Laugen oder Schaumbildnern!)
  - Forcierte Diurese, z.B. mit Furosemid 20–40 mg i.v.
  - Alkalisierung durch beispielsweise Natriumbikarbonat, (z.B. 1 ml/kg KG i.v.).
  - Moderate Hyperventilation (Ziel: $paCO_2$ 32–35 mmHg).
- **Antidottherapie** („Gegengifte"): Antidote reduzieren die Resorption von Giftstoffen, beschleunigen deren Elimination oder reduzieren ihre Toxizität
  - N-Acetylcystein, z.B. Paracetamol-Intoxikation.
  - Atropin, z.B. Intoxikation mit Pflanzenschutzmitteln oder muskarinergen Pilzen.
  - Biperiden, z.B. Neuroleptika-Intoxikationen.
  - Dimethylpolysiloxon (sog. Sab simplex), z.B. Schaumbildner-Intoxikation.
  - Hydroxycobolamin (z.B. Cyanokit) oder 4-DMAP, z.B. Zyanidvergiftungen (HCN).
  - Betamimetika, z.B. Betablocker-Intoxikation.

– Flumazenil, z. B. Benzodiazepin-Intoxikation.
– Glukokortikoide, z. B. Reizgas-Inhalation.
– Kalzium, z. B. Kalziumkanalblocker-Intoxikation.
– Naloxon, z. B. Opiat-Intoxikation.
– Obidoxim, z. B. Intoxikation mit Pflanzenschutz-mitteln.
– Physostigmin, z. B. Atropin- und Scopolamin-Into-xikationen.
– Sauerstoff, z. B. Kohlenmonoxid-Intoxikation.
– Toluidinblau oder Methylenblau, z. B. Methämo-globinbildner-Intoxikation.
● Transport in die nächste geeignete Akutklinik mit Möglichkeit zur **intensivmedizinischen Versorgung** des Patienten.

3.10 Leitsymptom neurologische Ausfälle

3.10.1 Differenzialdiagnose neurologischer Ausfälle

DEFINITION UND KLINIK: Unter neurologischen Ausfällen versteht man das Auftreten von
● Paresen.
● Sensibilitätsstörungen.
● Sprachstörungen (motorische und/oder sensorische Aphasien).
● Sehstörungen (z. B. Gesichtsfeldausfälle).
● Schwindel.
● Hör- oder Geruchsstörungen.
● Häufig treten auch Bewusstseinsstörungen (S. 57) auf.

ÄTIOLOGIE (AUSWAHL):
● Schlaganfall (S. 86).
● Zerebraler Krampfanfall (S. 87).
● Schädel-Hirn-Trauma (S. 93).
● Hypertensiver Notfall (S. 46).
● Migräne.
● Infektionen, z. B. (Meningo)-Enzephalitis, Sepsis.
● Morbus Menière.

ALLGEMEINE NOTÄRZTLICHE DIAGNOSTIK:
● **Anamnese:** Vorerkrankungen, Dauermedikation, Symptombeginn bzw. -dauer, Rezidivereignis, Trauma?
● **Blutzuckerbestimmung.**
● **Körperliche Untersuchung (inkl. kurze neurologi-sche Untersuchung):**
– Inspektion: Auffälligkeiten?
– Neurologische Tests, z. B. Finger-Nase-Versuch, Beurteilung grobe Kraft: Halbseitensymptomatik, Sensibilitätsstörungen, Sprachstörungen, Seh-störungen, Pupillendifferenz, Reflexe?

● **Basismonitoring**
– EKG: Herzfrequenz?
– Blutdruckmessung: Auffälligkeiten?
– Pulsoxymetrie: Oxygenierung, Pulsfrequenz?

ALLGEMEINE NOTÄRZTLICHE THERAPIE:
● Ggf. kardiopulmonale Reanimation (S. 33).
● Gabe von **Sauerstoff** (5–10 l/min, z. B. über Gesichts-maske), um das Sauerstoffangebot zu verbessern
● Bei respiratorischer Insuffizienz oder verminder-ten Schutzreflexen ggf. Atemwegssicherung durch Narkoseeinleitung, endotracheale Intubation und Beatmung.
● Anlage eines **periphervenösen Zugangs.**
● **Medikamentengabe:**
– Blutdruckwerte zwischen 160 und 220 mmHg anstreben, um einen ausreichenden Hirnperfusi-onsdruck zu gewährleisten → Blutdrucksenkung erst bei Blutdruck > 220 mmHg; bei Patienten mit kardialer Begleitsymptomatik (Angina pectoris, Herzinsuffizienz) frühzeitiger, z. B. durch Gabe von Urapidil 5–10 mg i. v.; Blutdruckerhöhung bei Blutdruck < 130 mmHg z. B. durch fraktioniertes Noradrenalin i. v.

> **CAVE** Keine übermäßige Blutdrucksenkung durch-führen (zerebrale Ischämie möglich)!

– Bei Hypoglykämie (Blutzucker < 70 mg/dl) Normali-sierung des Blutzuckerspiegels, z. B. durch Glukose 50 % 10–20 ml i. v.
– Normalisierung der Körpertemperatur bei Fieber (z. B. Paracetamol 1 g i. v. oder rektal).
– Normalisierung des Flüssigkeitshaushaltes (z. B. Ringer-Lösung 500 ml–1000 ml i. v.).
– Ggf. Sedierung mit kurzwirksamen Medikamenten, z. B. Midazolam 2 mg i. v. (strenge Indikation, nur bei agitierten Patienten, um neurologische Beur-teilbarkeit zu erhalten).
● Transport in eine geeignete Klinik, z. B. 24-stündige Verfügbarkeit von CT, Neurologen und Intensivsta-tion; optimal: Stroke Unit.

> **MERKE** Auf eine medikamentöse Sedierung sollte bei neurologischen Patienten möglichst verzichtet werden, um die Beurteilbarkeit in der Klinik nicht zu erschweren.

3.11 Psychiatrische Leitsymptome: Erregung, Verwirrtheit und Suizidalität

3.11.1 Leitsymptome Erregung, Verwirrtheit und Delir

DEFINITION UND KLINIK: Psychiatrische Erregungszustände sind gekennzeichnet durch:

- **Ziellose Steigerung des Antriebs**, z. B. Umtriebigkeit, Ratlosigkeit, Hektik, Impulsivität, Ideenflucht, Logorrhö.
- **Ziellose Steigerung der Psychomotorik**, z. B. Bewegungsunruhe, Hypermotorik, Tobsucht
- **Affektive Enthemmung** (auf geringste Anlässe intensive emotionale Reaktionen), z. B. Angst, Panik, Euphorie, gesteigerte Aggressivität, Wutausbrüche, (sexuelle) Enthemmung.
- **Kontrollverlust**, z. B. selbst- und fremdzerstörerisches Handeln.
- **Verwirrtheit, Desorientiertheit,** z. B. Realität/Situation wird verkannt, keine örtliche oder zeitliche Orientierung, keine Orientierung zur Person.
- **Delir,** mehrere der o. g. Symptome in Kombination. Auslöser: Entzug, Intoxikation oder Medikamenteneinwirkung.

> **MERKE** Im Gegensatz zum Verwirrtheitssyndrom kann das Delir auch mit ausgeprägten Vigilanzstörungen (z. B. Bewusstlosigkeit) einhergehen.

ÄTIOLOGIE: Psychische und organische Ursachen eines Erregungszustandes sind in *Tab. A-3.8* aufgeführt.

Das **Delir** ist ein psychiatrisches Krankheitsbild mit multiplen Symptomen. Es hat meist eine organische Ursache. Sind zusätzlich vegetative Symptome wie Fieber, Hypertonie, Tachykardie vorhanden, liegt die Letalität bei bis zu 15 %.

NOTÄRZTLICHE DIAGNOSTIK:

- **Anamnese** (falls möglich, ggf. Fremdanamnese): Eigen- und Fremdgefährdung evaluieren (z. B. Suizidabsicht); Erstereignis oder Rezidiv, Dauermedikation, Vorerkrankungen, Orientierung zu Zeit, Ort und Situation?
- **Körperliche Untersuchung** (häufig bei unkooperativen Patienten nicht möglich): sonstige Auffälligkeiten?
- **Basismonitoring:** (falls möglich; wird häufig nicht toleriert)
  - EKG: Auffälligkeiten?
  - Blutdruckmessung: Auffälligkeiten?
  - Pulsoxymetrie: Auffälligkeiten?
  - Blutzuckerbestimmung.

NOTÄRZTLICHE THERAPIE:

> **CAVE** Bei Eigen- oder Fremdgefährdung immer Polizei hinzuziehen sowie Eigenschutz beachten, d. h. sich nur vorsichtig dem Patienten nähern!

- Menschliche Zuwendung, beruhigendes Gespräch.
- Kausale Therapie (falls möglich), z. B. bei Hypoglykämie oder Exsikkose als Auslöser.
- Ggf. Fixierung zum Eigen- oder Fremdschutz (cave: immer adäquat dokumentieren!).
- Falls erforderlich: periphervenösen Zugang legen; meist sehr schwer bei unkooperativen Patienten; ggf. intramuskuläre Applikation der Medikamente erwägen (gleiche Dosierung).
- Medikamentöse Sedierung (z. B. mit Midazolam 2–5 mg i. v. oder Diazepam 2–10 mg i. v.), ggf. antipsychotische Medikation (z. B. Haloperidol 2–5 mg i. v.).
- Bei Hyperventilation Rückatmung von CO_2, z. B. durch Plastiktüte über Mund und Nase halten.
- **Immer Einweisung in eine Klinik**, falls erforderlich in eine geschlossene psychiatrische Abteilung; falls der Patient uneinsichtig ist, erfolgt eine Unterbringung nach Polizeigesetz / Unterbringungsgesetz (PsychKG). „Zwangseinweisung" gegen den Willen des Patienten, ggf. unter Ausübung von Gewalt durch die Polizei.
- **Immer Ausschluss eines somatischen Leidens** mit dem Symptom Erregung oder Verwirrung (z. B. Schlaganfall, Intoxikation).

TAB. A-3.8 Psychische und organische Ursachen eines Erregungszustandes	
Ursachen	**zugrundeliegende Erkrankungen/Störungen**
psychisch	schizophrene Psychosen, affektive Störungen (Depression, Manie), Belastungs- und Anpassungsstörungen, demenzielle Syndrome, Impulskontrollstörungen, Persönlichkeitsstörungen, Hyperventilation
organisch	• hirnorganische Erkrankungen, z. B. hirnorganisches Psychosyndrom (HOPS), zerebrale Durchblutungsstörungen, Demenz, Schädel-Hirn-Trauma • endokrine Störungen und Stoffwechselstörungen, z. B. Hyperthyreose, Hypoglykämie • Intoxikationen (z. B. Pilze), Entzugssyndrome (z. B. Alkohol) Rauschzustände (z. B. Amphetamine) • Medikamenteneinnahme • Dehydration/Exsikkose

3.11.2 Leitsymptom Suizidalität

DEFINITION: Unter Suizidalität versteht man Drang und vorbereitende Handlungen mit dem Ziel der Selbsttötung.

ÄTIOLOGIE: In 90% der Fälle liegen **psychiatrische Erkrankungen** wie beispielsweise eine **Depression**, Suchterkrankungen (v.a. Alkoholabhängigkeit) oder Psychosen vor. Weitere Ursachen sind schwerste (unheilbare) körperliche Erkrankungen sowie Krisensituationen/akute Belastungsreaktionen.

KLINIK:
- Äußerungen über Gefühle von Resignation, Hoffnungslosigkeit, Lebensüberdruss bis hin zu Todesphantasien und vorbereitenden Handlungen.
- Niedergeschlagenheit, Grübeln.
- Verkennen der realen Situation.
- (Versuch der) Selbsttötung (z.B. durch Sprung aus großer Höhe; sich vor den Zug werfen; Aufschneiden von Arterien; Intoxikation mit Schlaf- und Beruhigungsmitteln, Alkohol, Autoabgasen).

NOTÄRZTLICHE DIAGNOSTIK:
- **Anamnese:** Todeswunsch, vorbereitende Handlungen, aktuelle (Krisen-)Situation, frühere Suizidversuche, Erkrankungen (v.a. Depression), Medikamente, Drogen, Alkohol, Fremdgefährdung?
- **Körperliche Untersuchung:** Auffälligkeiten?
- **Basismonitoring:** (falls indiziert) mit EKG, Blutdruckmessung, Pulsoxymetrie: Auffälligkeiten?

NOTÄRZTLICHE THERAPIE:
- **Symptomatik unbedingt ernst nehmen!**

> **MERKE** Wichtigste Maßnahmen sind: Patienten nie alleine lassen sowie menschliche und beruhigende Zuwendung (Gespräch). Suizidgedanken und Suizidabsicht sollten mit dem Patienten besprochen werden, evtl. mit dem Patienten einen „Vertrag" schließen (Abmachung): Patient kommt in eine Klinik (möglichst mit geschlossener Psychiatrie) mit, dafür verspricht man ihm, sich um ihn zu kümmern und ihm nicht zu schaden.

- **Medikamentöse Therapie** zur Überbrückung der Akutsymptomatik erwägen: Sedierung nach gewünschtem Effekt (z.B. mit Midazolam 1–5 mg i.v. oder Diazepam 5–10 mg i.v), ggf. antipsychotische Therapie bei Wahn/Halluzinationen (z.B. mit Haloperidol 2–5 mg i.v.).
- **Bei Eigen- und Fremdgefährdung** Unterbringung nach Polizeigesetz/Unterbringungsgesetz: falls der Patient uneinsichtig ist, erfolgt eine „Zwangseinweisung" gegen den Willen des Patienten in eine geschlossene psychiatrische Abteilung, ggf. unter Ausübung von Gewalt durch die Polizei.
- **Bei erfolgtem Suizidversuch** Therapie der akuten Erkrankung oder vorhandener Verletzungen (z.B. CPR bei Herz-Kreislauf-Stillstand, Antidottherapie bei Intoxikation), dann zunächst Aufnahme in ein Akutkrankenhaus (Innere Medizin, Chirurgie), später erfolgt eine Verlegung in psychiatrische Klinik.

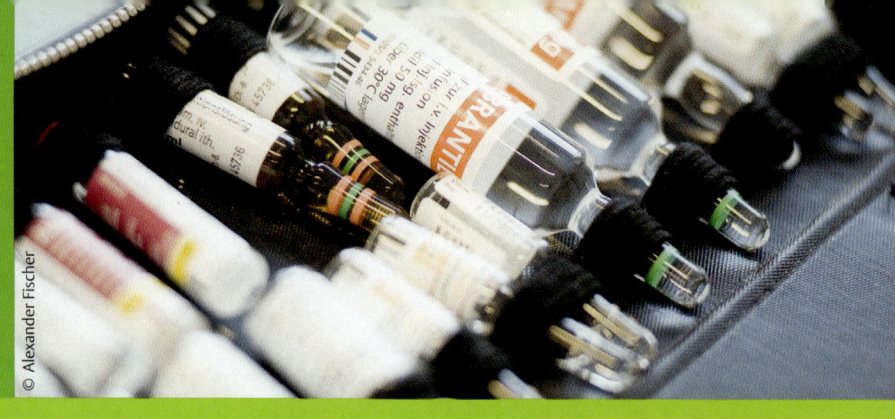
© Alexander Fischer

4 Spezielle Notfälle

4.1 Internistische Notfälle

EinBlick

- Zum akuten Koronarsyndrom (ACS) zählen die Angina pectoris, der Myokardinfarkt ohne ST-Streckenhebung (NSTEMI) und der Myokardinfarkt mit ST-Streckenhebung (STEMI).
- Ein unauffälliges EKG schließt einen Myokardinfarkt nicht aus (Möglichkeit eines Myokardinfarktes ohne ST-Streckenhebung!).
- Beim ACS muss schnellstmöglich mit der Therapie begonnen werden.
- Bei einer Venenthrombose besteht die Gefahr einer Lungenembolie.

4.1.1 Akutes Koronarsyndrom (ACS)

DEFINITION: Das akute Koronarsyndrom umfasst die Krankheitsbilder

- **instabile Angina pectoris** („Ruhe-Angina" → Angina-pectoris-Anfälle in Ruhe; jede erstmalig aufgetretene Angina pectoris; jede Angina pectoris, die nicht auf Medikamente (z.B. Nitroglyzerin) anspricht, sowie eine Angina pectoris mit Zunahme an Häufigkeit oder Intensität der Beschwerden → „Crescendo-Angina").
- **Myokardinfarkt ohne ST-Streckenhebung** (nichttransmuraler Infarkt, **NSTEMI** = non-ST-elevation myocardial infarction).
- **Myokardinfarkt mit ST-Streckenhebung** (transmuraler Infarkt, **STEMI** = ST-elevation myocardial infarction).

Das **akute Koronarsyndrom** ist bei akuter Symptomatik ein **potenziell lebensbedrohlicher Zustand**. Anhand der Symptome kann der Notarzt durch die eingeschränkten diagnostischen Möglichkeiten meist nicht zwischen einer Angina pectoris und anderen Formen des akuten Koronarsyndroms differenzieren.

MERKE Lediglich das 12-Kanal-EKG kann bei ST-Streckenhebungen den Myokardinfarkt (STEMI) beweisen, nicht aber einen NSTEMI ausschließen. Ein unauffälliges EKG bedeutet also nicht, dass der Patient keinen Myokardinfarkt hat! Es besteht immer noch die Möglichkeit, dass ein Myokardinfarkt ohne ST-Streckenhebungen (NSTEMI) vorliegt.

NSTEMI und instabile Angina pectoris lassen sich erst durch diagnostische Maßnahmen in der Klinik (Labordiagnostik: Bestimmung der Marker eines Myokardschadens, z.B. Troponin I/T) voneinander unterscheiden.

ÄTIOLOGIE UND PATHOPHYSIOLOGIE: Die Hauptursache des akuten Koronarsyndroms ist die **koronare Herzerkrankung** (KHK), d.h. die Manifestation der Arteriosklerose an den Koronararterien. Risikofaktoren hierfür sind v.a. Nikotinabusus, arterielle Hypertonie, Diabetes mellitus, Adipositas, familiäre Disposition und Fettstoffwechselstörungen. In der Gefäßwand bilden sich über Jahre hinweg sog. **atherosklerotische Plaques**. Durch Einriss an der Oberfläche einer solchen Plaque („Plaque-Ruptur") kommt es zur Aktivierung des Gerinnungssystems: Thrombozytenaggregation und Bildung eines **gefäßverschließenden Thrombus**. Durch den plötzlichen Blut- bzw. Sauerstoffmangel kann es zum Untergang von kardialen Myozyten kommen.

KLINIK:

- **Leitsymptom: akut einsetzende, länger andauernde (> 20 min) retrosternale Schmerzen** mit einem krampfartigen Engegefühl in der Brust („Stenokardie", „eng zugezogener Gürtel um die Brust", „Brustschmerzen so stark wie noch nie").
- Typisch ist eine **Schmerzausstrahlung** am häufigsten in die linke Schulter/den linken Arm, aber auch nach rechts, in Hals/Kiefer oder Oberbauch (**s. Abb. A-4.1**). Die Schmerzen können auch völlig fehlen („stummer Infarkt").
- Gelegentlich: Herzrhythmusstörungen (bradykard oder tachykard, Extrasystolen).

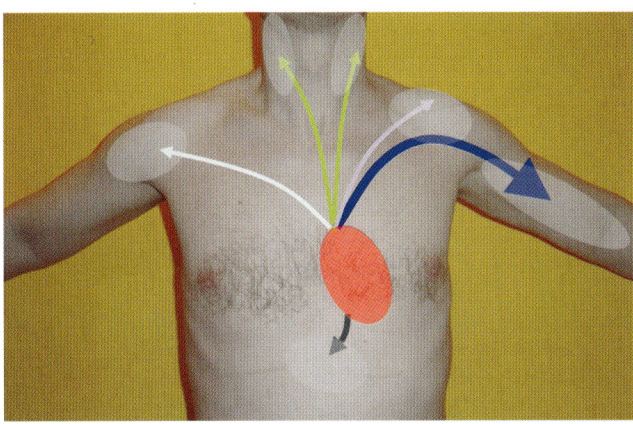

ABB. A-4.1 **Schmerzausstrahlung bei akutem Koronarsyndrom.**

- **Hauptgefahr:** plötzlicher Herztod (durch Kammerflimmern).
- Unspezifische **vegetative Begleitsymptome** sind Übelkeit mit Erbrechen, Kaltschweißigkeit und Blässe, Schwindel sowie Vernichtungsgefühl und Todesangst.
- Durch eine reduzierte Pumpleistung des Herzens kann es zum **kardiogenen Schock** kommen.

> **CAVE** Manifestiert sich das akute Koronarsyndrom im Bereich der **Herzhinterwand**, treten oft **atypische Beschwerden** wie Übelkeit, Erbrechen und epigastrisches Druckgefühl auf. Die Abgrenzung zu Erkrankungen im Bereich des Oberbauchs ist häufig sehr schwierig und aufgrund der eingeschränkten diagnostischen Möglichkeiten nicht immer möglich. Da dies oft zu Fehldiagnosen (z.B. Gastritis anstatt Myokardinfarkt) führt, sollten immer alle zur Verfügung stehenden Möglichkeiten (12-Kanal-EKG) ausgeschöpft werden.

KOMPLIKATIONEN:
- Herzrhythmusstörungen bis hin zu Kammerflimmern oder Asystolie mit Herz-Kreislauf-Stillstand, Reanimationssituation.

- Akute Herzinsuffizienz mit Entwicklung eines kardiogenen Schocks.

NOTÄRZTLICHE DIAGNOSTIK:
- **Anamnese:**
  - Beginn der Symptome?
  - Auslöser der Symptome?
  - Frühere (bekannte) Angina-pectoris-Anfälle)?
  - Bestehende Risikofaktoren, z.B. Nikotinabusus, arterielle Hypertonie (Informationen sind wichtig für den aufnehmenden Internisten)?
  - Dauermedikation (um Interaktionen mit der geplanten notärztlichen Therapie zu vermeiden)?
- **Körperliche Untersuchung:**
  - Inspektion und Palpation des Thorax: Auffälligkeiten?
  - Auskultation des Herzens: Herzrhythmusstörungen, Herzgeräusche?
  - Perkussion des Herzens: z.B. deutlich vergrößertes Herz bei dilatativer Kardiomyopathie
- **Blutdruckmessung:** Ausschluss von Blutdruckentgleisungen als Auslöser/Verstärker, z.B.:
  - Arterielle Hypertonie kann zu erhöhter kardialer Belastung mit erhöhtem Sauerstoffverbrauch des Herzens führen.
  - Arterielle Hypotonie (z.B. im kardiogenen Schock) kann zu regionaler myokardialer Minderperfusion führen.
- **(12-Kanal-)EKG:**
  - ST-Streckenveränderungen geben Hinweise auf eine mögliche myokardiale Ischämie (*s. Abb. A-4.2* u. *Abb. A-4.3*); Infarktlokalisationen *s. Tab. A-4.1*.
  - Bei Vorliegen signifikanter ST-Streckenhebungen: Indikation zur Reperfusionstherapie (Wiedereröffnung des Gefäßes möglichst innerhalb von 90 Minuten nach Schmerzbeginn).
  - Kontinuierliche Überwachung des Herzrhythmus, um potenziell letale Herzrhythmusstörungen sofort erkennen und behandeln zu können.

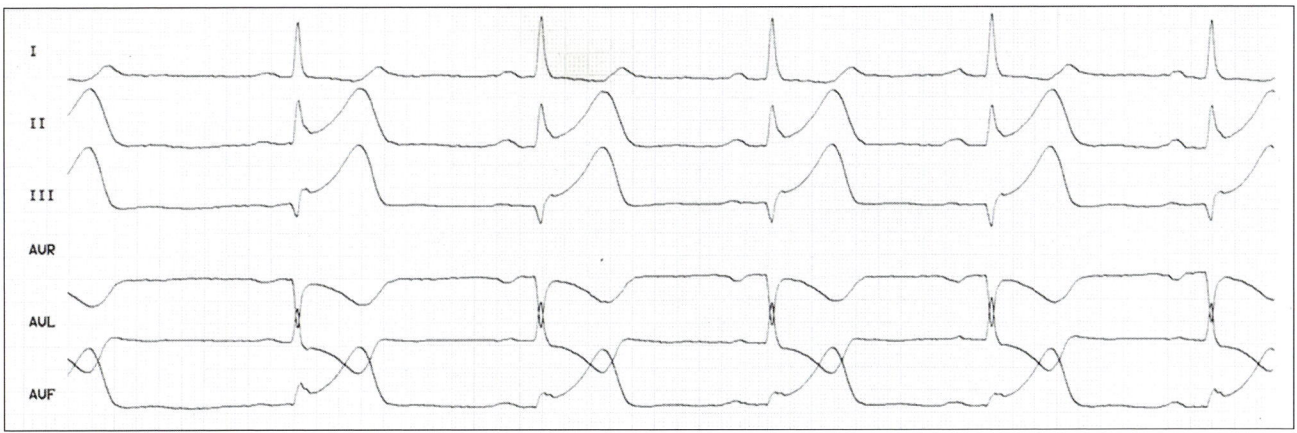

ABB. A-4.2 **EKG eines Patienten mit STEMI:** Signifikante ST-Streckenveränderungen bei myokardialer Ischämie sind in den Ableitungen II, III und AVF zu erkennen (Hinterwandinfarkt).

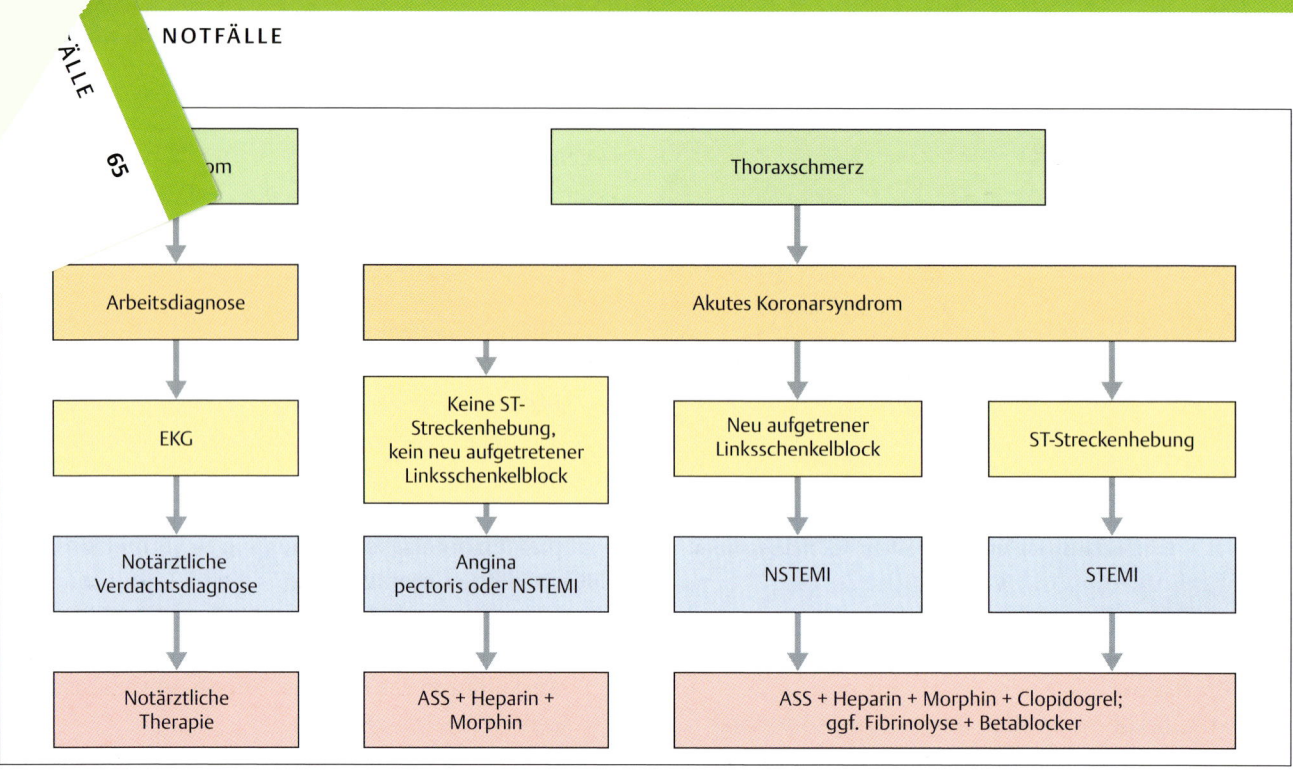

ABB. A-4.3 **Schema zur notärztlichen Diagnostik und Therapie beim akuten Koronarsyndrom.**

TAB. A-4.1 Infarktlokalisationen (nach Hahn J.-M., Checkliste Innere Medizin, Thieme, 2010)		
Infarktlokalisation	**betroffene Koronararterien**	**EKG-Veränderungen**
großer Vorderwandinfarkt	proximaler RIVA-Verschluss	I, aVL, (V1), V2, V3, V4, V5, (V6)
Anteroseptalinfarkt	periphere RIVA-Anteile und Ramus septalis anterior	V1, V2, V3, (V4)
apikaler Vorderwandinfarkt	periphere RIVA-Anteile	V3, V4, V5
Anterolateralinfarkt	periphere RIVA-Anteile und Ramus diagonalis	I, (II), aVL, (V3), V4, V5, V6
Inferolateralinfarkt	Ramus marginalis sinister	II, III, aVF, V5, V6, (V7, V8, V9)
inferiorer Hinterwandinfarkt	periphere RCA-Anteile oder Ramus circumflexus	II, III, aVF, (V7, V8, V9)
posteriorer Hinterwandinfarkt	periphere Anteile des Ramus circumflexus	V7, V8, V9, invers in V1 und V2
rechtsventrikulärer Infarkt	abhängig vom Versorgungstyp	V1, V2, V3, V4, V5

– Neu aufgetretener Linksschenkelblock als Hinweis auf einen akuten Myokardinfarkt.
● Durch die **Pulsoxymetrie** erfolgt eine Überwachung einer suffizienten Oxygenierung. Zudem erhält man visuelle und akustische Informationen über Herzrhythmus bzw. Herzrhythmusstörungen und die Pulsfrequenz.

NOTÄRZTLICHE THERAPIE:

MERKE Bereits während der kontinuierlichen Überwachung der Herz-Kreislauf-Funktion (EKG, Blutdruckmonitoring, Pulsoxymetrie) muss so rasch wie möglich mit der Therapie begonnen werden. Maligne (tachykarde) Herzrhythmusstörungen (z. B. Kammertachykardie oder Kammerflimmern) sind die Hauptursache für Todesfälle in der Frühphase des akuten Myokardinfarktes. Ein Defibrillator muss immer verfügbar sein!

● Ggf. kardiopulmonale Reanimation (S. 33).
● Ggf. Gabe von **Sauerstoff** (2–4 l/min, z. B. über Gesichtsmaske), um das Sauerstoffangebot zu verbessern; bei respiratorischer Insuffizienz/verminderten Schutzreflexen ggf. Atemwegssicherung durch Narkoseeinleitung, endotracheale Intubation und Beatmung.
● **Lagerung:**
  – Oberkörperhochlagerung (z. B. sitzend) bei kreislaufstabilen Patienten zur Senkung der kardialen Vorlast und Verbesserung der Atemfunktion.
  – Leichte Oberkörperhochlagerung bei kardiogenem Schock.
  – Flachlagerung bei kreislaufinstabilen Patienten.
● Anlage **eines periphervenösen Zugangs.**
● **Medikamentengabe:**
  – **Nitroglyzerin-Spray** (2 Hübe sublingual, ggf. wiederholen) zur Senkung der Vorlast und Verbesserung der Herzdurchblutung → cave: nur bei systolischen Blutdruckwerten > 90 mmHg!

- **Opioid** (Morphin 3–5 mg i. v. fraktioniert, repetitiv bis zur Schmerzfreiheit) zur Analgesie und Anxiolyse; ggf. zuvor Gabe eines **Antiemetikums** (z. B. Dimenhydrinat 62 mg i. v.) erwägen, um eine opioidinduzierte Übelkeit zu vermeiden bzw. zu behandeln.
- **Acetylsalicylsäure** (z. B. Aspirin, 160–325 mg i. v.) zur Thrombozytenaggregationshemmung.
- **Heparin** (70 IE/kg KG, alternativ niedermolekulare Heparine) zur Antikoagulation.
- **Clopidogrel** 600 mg p. o. als sog. „Loading dose" zur Thrombozytenaggregationshemmung.
- Ggf. **Benzodiazepin** (z. B. Midazolam 1–2 mg i. v.) zur Sedierung und Anxiolyse.
- Ggf. **Betablocker** (z. B. Metoprolol 1–5 mg i. v. fraktioniert) bei hochnormaler oder erhöhter Herzfrequenz (und Blutdruck > 100 mmHg).
- Bei Hypovolämie oder Hypotonie nur vorsichtige Volumengabe.
- Ggf. Katecholamintherapie (z. B. Noradrenalin über Perfusor) bei therapierefraktären hypotonen Phasen (= kardiogener Schock) → Ziel-Blutdruck 100 mmHg systolisch.
- Evtl. prähospitale Fibrinolysetherapie (s. u.).
- Transport in ein kardiologisches Zentrum mit Möglichkeit zur Koronarintervention, d. h. Herzkatheteruntersuchung mit Koronarangiografie und perkutaner transluminaler Koronarangioplastie (PTCA, PCI).

> **MERKE**
> - Beim kardiogenen Schock sollten keine Schocklagerung und keine übermäßige Volumengabe erfolgen, da hier kein Volumenmangel, sondern ein kardiales Pumpversagen den Schock verursacht hat (Gefahr einer Verschlechterung der kardialen Pumpfunktion).
> - Die Applikation von Nitroglyzerin sollte nur bei systolischen Blutdruckwerten über 90 mmHg und nach Anlage eines periphervenösen Zugangs erfolgen, da Nitroglyzerin ausgeprägte Hypotonien verursachen kann.
> - Durch den schmerzbedingten Stress wird der myokardiale Sauerstoffverbrauch erhöht. Durch Gabe eines Analgetikums (Empfehlung: Morphin) kann der Schmerz reduziert und somit der myokardiale Sauerstoffverbrauch gesenkt werden.

VORAUSSETZUNGEN FÜR DIE DURCHFÜHRUNG EINER PRÄKLINISCHEN FIBRINOLYSE:
- Am besten Absprache mit dem aufnehmenden Arzt der Zielklinik, ob eine präklinische Fibrinolyse durchgeführt werden sollte oder ob eine Koronarintervention fristgerecht erfolgen kann.
- Beginn der Beschwerden: < 6 Stunden (beste Ergebnisse bei Beschwerdebeginn < 2 Stunden).

- Empfohlen bei Zeitgewinn gegenüber Katheterintervention von 60 Minuten innerhalb der ersten 2 Stunden und von 90 Minuten nach > 2–6 Stunden.
- Arzt muss mit der Methode und dem Medikament vertraut sein.
- Das Fibrinolytikum (z. B. Tenecteplase) muss auf arztbesetzten Rettungsmitteln (NEF, NAW, RTH) verfügbar sein.
- Im 12-Kanal-EKG signifikante ST-Streckenhebungen in mindestens 2 benachbarten Brustwand- (> 0,2 mV) oder 2 Extremitätenableitungen (> 0,1 mV) oder neu aufgetretener Linksschenkelblock.

Kontraindikationen wie z. B. eine manifeste Blutung, Gerinnungsstörungen, ein Schlaganfall, eine hypertensive Entgleisung, eine Schwangerschaft sowie eine größere OP innerhalb der letzten Monate müssen ausgeschlossen werden.

4.1.2 Lungenembolie

DEFINITION: Bei der Lungenembolie wird eine **Lungenarterie** akut durch einen Embolus (z. B. Blutkoagel, Fett, Luft, Fruchtwasser, Tumormaterial) verlegt.

ÄTIOLOGIE UND PATHOPHYSIOLOGIE: Ursprungsort des Embolus ist meist eine **Thrombose im Bereich der tiefen Beinvenen**. **Risikofaktoren** für deren Entstehung sind u. a. **Immobilisierung** (Bettruhe, längere Flugreisen), **Rechtsherzinsuffizienz**, **Trauma/Operation** (v. a. Becken, Beine), Schwangerschaft, orale Kontrazeptiva und angeborene/erworbene Gerinnungsstörungen (z. B. Protein-C- und Protein-S-Mangel). Pathogenetisch entstehen Thromben durch venöse Stase, Gefäßwandschädigung und Aktivierung der Blutgerinnung (sog. **Virchow-Trias**). Lösen sich Thrombusanteile und gelangen in die Lungenstrombahn (= Embolus), führt dies zu einer **akuten Verlegung** eines Teils des pulmonalarteriellen Gefäßbetts („Thromboembolie"). Akut nimmt der Lungengefäßwiderstand zu, der pulmonalarterielle Druck steigt auf über 30–40 mmHg. Die Folge ist eine **akute Rechtsherzbelastung** (akutes Cor pulmonale) bis hin zur akuten Rechtsinsuffizienz. Gleichzeitig kommt es durch die verminderte Füllung des linken Herzens zum Abfall des Herzzeitvolumens mit Vorwärtsversagen (Linksherzinsuffizienz), bei einer ausgedehnten Lungenembolie bis hin zum **kardiogenen Schock**. Die Ventilation der Lunge ist ungestört, jedoch nicht die Perfusion, so dass das Blut nicht mehr ausreichend oxygeniert werden kann. Es resultiert eine **Hypoxämie**.

KLINIK: Viele Lungenembolien werden klinisch nicht erkannt, weil keine typischen Symptome vorliegen. Häufig sind jedoch die folgenden Symptome in unterschiedlicher Ausprägung und wechselnder Kombination vorhanden:

- **Dyspnoe, Tachypnoe** (ca. 85 %).
- **Atemabhängige Thoraxschmerzen** (ca. 85 %).
- Tachykardie (ca. 60 %).
- Angst, Unruhe (ca. 60 %).
- Hustenreiz (ca. 50 %).

Wesentlich seltener, u. a. abhängig von der Schwere der Lungenembolie, sind: Hämoptysen, arterielle Hypotonie, Zyanose, obere Einflussstauung (Halsvenenstauung), Schock, Herz-Kreislauf-Stillstand.

NOTÄRZTLICHE DIAGNOSTIK:

- **Anamnese:** Wichtig sind Fragen nach Risikofaktoren (z. B. längere Immobilisation, Trauma, OP), Symptomen wie z. B. atemabhängigem Thoraxschmerz, Dyspnoe, Husten sowie Fragen nach der Dauer der Symptome und der Schmerzcharakteristika (z. B. für differenzial-diagnostische Überlegungen). Zudem sollte der Patient hinsichtlich Vorerkrankungen befragt werden.
- **Körperliche Untersuchung:**
  - Inspektion: obere Einflussstauung (Halsvenenstauung), Zyanose, Zeichen einer tiefen Beinvenenthrombose (Beinschwellung, Umfangsdifferenz zwischen beiden Beinen, Zyanose)?
  - Auskultation der Lunge: meist unauffällig, selten minderbelüftete Areale (abgeschwächtes oder nicht vorhandenes Atemgeräusch).
- **Basismonitoring:**
  - EKG: Tachykardie, Hinweise auf Rechtsherzbelastung?
  - Blutdruckmessung: arterielle Hypotonie?
  - Pulsoxymetrie: erniedrigte Sauerstoffsättigung, Pulsfrequenz?

> **MERKE** In 50 % der Fälle finden sich im EKG Hinweise auf eine Lungenembolie; diese treten infolge der Rechtsherzbelastung auf. Hierzu zählen:
> - SIQIII-Typ (tiefes S in Ableitung I, tiefes Q in Ableitung III) (s. Abb. 4.4).
> - Inkompletter Rechtsschenkelblock.
> - ST-Streckenhebung in Ableitung III.
> - T-Negativierungen in Ableitungen III, V1–V3.
> - P-pulmonale (P-Wellenhöhe > 0,25 mV in Ableitung II).

NOTÄRZTLICHE THERAPIE:

- Ggf. kardiopulmonale Reanimation (S. 33).
- Gabe von **Sauerstoff** (mindestens 4–6 l/min, z. B. über Gesichtsmaske), um das Sauerstoffangebot zu verbessern; bei respiratorischer Insuffizienz ggf. Atemwegssicherung und Beatmung.
- **Immobilisation**, z. B. sitzende Lagerung beim wachen Patienten oder Flachlagerung beim beatmeten Patienten, zur Verhinderung einer weiteren Embolie.
- Anlage von mindestens einem **periphervenösen Zugang.**
- Medikamentengabe:
  - **Heparin** (5000–10000 IE i. v. im Bolus) zur Antikoagulation.
  - **Fibrinolytikum** (z. B. rt-PA, Tenecteplase, Alteplase, Streptokinase oder Urokinase) zur Auflösung des Embolus erwägen → cave: evtl. Kontraindikationen, z. B. OP innerhalb der letzten Monate; kritisch mit dem Nutzen der Fibrinolyse abwägen!
  - **Volumentherapie** (z. B. Ringer-Lösung oder HAES 500 ml i. v.) zur Kreislaufstabilisierung.
  - **Katecholamine** (z. B. Noradrenalin über Perfusor) zur Kreislaufstabilisierung → Zielblutdruck 100 mmHg systolisch.
  - **Opioid** (Morphin 3–5 mg i. v. fraktioniert, repetitiv bis zur Schmerzfreiheit) zur Analgesie und Anxiolyse; ggf. zuvor Gabe eines **Antiemetikums** (z. B. Dimenhydrinat 62 mg i. v.) erwägen, um eine opioidinduzierte Übelkeit zu vermeiden bzw. zu behandeln.
- Um eine weitere Embolie zu verhindern, ist ein rascher, aber schonender Transport in die nächste geeignete Klinik nötig. Dort erfolgt ggf. eine weitere Diagnosesicherung durch eine Echokardiografie, ein Thorax-CT oder eine Angiografie und eine Intensivtherapie.

> **MERKE** Falls eine Reanimation erforderlich ist: Wird bei Verdacht auf eine Lungenembolie eine Lysetherapie während der Reanimation durchgeführt, müssen die Wiederbelebungsmaßnahmen über mindestens 60 bis 90 Minuten durchgeführt werden.

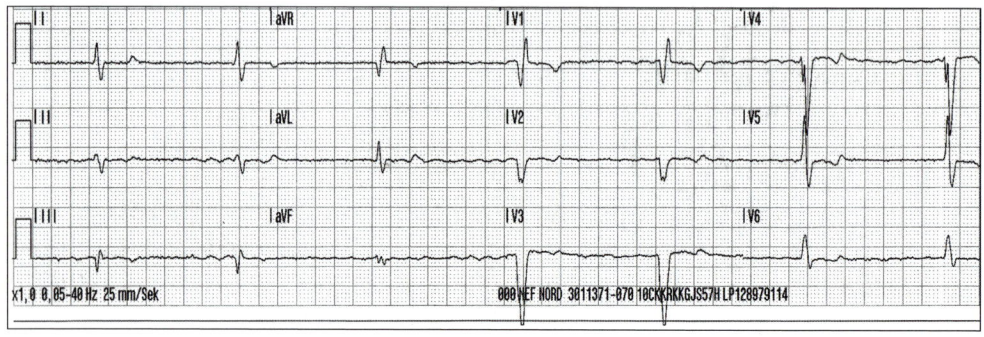

ABB. A-4.4 **EKG bei Lungenembolie: SIQIII-Typ.**

- Reanimationsmaßnahmen sollten bei einer Lungenembolie länger als sonst üblich durchgeführt werden, weil es zur Fragmentierung des Thrombus durch die Thoraxkompressionen kommen kann und weil relativ häufig jüngere Patienten betroffen sind. Somit liegt ein zusätzlicher Faktor für eine verhältnismäßig lange CPR vor.

4.1.3 Lungenödem

DEFINITION: Unter einem Lungenödem versteht man den Übertritt von Flüssigkeit aus den Lungenkapillaren anfangs in das Lungeninterstitium (**interstitielles Lungenödem**), später auch in den Alveolarraum (**alveoläres Lungenödem**).

ÄTIOLOGIE: Häufigste Ursache eines Lungenödems ist eine **akute oder chronische Linksherzinsuffizienz**. Diese kann z.B. durch Myokardinfarkt, hypertensive Krise, Myokarditis, tachy- oder bradykarde Herzrhythmusstörungen oder dekompensierte Herzklappenerkrankungen entstanden sein. Durch die Linksherzinsuffizienz staut sich das Blut vor dem linken Ventrikel in den Lungenkreislauf zurück. Dies führt zu einem Druckanstieg im Lungenkreislauf.

Seltener sind **nichtkardiale Ursachen** für ein Lungenödem verantwortlich:

- Abfall des onkotischen Drucks durch massive Überwässerung, z.B. bei akuter oder chronischer **Niereninsuffizienz.**
- Permeabilitätssteigerung der Lungenkapillaren bei **allergischer Ursache** (z.B. anaphylaktischer Schock) oder **toxischer Ursache** (z.B. Reizgase, Magensaftaspiration).
- Erniedrigung des Alveolardrucks, z.B. als Postexpansionslungenödem nach Punktion eines großen Pleuraergusses.

PATHOPHYSIOLOGIE: Übersteigt der hydrostatische Druck im pulmonalen Gefäßbett die entgegengerichteten Drücke (Gewebedruck, Alveolardruck, onkotischer Druck), kommt es zum Flüssigkeitsaustritt aus den Gefäßen in das Lungengewebe und im Verlauf in den Alveolarraum. Dadurch wird die **Diffusionstrecke für den Sauerstoff erhöht** und der **Gasaustausch zwischen Alveolen und Kapillaren erschwert**. Es kommt konsekutiv zur **Hypoxämie**. Sekundär kann sich im weiteren Verlauf durch den Rückstau des Blutes im Lungenkreislauf auch eine Rechtsherzinsuffizienz entwickeln.

KLINIK:
- **Dyspnoe, Tachypnoe, Orthopnoe.**
- Hustenreiz, evtl. mit rötlichem und schaumigem Sputum.

- Zyanose der Schleimhäute und Akren.
- Vegetative Symptome (Unruhe, Kaltschweißigkeit, Blässe).
- Tachykardie, Blutdruckabfall bis hin zum Schock, aber auch Hypertonie möglich.
- Evtl. Zeichen der akuten Rechtsherzinsuffizienz, wie gestaute Halsvenen, Unterschenkelödeme (Knöchel, prätibial), Nykturie.

NOTÄRZTLICHE DIAGNOSTIK:
- **Anamnese:** Ursachensuche (z.B. Herzerkrankungen, Rauchgasexposition), Vorerkrankungen, Dauermedikation?
- **Körperliche Untersuchung:**
  - Inspektion: Zeichen der Links- und Rechtsherzinsuffizienz, Atemfrequenz, Atemmuster?
  - Auskultation der Lunge: fein- bis grobblasige Rasselgeräusche („Brodeln"), Dämpfungen?
- **Basismonitoring:**
  - (12-Kanal-)EKG: evtl. Hinweise auf auslösende Faktoren (z.B. Hinweise auf Myokardinfarkt, Herzrhythmusstörungen, Tachykardie)?
  - Blutdruckmessung: reaktive akute Hypertonie (z.B. durch Stress), kardiogener Schock?
  - Pulsoxymetrie: erniedrigte Sauerstoffsättigung, Herzrhythmusstörungen, Pulsfrequenz?

NOTÄRZTLICHE THERAPIE:
- Ggf. kardiopulmonale Reanimation (S. 33).
- Gabe von **Sauerstoff** (z.B. 10–12 l/min über Maske) zur Verbesserung des Sauerstoffangebots; ggf. noninvasive Ventilation (NIV); bei respiratorischer Insuffizienz/verminderten Schutzreflexen ggf. Atemwegssicherung durch Narkoseeinleitung, endotracheale Intubation und Beatmung.
- **Sog. „Herzlagerung":** Oberkörperhochlagerung und tiefgelagerte Beine (S. 21) → durch die tiefgelagerten Beine wird der venöse Rückstrom zum Herzen und dadurch der hydrostatische Druck in der Lunge reduziert; zusätzlich kann auch eine Stauung der Extremitäten Linderung verschaffen („unblutiger Aderlass").
- Anlegen eines **periphervenösen Zugangs.**
- **Medikamentengabe:**
  - **Schleifendiuretikum** (z.B. Furosemid 40 mg i.v.) zur Vorlastsenkung und Volumenreduktion.
  - **Nitroglyzerin-Spray** (z.B. 2–3 Hübe sublingual) bei Blutdruck (systolisch) > 100 mmHg zur venösen Vasodilatation, damit Vorlastsenkung) und auch zur Optimierung der koronaren Durchblutung.
  - **Betablocker** (z.B. Metoprolol 1–10 mg fraktioniert i.v.) zur Senkung der Herzfrequenz, Erniedrigung des peripheren Widerstandes (Nachlastsenkung) und damit Entlastung des Herzens → cave: relative Kontraindikation bei Herzinsuffizienz!

...ensivum (z. B. Urapidil 5–50 mg frak-
... zur Verminderung des myokardialen
...rbrauchs bei akuter Hypertonie.
... Morphin 2–10 mg i. v. fraktioniert) zur
...nd Analgesie.
  – Zurückhaltende Volumentherapie (nur zum Offen-
    halten des Zugangs).
- Zusätzlich – falls möglich – **kausale Therapie**, z. B.:
  – Akuter Myokardinfarkt (S. 64).
  – Hypertensiver Notfall (S. 46).
  – Herzrhythmusstörung (S. 41).
  – Niereninsuffizienz: symptomatische Therapie, z. B.
    mit Diuretikum Furosemid 20–40 mg i. v.
  – Anaphylaktischer Schock (s. u.).
  – Toxisches Lungenödem: Beclomethason-Aerosol
    oder Fenoterol (2–4 Hübe initial, dann in regel-
    mäßigen Abständen 1–2 Hübe nach Symptomatik),
    alternativ Prednisolon (250 mg i. v.) zur Entzün-
    dungshemmung und Bronchodilatation.
- Rascher Transport in die nächste geeignete Klinik.

> **TIPP** Bei der Beatmung von Patienten mit Lun-
> genödem wirkt sich ein leicht erhöhter PEEP (z. B.
> 5–10 cm H_2O) deutlich positiv aus, da die Extravasa-
> tion von Flüssigkeit in die Alveolen vermindert oder
> sogar rückgängig gemacht wird.

4.1.4 Anaphylaxie

DEFINITION: Unter Anaphylaxie (anaphylaktische Reaktion) versteht man eine **allergische Reaktion Typ I**, die
durch Reaktion eines Allergens mit vorbestehenden IgE-
Antikörpern eine massive (systemische) Ausschüttung
von Histamin und weiterer Mediatoren verursacht. Die
anaphylaktoide Reaktion ist hingegen eine direkte und
antikörperunabhängige eines Stoffes mit der Mastzel-
le, die ebenfalls zur Histamin- und Mediatorfreisetzung
führt. Klinisch unterscheiden sich die beiden Reaktionen
nicht, die anaphylaktoide Reaktion kann aber – im Gegensatz zur anaphylaktischen Reaktion – bereits bei erst-
maliger Gabe eines Medikaments auftreten.

> **MERKE** Zwischen einer anaphylaktischen Reaktion
> und einer anaphylaktoiden Reaktion kann präklinisch
> nicht unterschieden werden.

ÄTIOLOGIE: Kontakt mit einem Stoff, auf den der Kör-
per allergisch reagiert. Prinzipiell kann jeder Stoff Auslö-
ser sein:
- Insektenstiche, z. B. Wespen- oder Bienengift.
- Medikamentengabe.
- Nahrungsmittel.

KLINIK: Die allergischen Reaktionen werden in 4 Stadien eingeteilt (**s. Tab. A-4.2**). Die Symptomatik reicht
von vernachlässigbaren Beschwerden bis hin zum Herz-
Kreislauf-Stillstand.

NOTÄRZTLICHE DIAGNOSTIK:
- **Anamnese:** bekannter Auslöser, seit wann? Welche
  Beschwerden? Allergieausweis vorhanden? Wärme-
  gefühl? Atemnot? Erstereignis?
- **Körperliche Untersuchung:**
  – Inspektion: Urtikaria? Quaddeln? Rötung?
  – Auskultation: Hinweis auf Bronchospastik?
  – Schocksymptomatik?
- **Basismonitoring:**
  – EKG: Herzfrequenz, Herzrhythmusstörungen?
  – Blutdruckmessung: Hypotension ist häufig.
  – Pulsoxymetrie: Oxygenierung ausreichend, Puls-
    frequenz?

NOTÄRZTLICHE THERAPIE:
- Die Therapiemaßnahmen werden eskalierend durch-
  geführt und orientieren sich an der vorhandenen
  Symptomatik (**s. Tab. A-4.2**).
- Entfernen des auslösenden Agens.
- Mindestens 1–2 großlumige periphervenöse Zugänge
  etablieren; ggf. intraossärer Zugang.
- Bei leichten Reaktionen genügt die Applikation eines
  H1- und H2-Blockers (z. B. 1–2 Ampullen Dimetinden
  und Ranitidin) plus Corticoid (z. B. Methylprednisolon
  250–500 mg)

TAB. A-4.2	Stadieneinteilung bei einer anaphylaktischen Reaktion	
Stadium	**Symptome**	**Therapie**
I	Disseminierte Hautreaktion (Urtikaria, Flush), bei wachen Patienten Unwohlsein, Kopfschmerzen	H1- und H2-Blocker (z. B. Dimetinden und Ranitidin), Cortico-id (z. B. Methylprednisolon 250 mg)
II	Kreislaufdysregulation, Dyspnoe, bei wachen Patienten Stuhl- und Urindrang, ggf. Erbrechen	zusätzlich zu I: großzügige Volumensubstitution mit kristallinen oder kolloidalen Volumenersatzmitteln
III	Schock, Bronchospasmus, Bewusstseinstrübung	zusätzlich zu I+II: Adrenalin i. v. (10 µg-Boli nach Wirkung, dann über Perfusor)
IV	Herz-Kreislauf-Stillstand	Reanimation nach den aktuellen Leitlinien

- Bei einer hämodynamischen Beeinträchtigung zusätzliche großzügige Volumensubstitution mit kristallinen oder kolloidalen Volumenersatzmitteln.
- Ist die Hypotension persistierend zusätzlich Adrenalin i. v. (10 µg-Boli nach Wirkung, dann über Perfusor)
- Ggf. Reanimation (S. 33).

4.1.5 Akuter Verschluss einer Extremitätenarterie

DEFINITION UND PATHOPHYSIOLOGIE: Der akute Verschluss einer Extremitätenarterie (durch Embolie, Thrombose) führt zu einer Minderperfusion distal der Obstruktion (Ischämie). Im Verlauf entstehen teils **stärkste Schmerzen** durch die resultierende **Gewebehypoxie**.

ÄTIOLOGIE:
- pAVK, Durchblutungsstörungen.
- Gerinnungsstörungen (angeboren, erworben).
- Absolute Arrhythmie mit Thromboembolie.
- Nach Trauma, z. B. Gefäßdefekte.

KLINIK:
- Schmerzen in der betroffenen Extremität, auch Ruheschmerz.
- Kalte und blasse Haut distal des Verschlusses.
- Dysästhesien, Kribbeln, evtl. „Brennen wie Feuer".
- Pulse distal des Thrombus nicht oder nur sehr schwach tastbar.
- Bewegungsdrang.

NOTÄRZTLICHE DIAGNOSTIK:
- **Anamnese:** Rezidivereignis, Dauermedikation erfragen (z. B. Antikoagulanzien?), Vorerkrankungen (z. B. Herzrhythmusstörungen), Schmerzbeginn (Ischämiezeit)?
- **Körperliche Untersuchung:**
  - Inspektion: Hautfarbe, Abschätzung der Lokalisation des Verschlusses, Ausmaß der Ischämie?
  - Auskultation der Pulse: Sind die Pulse überhaupt vorhanden, Hinweis auf Stenose?
  - Palpation: Hauttemperatur, Abschätzung der Lokalisation des Verschlusses.
- **Basismonitoring:**
  - EKG: Herzfrequenz, Herzrhythmusstörungen (evtl. Auslöser)?
  - Blutdruckmessung: Hypotension kann die Beschwerden verstärken.
  - Pulsoxymetrie: Oxygenierung ausreichend, Pulsfrequenz?

NOTÄRZTLICHE THERAPIE: Die notärztliche Behandlung ist lediglich **symptomatisch**, eine kausale Therapie ist nur in der Klinik möglich:

- Gabe von **Sauerstoff** (z. B. 4–6 l/min) zur Verbesserung des Sauerstoffangebots und der Oxygenierung; bei respiratorischer Insuffizienz/verminderten Schutzreflexen ggf. Atemwegssicherung durch Narkoseeinleitung, endotracheale Intubation und Beatmung.
- **Flachlagerung oder Tieflagerung der betroffenen Extremität** (→ kann die Perfusion aufgrund des erhöhten hydrostatischen Drucks verbessern und deshalb die Beschwerden mindern) **sowie ruhig lagern**, evtl. schienen.
- Anlage eines **periphervenösen Zugangs**.
- **Medikamentengabe:**
  - **Infusionslösung** (z. B. Ringer-Lösung 1000 ml i. v. oder kolloidales Volumenersatzmittel 1000 ml i. v.) zur Volumentherapie.
  - **Analgetika**, z. B. Metamizol 2 g i. v., evtl. Esketamin 0,5 mg/kg KG i. v. oder Fentanyl 2 µg/kg KG i. v.
  - **Heparin** zur Antikoagulation (z. B. 5000 IE i. v.).
  - **Katecholamintherapie** bei ausgeprägter therapierefraktärer Hypotension (z. B. Noradrenalin oder Adrenalin i. v. über Perfusor).
- Transport in die nächste geeignete Klinik, möglichst mit gefäßchirurgischer Abteilung.

4.1.6 Akuter Verschluss einer Extremitätenvene

DEFINITION UND PATHOPHYSIOLOGIE: Der Verschluss einer Extremitätenvene ist Folge einer **Thrombose** (sog. Venenthrombose). Die Pathogenese der Thrombose wird durch die **Virchow-Trias** zusammengefasst: Endothelschaden, Blutstromveränderungen (Stase im Gefäßbett) und Veränderungen der Blutgerinnung können eine Thrombose bedingen.

ÄTIOLOGIE: Ätiologisch sind die **Ruhigstellung einer Extremität** (z. B. durch Gips oder nach längeren Reisen → Reisethrombose), ein **Trauma**, **Gerinnungsstörungen**, eine **Thrombophlebitis**, **Krampfadern** sowie eine genetische **Prädisposition** (z. B. Protein-C- oder Protein-S-Mangel) von Bedeutung.

KLINIK: In der Extremität bestehen **Schmerzen**, die **Haut** ist häufig **gerötet und überwärmt**. Zudem ist die Extremität typischerweise **geschwollen**, evtl. bestehen Ödeme. Auch sind evtl. Zeichen einer (begleitenden) Lungenembolie möglich.

> **CAVE** Die schwerwiegendste Komplikation einer Venenthrombose ist die Lungenembolie (S. 67)!

NOTÄRZTLICHE DIAGNOSTIK:

- **Anamnese:** Rezidivereignis, Dauermedikation, Vorerkrankungen (z. B. Trauma, Gerinnungsstörungen), längere Immobilisation (z. B. Reise, OP)?
- **Körperliche Untersuchung:**
  - Inspektion: Rötung, Schwellung, Ödeme?
  - Auskultation: evtl. Hinweise auf Lungenembolie?
  - Palpation: Verletzungen, Frakturen, Überwärmung, Druckschmerz?
- **Basismonitoring:**
  - EKG: z. B. Herzfrequenz?
  - Blutdruckmessung: Auffälligkeiten?
  - Pulsoxymetrie: Oxygenierung ausreichend, Pulsfrequenz?

NOTÄRZTLICHE THERAPIE: Eine kausale Therapie ist nur in der Klinik möglich. Die notärztlichen Maßnahmen beschränken sich im Wesentlichen auf die **symptomatische Therapie**:

- Gabe von **Sauerstoff** (z. B. 4–6 l/min) zur Verbesserung des Sauerstoffangebots; bei respiratorischer Insuffizienz/verminderten Schutzreflexen ggf. Atemwegssicherung durch Narkoseeinleitung, endotracheale Intubation und Beatmung.
- **Hochlagerung der betroffenen Extremität** → reduziert die Perfusion aufgrund des erniedrigten hydrostatischen Drucks und dadurch auch die Beschwerden.
- Anlage eines **periphervenösen Zugangs.**
- **Medikamentengabe:**
  - **Infusionslösung** (z. B. Ringer-Lösung 1000 ml i. v. oder kolloidales Volumenersatzmittel 1000 ml i. v.) zur Volumentherapie.
  - **Analgetika**, z. B. Metamizol 2 g i. v., evtl. Esketamin 0,5 mg/kg KG i. v. oder Fentanyl 2 μg/kg KG i. v.
  - Heparin zur Antikoagulation (z. B. 5000 IE i. v.).
  - Ggf. Blutdrucknormalisierung (Antihypertensiva oder Katecholamine).
- Transport in die nächste geeignete Klinik, möglichst mit gefäßchirurgischer Abteilung.
- Mögliche (begleitende) Lungenembolie beachten und ggf. vorrangig therapieren (S. 68).

4.1.7 Blutzuckerentgleisung

DEFINITION: In Abhängigkeit vom gemessenen Blutzuckerwert handelt es sich um eine

- **Hyperglykämie:** bei Blutzucker (BZ) > 140 mg/dl bzw. > 7,8 mmol/l.
- **Hypoglykämie:** bei Blutzucker < 70 mg/dl bzw. < 3,9 mmol/l.
- **Schwere Hypoglykämie:** bei Blutzucker < 40 mg/dl bzw. < 2,2 mmol/l.

ÄTIOLOGIE:

- **Hyperglykämie:** Hyperglykämische Blutzuckerentgleisungen können bei Diabetes mellitus durch eine zu geringe Insulin- oder orale Medikamentendosis oder Diätfehler bedingt sein sowie durch eine fehlerhafte Infusionstherapie mit zu großen Mengen Glukoselösungen.
- **Hypoglykämie:** Hypoglykämien können ihre Ursache in einer zu hohen Insulindosis, Diätfehlern, einem Infekt oder durch körperliche Belastung haben. Zudem kommen als Ursachen für Hypoglykämien eine fehlerhafte Infusionstherapie durch zu geringe Mengen von Glukoselösungen, eine Insulinüberdosierung in (Selbst-)Tötungsabsicht, Alkoholkonsum (alkoholinduzierte Hypoglykämie) und insulinproduzierende Tumoren in Betracht.

PATHOPHYSIOLOGIE: Bei **Hyperglykämie** wird in der Niere das Transportmaximum von Glukose überschritten, so dass Glukose renal ausgeschieden wird. Folge ist eine osmotische Diurese mit großem Wasser- (Polyurie) und Elektrolytverlust; daraus resultieren eine Dehydratation und Durst. Wegen des verminderten Abbaus von Glukose werden verstärkt Proteine abgebaut, was im Zusammenhang mit den Elektrolytstörungen zu Muskelschwäche führt. Zudem kommt es zu einem verstärkten Abbau von Fetten. Diese werden in der Leber z. T. zu Acetessigsäure und b-Hydroxybuttersäure abgebaut. Es entsteht eine metabolische Azidose, die respiratorisch durch verstärkte/vertiefte Atmung (**Kußmaul-Atmung**) kompensiert werden soll. Bei **Hypoglykämie** kommt es durch den verminderten Blutglukosespiegel zu einem Substratmangel im Gehirn. Der Substratmangel führt zum Ausfall der Zell- bzw. Hirnfunktion (z. B. Bewusstlosigkeit) und bei längerer Dauer zum Zelluntergang.

KLINIK: Sowohl bei Hyperglykämie (Syn. Coma diabeticum, Coma hyperglycaemicum, hyperglykämisches Koma) als auch bei Hypoglykämie (Syn. Coma hypoglycaemicum, hypoglykämisches Koma) können **Bewusstseinsstörungen** auftreten; zu weiteren Symptomen s. Tab. A-4.3.

NOTÄRZTLICHE DIAGNOSTIK:

> **TIPP** Am schnellsten und einfachsten kann die **Hyperglykämie** von der **Hypoglykämie** mit einem **Blutzuckertest** unterschieden werden.

- **Anamnese:** Vorerkrankungen (z. B. Diabetes mellitus), Dauermedikation (v. a. orale Antidiabetika, Insulintherapie), letzte Nahrungsaufnahme?
- **Blutzuckerbestimmung.**
- Bei der **körperlichen Untersuchung** ist auf neurologische Symptome zu achten.

TAB. A-4.3 Gegenüberstellung der Symptome von Hyperglykämie und Hypoglykämie	
Hyperglykämie	**Hypoglykämie**
Entstehung über Stunden/Tage	meist plötzliches Auftreten
Kußmaul-Atmung (tiefe Atemzüge bei normaler oder verlangsamter Atemfrequenz) und Acetongeruch (Ketoazidose)	normale Atmung oder pathologische Atemmuster bis hin zur Apnoe
Durst	Heißhunger
Haut/Schleimhäute trocken	Haut feucht, Schweißausbruch
Muskeltonus hypoton	Tremor, Krämpfe
oft Fieber, abdominelle Beschwerden, Bauchdeckenspannung	keine oder unspezifische Symptome
delirante Vorstadien (Erregung, Verwirrtheit)	delirante Vorstadien (Erregung, Verwirrtheit)
Bewusstseinsveränderungen bis hin zum Koma	Koma, neurologische Ausfälle, aber auch Hyperreflexie

- **Basismonitoring:**
  - EKG: Herzfrequenz?
  - Blutdruckmessung: Auffälligkeiten?
  - Pulsoxymetrie: Oxygenierung, Pulsfrequenz?

NOTÄRZTLICHE THERAPIE:

> **MERKE** Um eine adäquate Therapie einleiten zu können, ist eine Blutzuckerbestimmung essenziell. Kann kein Blutzucker bestimmt werden, muss im Zweifelsfall eine Hypoglykämie angenommen werden und diese entsprechend therapiert werden (also: Glukosegabe!). Die Hypoglykämie führt im Gegensatz zur Hyperglykämie schnell zu einem Untergang der Gehirnzellen.

- **Vorrangig Sicherung der Vitalfunktionen** → Eine ausgeprägte Hypoglykämie kann zum Atemstillstand führen!
- **Infusionstherapie**, z. B. Ringerlösung (z. B. 500 ml i. v.) zur Volumentherapie und zum Einspülen bzw. Verdünnen der Glukoselösung.
- Beim **Coma hypoglycaemicum:**
  - **Sofort Glukosegabe** (in Abhängigkeit vom Blutzuckerspiegel, z. B. 0,5 g/kg KG i. v., bei leichteren Fällen und Patienten mit erhaltenen Schutzreflexen ggf. auch Traubenzucker oder Infusionslösung p. o.).
  - Auf weitere Nahrungsaufnahme achten (lange Wirkdauer Insulin, kurze Wirkdauer Glukoselösung).
- Beim **Coma hyperglycaemicum:**
  - Meist keine spezifische Therapie möglich.
  - Ggf. Sicherung der Atemwege.
  - Ggf. Volumentherapie zur Kreislaufstabilisierung.
  - Eine notärztliche Insulintherapie sollte unterbleiben und erst nach einem raschen Transport in der Klinik begonnen werden (dem Notarzt steht meist kein Insulin zur Verfügung; eine zu schnelle Thera-

pie kann fatale Folgen haben [Elektrolytstörungen, v. a. im Kaliumhaushalt]).
- Transport in die nächste geeignete Klinik. Bei leichten Hypoglykämien und wachen Patienten, die von Angehörigen überwacht werden, kann auf Wunsch des Patienten evtl. die Klinikeinweisung unterbleiben. Im Zweifelsfall besser eine Klinikeinweisung anstreben! Wenn der Patient zu Hause bleibt, unbedingt adäquate Dokumentation und Aufklärung!

> **CAVE** Der periphervenöse Zugang muss sicher intravasal liegen, da durch die paravasale Injektion der hyperosmolaren hochprozentigen Glukoselösungen schwerwiegende Gewebenekrosen induziert werden können!

4.1.8 Störungen des Wasserhaushaltes

DEFINITION: Bei Störungen des Wasserhaushaltes wird zwischen einer **Dehydration** und einer **Hyperhydratation** differenziert. Beide können als **hypotone, isotone und hypertone Formen** vorliegen.
- **Dehydration:**
  - Mangelnde Flüssigkeitszufuhr, z. B. bei alten Menschen, Säuglingen.
  - Flüssigkeitsverlust, z. B. durch Sonneneinstrahlung oder Verbrennungen.
  - Flüssigkeitsverlust, z. B. durch Diarrhoe oder Erbrechen.
  - Renaler Verlust, z. B. bei Diabetes insipidus, Diuretikatherapie.
- **Hyperhydratation:**
  - Niereninsuffizienz.
  - Übermäßige Flüssigkeitszufuhr.
  - Herzinsuffizienz.
  - Hormonregulationsstörungen.

Klinik:
- **Dehydration:** Durst, Schwindel, trockene Haut, „stehende Hautfalten", Hypotonie, Tachykardie,

Bewusstseinsstörungen (Müdigkeit bis Bewusstlosigkeit)
- Die **Hyperhydratation** besitzt in der Praxis nur eine untergeordnete Relevanz für den Notarzt.

NOTÄRZTLICHE DIAGNOSTIK:
- **Anamnese:** ggf. auch Fremdanamnese, Auslöser? Medikamenteneinnahme? Hormonregulationsstörungen bekannt?
- **Körperliche Untersuchung:**
  - Stehende Hautfalten bei Dehydration.
  - Ödeme und Aszites bei Hyperhydration.
- **Auskultation:** Hinweise auf Lungenödem oder Pleuraerguss, Dyspnoe?
- **Basismonitoring:**
  - EKG: Herzfrequenz?
  - Blutdruckmessung: Auffälligkeiten?
  - Pulsoxymetrie: Oxygenierung, Pulsfrequenz?
- Eine Elektrolytbestimmung ist präklinisch meist nicht möglich.

NOTÄRZTLICHE THERAPIEMASSNAHMEN:
- **Symptomatische Therapie:** Volumentherapie bei Dehydration und Diuretikatherapie bei Hyperhydratation.
- Ggf. Schocklagerung.
- Ggf. Reanimation.

4.1.9 Hitzebedingte Krankheitsbilder

Zu den Hyperthermie-induzierten Krankheitsbildern gehören der Hitzschlag (ggf. auch Sonnenstich), die Hitzesynkope/Hitzekollaps („Hitzeohnmacht") und die Hitzeerschöpfung. Während Hitzschlag und Sonnenstich lebensbedrohlich sein können, ist die Hitzeerschöpfung weitgehend unproblematisch. Hitzesynkope und Hitzekollaps („Hitzeohnmacht") nehmen eine Mittelstellung ein. Allen genannten Krankheitsbildern geht i.d.R. eine Sonneneinstrahlung voraus.

Hitzschlag

ÄTIOLOGIE: Aus einem Missverhältnis von Wärmezufuhr (heiße Umgebung) und Wärmeproduktion zur Wärmeabgabe resultiert ein Versagen der Temperaturregulationsmechanismen. Dies führt zu einer Überwärmung des gesamten Organismus. Körperliche Anstrengung wirkt begünstigend. Sind ausschließlich Kopf und Nacken betroffen, liegt ein sog. Sonnenstich (Syn. Insolation, Heliosis) vor.

KLINIK:
- Hyperthermie > 40 °C.
- Trockene, warme Haut.

- Tachykardie.
- Hypotension, Schock.
- Übelkeit, Erbrechen.
- Kopfschmerzen, Bewusstseinsstörungen.
- Ggf. zerebrale Krampfanfälle, evtl. Meningismus (insbes. bei Sonnenstich).
- Organversagen.

DIAGNOSTIK: Inspektion und neurologischer Status sowie Basismonitoring) Puls- und Blutdruckmessung, EKG, Pulsoxymetrie und evtl. Temperaturmessung).

THERAPIE:
- Sauerstoffgabe (4–8 l/min.).
- Kühlung des Patienten.
- Lagerung entsprechend der Kreislaufsituation.
- Infusionstherapie, z.B. Ringer-Lösung 500–1500 ml i.v.
- Ggf. Atemwegssicherung.
- Ggf. antikonvulsive Therapie (z.B. mit Midazolam).

> **MERKE** Bei einem Hitzschlag muss der Patient immer in eine Klinik transportiert werden.

Hitzesynkope/Hitzekollaps („Hitzeohnmacht")

ÄTIOLOGIE: Durch Hitzeeinwirkung verursachte oder begünstigte **vasovagale Synkope** (v.a. bei längerem Stehen). Evtl. kann auch eine **orthostatische Reaktion** ursächlich sein („Hitzekollaps").

KLINIK:
- Kurze Bewusstlosigkeit (Hitzesynkope) oder zumindest „Schwarzwerden vor den Augen" (Hitzekollaps).
- Schwindel.
- Evtl. Bradykardie (Frühphase nach dem Ereignis) oder Tachykardie (Spätphase nach dem Ereignis).

DIAGNOSTIK: s. Hitzschlag.

THERAPIE:
- Lagerung: Flach- oder Schocklagerung.
- Kühlung des Patienten (z.B. schattige Umgebung aufsuchen, kühles Getränk trinken lassen).
- Evtl. Infusionstherapie.
- Der Patient sollte in eine Klinik transportiert werden zur weiteren kardiologischen Abklärung der Synkope.

Hitzeerschöpfung

ÄTIOLOGIE: Flüssigkeitsverlust durch starkes Schwitzen bei heißen Temperaturen und ggf. Sonneneinstrahlung.

DIAGNOSTIK: s. Hitzschlag.

KLINIK:
- Allgemeine Erschöpfung.
- Durst.
- Kopf- und Muskelschmerzen.
- Ggf. Bewusstseinsstörungen.

THERAPIE:
- Infusionstherapie, z. B. Ringer-Lösung 500–1500 ml i.v.
- Externe Kühlung des Patienten (z. B. kühles Wasser, kühle Umgebung aufsuchen).
- Lagerung entsprechend der Kreislaufsituation.
- Die Hitzeerschöpfung ist keine Indikation einen Notarzt zu alarmieren. Üblicherweise können die Patienten zuhause bleiben.

4.2 Gynäkologische und geburtshilfliche Notfälle

EinBlick
- Bei einer Hypertonie in der Schwangerschaft ist eine langsame Blutdrucksenkung wichtig, um Mutter und Kind nicht zu gefährden. Analgetika und Sedativa sollten zurückhaltend eingesetzt werden.
- Bei ausreichend großem Wehenabstand sollte eine Entbindung in der Klinik angestrebt werden, bei Presswehen muss eine Entbindung vor Ort erfolgen.
- Bei Hinweisen auf eine pathologische Geburt muss sofort ein Transport in die Klinik erfolgen.
- Eine schmerzlose vaginale Blutung deutet auf einen Tumor hin.

4.2.1 Notfallsituationen in der Schwangerschaft

Vena-cava-Kompressionsyndrom

DEFINITION: Unter Vena-cava-Kompressionssyndrom versteht man die lagebedingte **Kompression der V. cava inferior in Rücken- oder Rechtsseitenlage** durch den größer und schwerer werdenden Uterus. Hierdurch kommt es zu einem verminderten Rückstrom des Blutes zum Herz. Es gilt nicht als eigenständiges Krankheitsbild, sondern als **Komplikation**, z. B. infolge falscher Lagerung. Es tritt **relativ selten** auf.

MERKE Schwangere Patientinnen sollten in der Spätschwangerschaft grundsätzlich in **Linksseitenlage** gelagert werden.

KLINIK: Kreislaufregulationsstörungen von Schwindel und Hypotonie bis hin zu Schock und Bewusstseinsverlust. Zudem kommt es zu einer **fetalen Minderperfusion**, die vom Notarzt in der Regel nicht festzustellen ist. Evtl. lässt sich ein Abfall der fetalen Herzfrequenz auskultieren. In der Klinik ist die fetale Minderperfusion mit einem Kardiotokogramm (CTG) erkennbar.

Schwangerschaftsinduzierte Hypertonie (SIH)

DEFINITION: Bei der schwangerschaftsinduzierten Hypertonie (SIH; Syn. Gestose) handelt es sich um eine in der Schwangerschaft erworbene Erkrankung **unbekannter Genese**. Man unterscheidet:
- **Frühgestose:** Auftreten bis zur 12. Schwangerschaftswoche.
- **Spätgestose:** Auftreten ab der 24. Schwangerschaftswoche.
- **Pfropfgestose:** Auftreten zusätzlich zu einer Vorerkrankung (z. B. Diabetes mellitus).

RISIKOFAKTOREN:
- Erstgebärende.
- Mehrlingsschwangerschaft.
- Niedriger sozialer Status.
- Adipositas.
- Familiäre Hypertoniebelastung.
- Psychische Belastungen.

FORMEN UND KLINIK:
- **Präeklampsie**: Form der Gestose mit der Symptomtrias **Ödeme, Proteinurie, Hypertonie** (**e**dema, **p**roteinuria, **h**ypertension, daher auch als **EPH-Gestose** bezeichnet); sie kann in eine Eklampsie übergehen.
- **Eklampsie**: lebensbedrohliche Aggravierung der Präeklampsie mit zerebralen Krampfanfällen, Kopfschmerzen, Sehstörungen, Übelkeit, Erbrechen und Bewusstseinsstörungen.
- **HELLP-Syndrom**: **besonders schwere Form** der Gestose mit Hämolyse, erhöhten Leberenzymen und Thrombozytopenie (**h**emolysis, **e**levated **l**iver enzymes, **l**ow **p**latelets); Symptome sind Oberbauchschmerzen rechts mit Übelkeit, Erbrechen und eine Gerinnungsstörung.

NOTÄRZTLICHE DIAGNOSTIK:
- **Anamnese (inkl. Mutterpass):** bekannter Hypertonus, bisherige medikamentöse Therapie, Vorerkrankungen, Schwangerschaftswoche, Schwangerschaftsprobleme, Auffälligkeiten, Übelkeit, Kreislaufprobleme, neurologische Symptome?
- **Körperliche Untersuchung:**
  - **Inspektion:** z. B. generalisierte Ödeme, Ikterus/Hämolyse, Blutungsneigung?

- – **Auskultation:** Lungenödem?
- – **Perkussion:** Dämpfung, Lebervergrößerung?
- – **Palpation:** Lebervergrößerung?
- **Basismonitoring:**
  - – **EKG:** Auffälligkeiten?
  - – **Blutdruckkontrolle:** Auffälligkeiten?
  - – **Pulsoxymetrie:** Oxygenierung, Pulsfrequenz?
  - – **Blutzuckerbestimmung:** Schwangerschaftsdiabetes?

> **MERKE** Zu jeder vollständigen Anamnese einer schwangeren Patientin gehört die Durchsicht des Mutterpasses, da er wichtige Informationen über Schwangerschaftsverlauf und Risiken enthält.

NOTÄRZTLICHE THERAPIE:

- Gabe von **Sauerstoff** (z.B. 5–10 l/min), um eine ausreichende Oxygenierung sicherzustellen; bei respiratorischer Insuffizienz/verminderten Schutzreflexen muss ggf. eine Atemwegssicherung erfolgen.
- Lagerung in **Linksseitenlage** mit leicht erhöhtem Oberkörper.
- **Infusionstherapie,** z.B. Ringer-Lösung 500 ml i.v. oder HAES 10 % 500 ml i.v.

> **CAVE** Die Anlage venöser Zugänge kann durch Ödeme in der Schwangerschaft deutlich erschwert sein!

- Bei Hypertonie: vorsichtige und langsame **Blutdrucksenkung,** z.B. durch Urapidil 5–10 mg i.v. oder Dihydralazin 6–12 mg i.v.
- Bei Krampfanfällen **antikonvulsive Therapie** mit **Magnesiumsulfat** (1–4 g über 5–10 min i.v.; anschließend 1–2 g/h über Perfusor) und Gabe von **Benzodiazepinen** (z.B. Midazolam 5 mg i.v.).
- Rascher Transport in eine Klinik mit gynäkologischer, ggf. neonatologischer Abteilung.

Vaginale Blutung in der Schwangerschaft

> **CAVE** Bei zu rascher Blutdrucksenkung kann die Blut- und Sauerstoffversorgung von Mutter (Schock, Bewusstlosigkeit) und Kind (Asphyxie) gefährdet werden!

VORKOMMEN UND TYPISCHE KLINIK:

- **Extrauteringravidität:** Nidation der Zygote außerhalb des Uterus, v.a. in der Tuba uterina mit der Folge einer späteren Tubenruptur; Symptome sind Schmerzen und Druckempfindlichkeit im Unterbauch, evtl. kommt es zu krampfartigen Schmerzen.

- **Abort:** Fehlgeburt, zusätzlich treten **akute Unterleibsschmerzen** auf; bei einer Fehlgeburt bis einschließlich der 16. Schwangerschaftswoche spricht man von einem **Frühabort,** ab der 17. Schwangerschaftswoche von einem **Spätabort.**
- **Placenta praevia:** Ablösung der tiefgelegenen Plazenta bei Dehnung des unteren Uterinsegmentes im letzten Trimenon; typisches Symptom ist die **schmerzlose vaginale Dauerblutung.**
- **Vorzeitige Plazentalösung:** Ablösung der Plazenta nach der 28. Schwangerschaftswoche führt zu einer arteriellen Blutung; typisches Symptom: brettharter Uterus.
- **Uterusruptur:** meist unter der Geburt auftretende Ruptur der Uteruswand durch ein Missverhältnis zwischen Belastung (z.B. Größe des Feten) und Belastbarkeit des Uterus; Symptom: hämorrhagischer Schock, z.B. Blutdruckabfall, Tachykardie, Blässe.

NOTÄRZTLICHE DIAGNOSTIK:

- **Anamnese (inkl. Mutterpass):** Blutungsanamnese (vaginale Blutung: Dauer, Stärke, Beginn), Vorerkrankungen, Medikamenteneinnahme, Schwangerschaftswoche, Schwangerschaftsprobleme, Auffälligkeiten?
- **Körperliche Untersuchung:**
  - – Inspektion: z.B. generalisierte Ödeme, Ikterus/Hämolyse, Blutungsneigung?
  - – Auskultation: fein- bis grobblasige Rasselgeräusche als Hinweis auf Lungenödem, sonstige Auffälligkeiten, fetale Herztöne?
  - – Perkussion: Uterusgröße?
  - – Palpation: Uterusgröße, Kindslage?

> **MERKE** Eine vaginale Untersuchung sollte nur vom Spezialisten in der Klinik und nicht durch den Notarzt erfolgen, da sie die Patientin belastet und gefährden kann (z.B. Infektions- und Verletzungsgefahr), ohne vor Ort notärztliche Konsequenzen zu haben.

- **Basismonitoring:** Auffälligkeiten im EKG, bei der Blutdruckkontrolle oder bei der Pulsoxymetrie?

NOTÄRZTLICHE THERAPIE:

- **Sauerstoffgabe** (z.B. 4–8 l/min über Maske); bei respiratorischer Insuffizienz/verminderten Schutzreflexen ggf. Atemwegssicherung durch Narkoseeinleitung, endotracheale Intubation und Beatmung.
- **Schocklage, Beckenhochlagerung** → cave: Vena-cava-Kompressionssyndrom!
- Möglichst **zwei großlumige periphervenöse Zugänge.**
- **Kreislaufstabilisierung** durch Volumentherapie (z.B. Ringer-Lösung 1000 ml i.v. und/oder HAES 1000 ml i.v.), ggf. werden Katecholamine, wie Cafedrin + Theo-

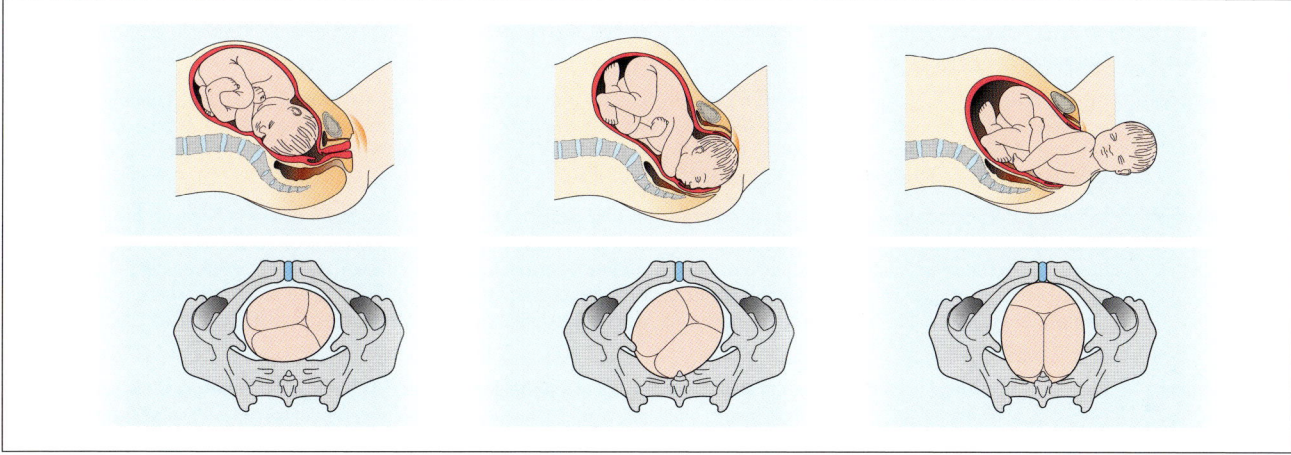

ABB. A-4.5 **Normale Geburt aus der sog. vorderen Hinterhauptslage.** (aus Adams, H.-A. et al., Taschenatlas Notfallmedizin, Thieme, 2007)

drenalin (Akrinor) ¼–1 Ampulle fraktioniert i. v. oder Noradrenalin über Perfusor i. v. verabreicht.
- **Analgesie,** z. B. mit Esketamin 0,25–0,5 mg/kg KG i. v.
- **Sedierung,** z. B. mit Midazolam 1–2 mg i. v.
- Umgehend Transport in eine **Klinik** mit gynäkologischer Abteilung (unbedingt telefonische Anmeldung!).

CAVE Analgetika und Sedativa sollten zurückhaltend eingesetzt werden: Bei einer evtl. Not-Sectio können diese Substanzen eine respiratorische Insuffizienz des Kindes verursachen → wenn erforderlich, dann nur kurzwirksame Medikamente einsetzen!

4.2.2 Geburt

Normale Geburt

MERKE Eine Geburt ist keine Komplikation, sondern ein natürlicher Vorgang → keine übertriebenen Maßnahmen ergreifen, sondern Ruhe bewahren und den natürlichen Geburtsverlauf überwachen!

GEBURTSPHASEN: Die Phasen der Geburt sind in *Tab. A-4.4* aufgeführt.

NOTÄRZTLICHE DIAGNOSTIK:
- **Anamnese (inkl. Mutterpass):** Wehenbeginn und -abstand, Auffälligkeiten, Vorerkrankungen, bereits absehbare Probleme (z. B. Geburtslage)?
- **Körperliche Untersuchung:**
  - Inspektion: Kind sichtbar?
  - Palpation: Uterusgröße, Kindslage, nur beim Wehenabstand <2 Minuten: mit sterilen Handschuhen Öffnung des Muttermundes in cm feststellen und dokumentieren.

- **Basismonitoring:**
  - EKG: Auffälligkeiten, Herzfrequenz?
  - Blutdruckkontrolle: Auffälligkeiten?
  - Pulsoxymetrie: Auffälligkeiten, Pulsfrequenz?

NOTÄRZTLICHE MASSNAHMEN:

MERKE Bei ausreichend großem Wehenabstand (und in adäquater Zeit erreichbarem Krankenhaus) und/oder erwarteter schwieriger Geburt sollte in jedem Fall eine Entbindung in der Klinik angestrebt werden. Bei Presswehen oder wenn das Kind bereits ausgetrieben wird, muss eine Entbindung vor Ort (z. B. Wohnung, Rettungswagen) durchgeführt werden.

- Legen eines **periphervenösen Zugangs.**
- Infusion einer **kristallinen Lösung**, z. B. Ringer-Lösung 500 ml i. v.
- Weiteres Vorgehen je nach Geburtsphase (*s. Tab. A-4.5*).
- Gratulation an Mutter/Eltern.
- Transport in die nächste geeignete Klinik mit gynäkologischer Abteilung.

TAB. A-4.4 Phasen der Geburt

Phase	Symptomatik
Eröffnungsphase	– Wehen im Abstand von 5–10 Minuten – Abgang von Fruchtwasser und blutigem Schleim
Austreibungsphase	– Wehen im Abstand von 2 Minuten – Pressdrang der Mutter – Sichtbarwerden des kindlichen Kopfes bis zur Geburt des Kindes
Nachgeburtsphase	– vollständige Ausstoßung der Plazenta – Blutverlust bis ca. 500 ml normal

TAB. A-4.5 Notärztliches Vorgehen bei der Geburt	
Geburtsphase	**Notärztliches Vorgehen**
Eröffnungs-phase	Lagerung der Schwangeren in **Linksseitenlage** (Vena-cava-Kompressionssyndrom), evtl. erfolgt auch eine leichte Becken-hochlagerung (S. 75); die Schwangere sollte umgehend in eine **Klinik** (mit Voranmeldung im Kreißsaal) transportiert wer-den; ggf. erfolgt bei Verdacht auf eine Geburtskomplikation (s. u.) eine **Wehenhemmung**, z. B. wiederholt Fenoterol-Spray 2 Hübe p. o. unter Monitoring der Herzfrequenz.
Austreibungs-phase	Lagerung in **Rückenlage**, die **Beine** werden **angestellt und gespreizt.**; auf dem Höhepunkt einer Wehe wird die Schwan-gere **verbal unterstützt**: „Kopf anheben, tief Luft holen, Kinn auf die Brust, Luft anhalten, tief ins Becken drücken"; mit gespreiztem Daumen (Handschuhe!) erfolgt ein **manueller Dammschutz** (s. Abb. A-4.6), um ein Einreißen der Schamlip-pen zu verhindern; ggf. wird ein **mediolateraler Dammschnitt** während einer Wehe (z. B. bei stark gespanntem, blassen Damm) erwogen (Erfahrung notwendig); nach Durchtritt des Kopfes wird zuerst die obere Schulter entwickelt, anschlie-ßend die untere (s. Abb. A-4.7).
Nachgeburts-phase	Lagerung der Mutter in **Rückenlage**, die **Beine** werden **übereinandergeschlagen** (dadurch leichte Kompression); die Nach-geburt wird bis zur Ankunft in der Klinik in situ belassen, zunächst wird das **Neugeborene versorgt** (S. 79) und dann auf die Brust der Mutter gelegt (Wärmeerhalt); bei > 500 ml Blutverlust erfolgt eine Tonisierung des Uterus (z. B. Oxytocin 10 IE i. v.).

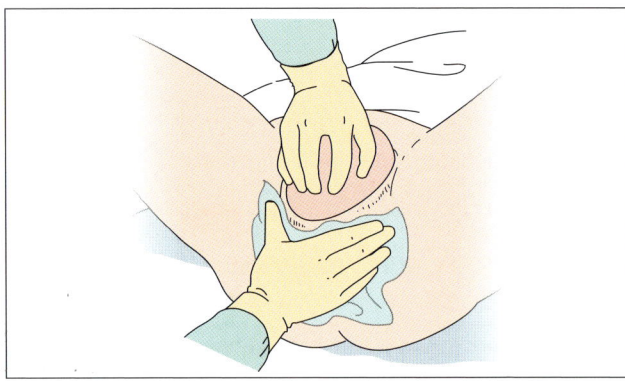

ABB. A-4.6 **Dammschutz:** mit einer Hand und abgespreiztem Daumen gegen den Damm drücken und mit der anderen Hand den kindlichen Kopf führen (ggf. durch Druck auf den Kopf abbremsen, um dem Gewebe Zeit zur Dehnung zu gewähren). (aus Ziegenfuß, T., Checkliste Notfallmedizin, Thieme, 2005)

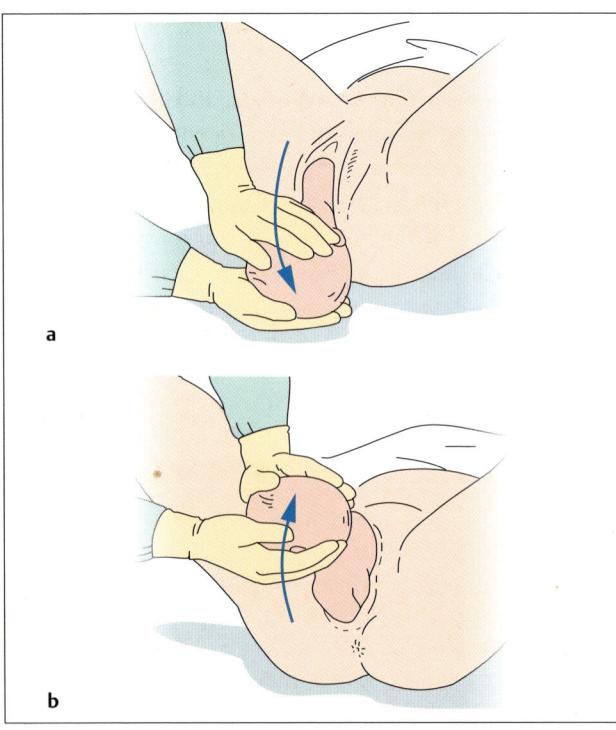

ABB. A-4.7 **a) Entwicklung der oberen (vorderen) Schulter, b) Entwicklung der unteren (hinteren) Schulter.** (aus Ziegenfuß, T., Checkliste Notfallmedizin, Thieme, 2005)

Pathologische Geburt

ÄTIOLOGIE:

- Intrauterine Fehllage des Kindes, z. B. Beckenend-, Querlage.
- Vorzeitiger Blasensprung, d. h. Abgang von Frucht-wasser nach Einriss der Fruchtblase vor Beginn der Wehen.
- Nabelschnur- oder Armvorfall, d. h. Vorfallen von Na-belschnurschlingen, Hand oder Arm vor den physiolo-gisch vorangehenden Kindsteil.
- Fruchtwasserembolie, d. h. Verlegung von Teilen der Lungenstrombahn durch thromboplastisch aktives Fruchtwasser.
- Postpartale Blutung, z. B. Uterusatonie, verletzter Geburtsweg.

NOTÄRZTLICHE DIAGNOSTIK:

- **Anamnese (inkl. Mutterpass):** Wehenbeginn und -abstand, Auffälligkeiten, Vorerkrankungen?
- **Körperliche Untersuchung:**
  - Inspektion: Kind sichtbar?
  - Auskultation: Herztöne des Kindes?
  - Palpation: Uterusgröße, Kindslage; mit sterilen Handschuhen Öffnung des Muttermundes in cm (s.o).
- **Basismonitoring:**
  - EKG: Herzrhythmus und Herzfrequenz (Auffällig-keiten)?
  - Blutdruckkontrolle: Auffälligkeiten?
  - Pulsoxymetrie: Oxygenierung, Pulsfrequenz?

CAVE **Bei Hinweisen auf eine pathologische Geburt (z. B. Armvorfall) sofort Transport in die Klinik anstre-ben! Niemals an heraushängenden Händen, Füßen oder an der Nabelschnur ziehen!**

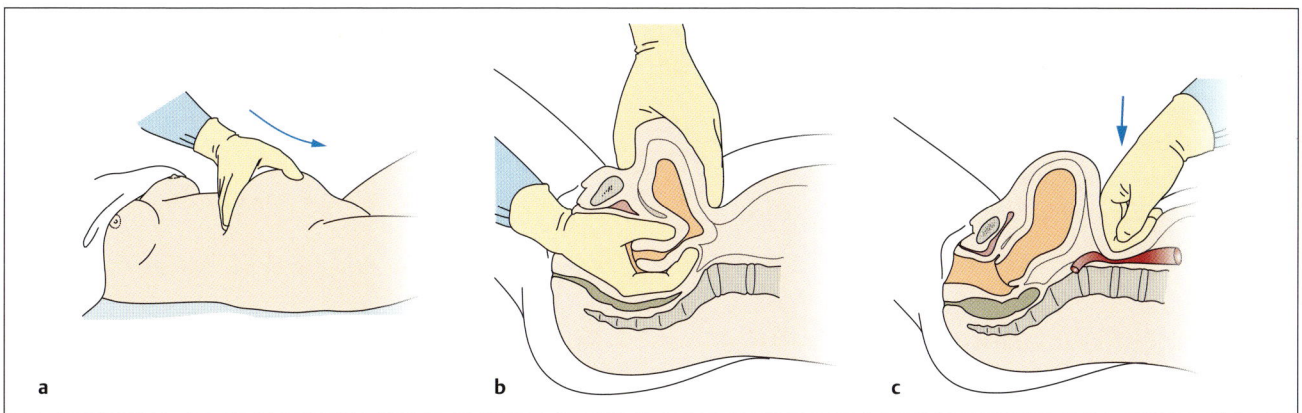

ABB. A-4.8 Manuelle Uteruskompression durch Credé-Handgriff (a) und bimanuelle Kompression (b) sowie externe Kompression der Aorta abdominalis (c) bei postpartaler Blutung. (aus Ziegenfuß, T., Checkliste Notfallmedizin, Thieme, 2005)

NOTÄRZTLICHE THERAPIE:

- Legen von mindestens einem großlumigen Zugang.
- Bei **Fehllage** des Kindes, Nabelschnur- und Armvor-fall erfolgt eine **Wehenhemmung**, z.B. wiederholt Fenoterol-Spray 2 Hübe p.o. unter Monitoring der Herzfrequenz.
- **Bei postpartaler Blutung: Schocktherapie** durch eine Schocklagerung, Volumengabe (z.B. Ringer-Lösung 500–1000 ml i.v. oder HAES 500–1000 ml i.v.) und ggf. Gabe von Katecholaminen (z.B. Mischung aus Cafedrin + Theodrenalin (Akrinor) ¼–1 Ampulle fraktioniert i.v. oder Noradrenalin über Perfusor i.v.); der **Uterus** wird mittels Oxytocin (10–20 IE i.v.) **tonisiert**; der Uterus wird **manuell komprimiert**, ggf. erfolgt eine Kompression der Aorta abdominalis (*s. Abb. A-4.8*).
- Schnellstmöglicher Transport in eine **Klinik** mit geburtshilflicher Abteilung unter Voranmeldung.

4.2.3 Neugeborenenversorgung

NOTÄRZTLICHE DIAGNOSTIK UND THERAPIE:

- **Abnabelung** durch Abklemmen der Nabelschnur mittels zweier Klemmen und Durchtrennen der Nabelschnur (*s. Abb. A-4.9*).
- **Abtrocknen und Wärmen** mittels Handtuch und Decke.
- **Absaugen** von Mund, Rachen und Nase mit einem dünnen Absaugschlauch.

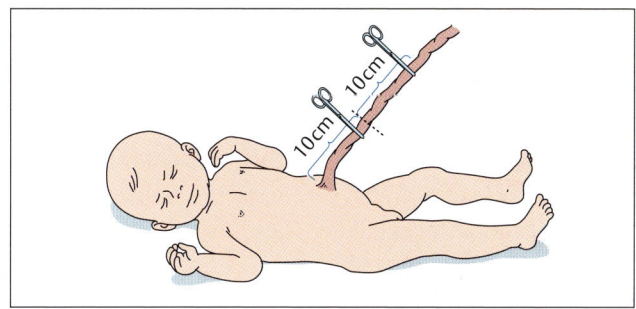

ABB. A-4.9 Die Abnabelung erfolgt mit zwei Nabelschnurklemmen und einer sterilen Schere. Die erste Klemme wird 10 cm vom Bauch des Neugeborenen entfernt platziert, die zweite Klemme nochmals 10 cm weiter distal. Mit der sterilen Schere wird die Nabelschnur sauber durchtrennt. (aus Ziegenfuß, T., Checkliste Notfallmedizin, Thieme, 2005)

- **Erheben des APGAR-Scores** (*s. Tab. A-4.6*): dient der Dokumentation möglicher Adaptationsstörungen, z.B. mangelhaftes Einsetzen der Atmung des Neugeborenen; für die 5 Kriterien **A**tmung, **P**uls, **G**rundtonus, **A**ussehen und **R**eflexe werden 1, 5 und 10 Minuten nach der Geburt Punkte vergeben; die Summe der Punkte dient als Anhalt für das weitere Procedere: 8–10 Punkte: Kind gesund → Mutter geben; 4–7 Punkte: mäßige Störung → Sauerstoffgabe, z.B. 4 l/min über Maske, Atemwegssicherung, z.B. Intubation und Beatmung; 0–3 Punkte: Vitalfunktionsstörung → CPR (S. 33).
- **Ggf. Sauerstoffvorlage**, z.B. 2–5 l/min über vorgelegte Maske.
- Reanimation, falls erforderlich.

TAB. A-4.6 APGAR-Score

Punkte	Atmung	Puls	Grundtonus	Aussehen	Reflexe
0	keine	kein	schlaff	blau oder blass	keine
1	unregelmäßig	<100	träge	Stamm rosig, Extremitäten blau	Grimassieren
2	regelmäßig	>100	bewegt	rosig	Schreien

> **CAVE** Das Neugeborene muss während des Abnabelns auf Höhe des Uterus gehalten werden. Bei zu tiefer Lagerung fließt Nabelschnurblut in Richtung Kind und führt zu erhöhtem Blutvolumen. Bei zu hoher Lagerung fließt Nabelschnurblut in Richtung Plazenta zurück und geht so dem Neugeborenen verloren!

4.2.4 Notfallsituationen außerhalb der Schwangerschaft

Vaginale Blutung

ÄTIOLOGIE: Ätiologisch kommen eine Dysmenorrhö, ein Tumor, eine Stieldrehung (z. B. Myom), Kohabitationsverletzungen sowie Pfählungsverletzungen in Betracht.

KLINIK: Neben der **vaginalen Blutung** treten **Unterleibsschmerzen** bis hin zum akuten Abdomen auf. Zudem zeigen sich Zeichen eines **hämorrhagischen Schocks,** z. B. Blutdruckabfall, Tachykardie, Blässe, kaltschweißige Haut, verminderte kapilläre Reperfusion, Oligurie, Bewusstseinsveränderungen.

> **CAVE** Eine schmerzlose vaginale Blutung deutet auf einen Tumor hin!

NOTÄRZTLICHE DIAGNOSTIK:
- **Anamnese:** Vorerkrankungen, Dauermedikation, Antikoagulanzien, Ursache eruierbar, Rezidivblutung, Blutungsbeginn, -dauer und -menge?
- **Körperliche Untersuchung:**
  - Inspektion: Blutmenge, Blutungsquelle?
  - Palpation: Uterus, evtl. mit sterilen Handschuhen.
- **Basismonitoring:**
  - EKG: Herzrhythmus und Herzfrequenz (Schockzeichen)?
  - Blutdruckkontrolle: Schockzeichen?
  - Pulsoxymetrie: Oxygenierung, Pulsfrequenz (Schockzeichen)?

NOTÄRZTLICHE THERAPIE:
- **Sauerstoffgabe** (z. B. 5–10 l/min über Gesichtsmaske), um Oxygenierung sicherzustellen; im manifesten Schock, bei respiratorischer Insuffizienz oder verminderten Schutzreflexen ggf. Atemwegssicherung durch Narkoseeinleitung, endotracheale Intubation und Beatmung.
- **Schocktherapie bzw. Kreislaufstabilisierung:**
  - Falls möglich sollte eine Beckenhochlagerung mit übereinander gelegten Beinen erfolgen, wodurch eine leichte Kompression des kleinen Beckens möglich ist.
  - Manuelle Kompression eines Blutgefäßes (z. B. Aorta) erwägen (*s. Abb. A-4.8 c*).
  - Möglichst zwei großlumige periphervenöse Zugänge legen.
  - Volumentherapie, z. B. Ringer-Lösung 500–1000 ml i. v. + kolloidales Volumenersatzmittel (z. B. HAES 500–1000 ml i. v.).
  - Evtl. Katecholamintherapie, z. B. Noradrenalin über Perfusor i. v.
- Rascher Transport in die nächste geeignete Klinik mit operativer gynäkologischer Abteilung unter Voranmeldung.

> **CAVE** Keine Tamponade der Vagina, da dies zu Hämatombildung, Verletzungen und Infektionen führen kann!

4.3 Pädiatrische Notfälle

EinBlick
- Der plötzliche Kindstod tritt ohne vorangehende Krankheitszeichen meist nachts auf (Altersgipfel 2.–4. Lebensmonat).
- Bei einem kindlichen Fieberkrampf wird die rektale Medikamentenapplikation bevorzugt.
- Besteht der Verdacht auf ein Krupp-Syndrom, dann darf nicht der Rachen ausgetastet werden, da immer die Gefahr eines Laryngospasmus besteht.
- Bei Verdacht auf eine Epiglottitis sollte eine Inspektion des Rachens vorsichtig erfolgen. Das Kind muss sofort in eine Klinik eingewiesen werden.
- Bei Fremdkörperaspiration sollte das Kind so schnell wie möglich in eine Klinik transportiert werden, da die Mehrzahl der aspirierten Fremdkörper dem Notarzt nicht zugänglich sind.
- Häufige Ursachen für Vergiftungen sind die Ingestion von Haushaltsmaterialien (u. a. Kosmetika) und Arzneimitteln.

4.3.1 Häufige Notfallursachen und Besonderheiten im Kindesalter

HÄUFIGE NOTFALLURSACHEN:
- **Neugeborene:** SIDS, kardiale Notfälle, z. B. bei angeborenem Herzfehler.
- **Säuglinge:** neurologische Notfälle, z. B. Fieberkrampf.
- **Kleinkinder:** respiratorische Notfälle, z. B. Krupp-Syndrom, Epiglottitis, Asthma bronchiale, Fremdkörperaspiration.
- **Klein- und Schulkinder:** Intoxikationen, traumatologische Notfälle, z. B. Verkehrsunfälle, Verbrennungen, Ertrinken.

TAB. A-4.7 Vergleich anatomischer und physiologischer Besonderheiten im Säuglings- und Kleinkindalter mit den Gegebenheiten des Erwachsenen und ihre Bedeutung für die notärztliche Therapie

anatomische und physiologische Besonderheiten im Säuglings- und Kleinkindalter	physiologische Konsequenzen	Bedeutung für die notärztliche Therapie
Herz- und Kreislauf		
• Puls höher • Blutdruck niedriger	verminderte Toleranz gegenüber Bradykardie (oft ausgelöst durch Hypoxie) → Minderperfusion von Organen	Bradykardie vermeiden durch: • Sauerstoffgabe (z. B. 5 l/min über Maske oder Vorlage) • Atropingabe (0,5–1 mg i. v.) • Thoraxkompression bereits bei Herzfrequenz <60/min
absolutes Blutvolumen geringer	verminderte Toleranz gegenüber Blutverlusten → Schock	rasch Volumenersatztherapie
Atmung und Atemwege		
auf das Körpergewicht bezogenes (= relatives) Atemzugvolumen gleich (8–10 ml/kg KG), aber • absolutes Atemzugvolumen geringer • Atemfrequenz höher	für eine Normoventilation ist das Verhältnis Atemzugvolumen/Atemfrequenz im Gegensatz zum Erwachsenen zu einer höheren Atemfrequenz verschoben	bei notwendiger manueller oder maschineller Beatmung: • Kinderbeatmungsbeutel verwenden (kleineres absolutes Atemzugvolumen) • höhere Beatmungsfrequenz • geringeres Hubvolumen
engste Stelle ist der Ringknorpel (Erwachsene: Glottis) (*s. Abb. A-4.10*)		Tubus muss problemlos den Kehlkopfeingang passieren, um ohne Trauma ausreichend tief platziert werden zu können
Epiglottis ist relativ größer und U-förmiger		zur endotrachealen Intubation z. B. geraden Spatel (z. B. Miller) benutzen, um Epiglottis mit „aufladen" zu können
Sonstiges		
relative Körperoberfläche größer	verminderte Toleranz gegenüber Wärmeverlusten → Hypothermie	Wärmeverlust vermeiden durch: • Decken, Mützen • Wärmestrahler • Heizung des RTW
Leberfunktion noch nicht voll ausgeprägt und geringeres absolutes Körpergewicht	verminderte Toleranz gegenüber Medikamenten → Intoxikation	Anpassung der Medikamentendosierung
relativer Körperwasseranteil größer	verminderte Toleranz gegenüber Wasserverlusten → Exsikkose	bei Säuglingen großzügige Indikation zur stationären Aufnahme
Unterhautfettgewebe stark ausgeprägt	periphervenöse Zugänge gerade bei Neugeborenen und Säuglingen häufig schwierig zu legen	• bei Punktionsschwierigkeiten rektale Applikationsform für Medikamente erwägen • im Notfall (z. B. CPR) ist der intraossäre Zugang der „Zugang der Wahl"

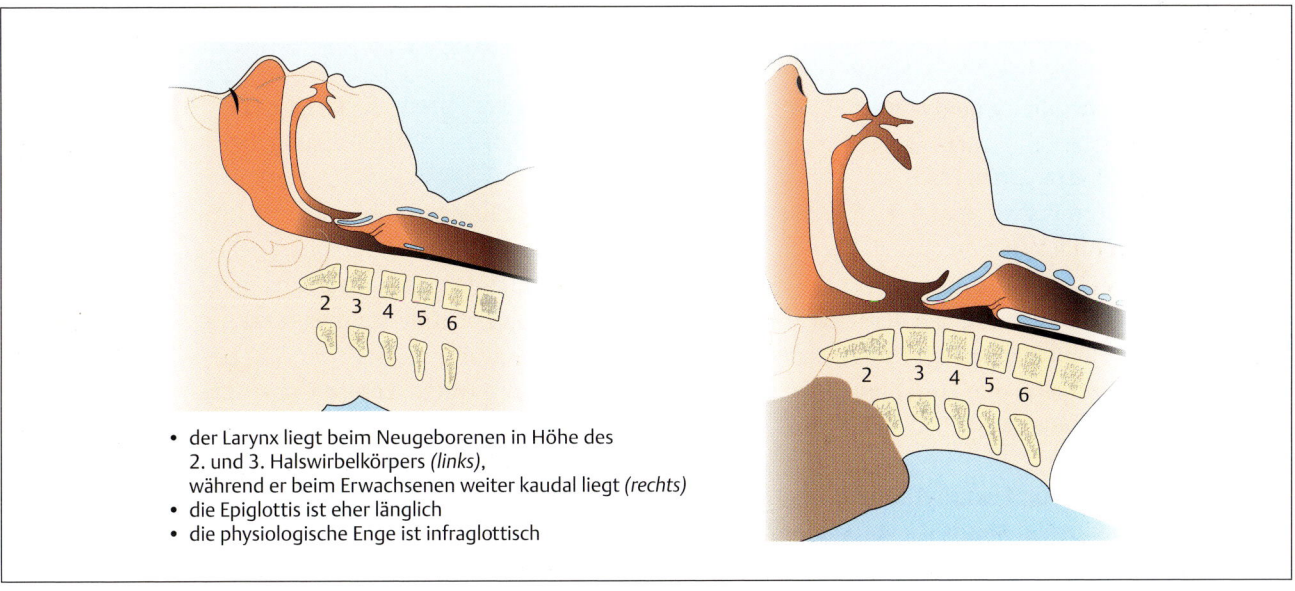

• der Larynx liegt beim Neugeborenen in Höhe des 2. und 3. Halswirbelkörpers *(links)*, während er beim Erwachsenen weiter kaudal liegt *(rechts)*
• die Epiglottis ist eher länglich
• die physiologische Enge ist infraglottisch

ABB. A-4.10 Anatomie der oberen Atemwege beim Neugeborenen im Vergleich zum Erwachsenen. (nach Adams, H.-A. et al., Taschenatlas Notfallmedizin, Thieme, 2007)

ANATOMISCHE UND PHYSIOLOGISCHE BESONDERHEITEN IM SÄUGLINGS- UND KLEINKINDALTER UND DEREN KONSEQUENZEN: Säuglinge und Kleinkinder weisen **anatomische und physiologische Besonderheiten** im Vergleich zum Erwachsenen auf, die der Notarzt kennen muss, um Erkrankungen und Verletzungen adäquat therapieren zu können (*s. Tab. A-4.7*).

4.3.2 Plötzlicher Kindstod (Sudden Infant Death Syndrome, SIDS) und Appereant Life Threatening Event (ALTE)

DEFINITIONEN:
- **Plötzlicher Kindstod (Sudden Infant Death Syndrome, SIDS):** meist während des nächtlichen Schlafs auftretender plötzlicher, unerwarteter Tod ohne vorhergehende Krankheitszeichen sowie Ausschluss anderer Ursachen durch Obduktion; die Inzidenz beträgt ca. 1 : 10 000 Lebendgeborenen.
- **ALTE (Appearent Life Threatening Event):** lebensbedrohliche, nichtletale Zustände von beobachteter Apnoe, Blässe oder Zyanose im Säuglingsalter. Der Altersgipfel liegt im 2.–4. Lebensmonat, Fälle nach dem 12. Lebensmonat sind sehr selten.

ÄTIOLOGIE UND RISIKOFAKTOREN: Beim SIDS handelt es sich um eine **Ausschlussdiagnose**, die genauen Auslöser sind bisher nicht geklärt. Als **begünstigende Faktoren** gelten niedriges Geburtsgewicht und Frühgeburtlichkeit, Rauchen in der Schwangerschaft, Überwärmung sowie Bauchlage des Säuglings.

KLINIK:
- **SIDS:** bewusstloses Kind mit Atem- und Herz-Kreislauf-Stillstand; evtl. sind bereits sichere Todeszeichen vorhanden (Leichenflecke, Totenstarre).
- **ALTE:** bewusstloses, schlaffes Kind mit Apnoe, Zyanose und hypoxiebedingter Bradykardie.

NOTÄRZTLICHE DIAGNOSTIK:
- **Anamnese:** Alter, Vorerkrankungen, Medikamenteneinnahme, Auffindesituation, Auffälligkeiten in den letzten Tagen?
- **Körperliche Untersuchung:** Bei der Inspektion und Auskultation ist auf Zeichen für eine Herz-Kreislaufaktivität und Atemaktivität zu achten (z.B. Bewegungen, Atemexkursionen).
- **Basismonitoring:**
  - EKG: Herzfrequenz, Herzrhythmus?
  - Blutdruckkontrolle: Blutdruck vorhanden?
  - Pulsoxymetrie: Oxygenierung, Pulsfrequenz?

NOTÄRZTLICHE THERAPIE:

> **MERKE** Reanimationsmaßnahmen werden nur dann begonnen, wenn keine sicheren Todeszeichen vorhanden sind.

- Bei manifestem (z.B. Asystolie oder Kammerflimmern) oder funktionellem **Herz- Kreislauf-Stillstand** (z.B. Apnoe oder Bradykardie/Herzfrequenz <60/min) sofort kardiopulmonale Reanimation (S. 33).
  - Atemwegssicherung durch endotracheale Intubation und Beatmung.
  - Bei Kammerflimmern (selten!): Defibrillation mit 4 J/kg KG.
  - Intraossären Zugang legen (S. 25).
  - Katecholamintherapie (z.B. Adrenalin 0,01 mg/kg KG i. v. oder i. o. alle 3–5 min).
  - Volumentherapie (z.B. Ringer-Lösung 5–10 ml/kg KG i. v. oder i. o.).
- Transport des Kindes in die Klinik, nur wenn die Reanimation erfolgreich war.
- Falls keine Reanimation durchgeführt wird oder diese erfolglos verläuft: Für die Eltern sollte eine **ärztliche, psychische und/oder seelsorgerische Unterstützung** (z.B. Kriseninterventionsteam, Notfallnachsorge) organisiert werden. Sie befinden sich in einer absoluten Ausnahmesituation, so dass fast immer eine weitere ärztliche, psychische oder seelsorgerische Betreuung erforderlich ist. Es sollten keine Schuldzuweisungen oder vagen Verdachtsdiagnosen geäußert werden. Die **Kriminalpolizei** muss hinzugezogen werden (generell unnatürlicher Tod; auf Zeichen von Fremdeinwirkung achten), die Eltern sollten über diese Verpflichtung zur Verständigung der Polizei informiert werden.

4.3.3 Fieberkrampf (Syn. Okkasionskrampf)

DEFINITION UND ÄTIOLOGIE: Tonisch-klonischer Krampfanfall bei Fieber, häufig bei raschem Fieberanstieg. Etwa 3–5 % aller Kinder erleiden zwischen dem 1. und 6. Lebensjahr einen oder mehrere Krampfanfälle. Diese werden meist durch bakterielle oder virale Infekte (z.B. bei Angina tonsillaris, Otitis media acuta oder einer Infektion der oberen Atemwege) verursacht.

KLINIK: Es treten **tonisch-klonische Krämpfe** (S. 87) auf. Bei Eintreffen des Notarztes sind diese oft bereits beendet, sie wirken auf die Eltern des Kindes allerdings meist sehr bedrohlich. Ggf. kommt es zu einem **Nachschlaf** (postiktale Phase). Es besteht **Fieber**.

NOTÄRZTLICHE DIAGNOSTIK:

- **Anamnese:** Fieber, Infekt, Temperaturanstieg, Erstereignis oder Rezidiv, bekannte Epilepsie oder andere Vorerkrankungen, Medikamenteneinnahme?
- **Körperliche Untersuchung:**
  - Inspektion: krampfassoziierte Symptome und Folgen (z.B. Zungenbiss, Einnässen, Einkoten, Speichelfluss, Verletzungen); Hinweise auf Gewalteinwirkung (→ Ausschluss eines Schädel-Hirn-Traumas als Ursache des Krampfanfalls)?
  - Palpation: Fieber?
- **Basismonitoring:**
  - EKG: Herzfrequenz, Herzrhythmus?
  - Blutdruckkontrolle: Auffälligkeiten?
  - Pulsoxymetrie: Oxygenierung, Pulsfrequenz?
- **Temperaturmessung:** Fieber?
- **Blutzuckerbestimmung:** Hypoglykämie als Ursache des Krampfanfalls?

NOTÄRZTLICHE THERAPIE:

- **Nach beendetem Krampfanfall:** Die Eltern oder Betreuungspersonen sollten beruhigt werden (z.B. indem die Situation erläutert wird) und der Hinweis gegeben werden, dass wahrscheinlich keine ernsthafte Erkrankung vorliegt. Es erfolgt eine Sauerstoffgabe (4–6 l/min über eine vor das Gesicht gelegte Maske) und eine fiebersenkende Behandlung (Paracetamol 10–15 mg/kg KG rektal). Ein periphervenöser Zugang ist meist entbehrlich.
- **Bei persistierendem Krampfanfall:** Zusätzlich wird eine antikonvulsive Therapie (z.B. Diazepam 0,3– 0,5 mg/kg KG rektal) durchgeführt und ein periphervenöser Zugang gelegt; bei Therapieversagen wird eine Narkose eingeleitet und es erfolgt eine endotracheale Intubation und Beatmung.
- Transport des Kindes in eine Kinderklinik.

> **TIPP** Die rektale Medikamentenapplikation wird bevorzugt, da die Resorption über die Schleimhäute schnell geschieht und das Legen eines venösen Zugangs während eines Krampfanfalls oft nicht möglich ist.

4.3.4 Akute Atemnot im Kindesalter

Differenzialdiagnostischer Überblick der akuten Atemnot im Kindesalter

Akute Atemnot ist ein häufiges Symptom bei der Notfallversorgung von Kindern. Differenzialdiagnostisch müssen v.a. das **Krupp-Syndrom** (früher „Pseudokrupp"), eine **Epiglottitis**, ein **Asthma bronchiale** und eine **Fremdkörperaspiration** bedacht und gegeneinander abgegrenzt werden (*s. Tab. A-4.8*).

Krupp-Syndrom

> **MERKE** Die alte Bezeichnung „Pseudokrupp" sollte nicht mehr verwendet werden.

DEFINITION: Entzündliche Schwellung auf Höhe der Stimmlippen (subglottische Stenose).

ÄTIOLOGIE: **Akute Laryngotracheobronchitis** durch Parainfluenza- oder Adenoviren (heute nur noch selten durch Corynebacterium diphtheriae → Diphtherie, sog. „echter" Krupp-Husten).

KLINIK: Klinisch imponieren ein **bellender Husten**, **Heiserkeit** und ein **inspiratorischer Stridor**. Ggf. treten Dyspnoe, Tachypnoe und eine Zyanose auf. Oft ist die Symptomatik von Angst begleitet.

NOTÄRZTLICHE DIAGNOSTIK:

- **Anamnese** (v.a. Fremdanamnese durch die Eltern): Vorerkrankungen, bereits durchgeführte Maßnahmen, Medikamenteneinnahme, Dauer/Beginn und Verlauf der akuten Erkrankung?
- **Körperliche Untersuchung:** Bei Inspektion des Rachens muss das Vorliegen eines Fremdkörpers ausgeschlossen werden, bei der Auskultation der Lunge ist auf einen **inspiratorischen Stridor** zu achten.

TAB. A-4.8 Gegenüberstellung der Symptomatik von Krupp-Syndrom, Epiglottitis, Asthma bronchiale und Fremdkörperaspiration				
	Krupp-Syndrom	**Epiglottitis**	**Asthma bronchiale**	**Fremdkörperaspiration**
Bevorzugtes Alter	½–3 Jahre	2–3 Jahre	Kindergarten- oder Schulalter	1–3 Jahre
Leitsymptom	bellender Husten	Stridor, Schluckstörungen	exspiratorisches Giemen	plötzlicher Husten, paradoxe Atmung
Stridor	inspiratorisch	inspiratorisch	exspiratorisch	in- und exspiratorisch
Husten	ja (bellend)	selten	sehr selten	Reizhusten
Stimme	heiser	heiser	normal	normal
Dysphagie	nein	ja	nein	nein
Krankheitsgefühl	nein	ja	wenig	nein
vitale Bedrohung	gelegentlich	immer	gelegentlich	oft

> **CAVE** Keine Austastung des Rachens vornehmen, da immer die Gefahr eines Laryngospasmus besteht!

- **Basismonitoring:** Meist reicht eine Pulsoxymetrie aus. Sie wird am besten toleriert und ist nicht schmerzhaft; auf ein EKG und eine Blutdruckmessung kann fast immer verzichtet werden.
- **Temperaturmessung:** Fieber?

NOTÄRZTLICHE THERAPIE:
- Beruhigung des Kindes und der Eltern, indem man dem Kind Spielsachen anbietet oder spielerisch die erforderlichen Maßnahmen durchführt; den Eltern die Situation erklären.
- Sauerstoffgabe (2–4 l/min über Maske oder als Vorlage).
- Für Transport: sitzende Lagerung (z. B. auf dem Schoß der Mutter), wird besser toleriert als liegende Position.
- Falls möglich auf venösen Zugang verzichten, da dies für das Kind Stress bedeutet, der zu einer Aggravation der Symptomatik führen kann.
- Ggf. Anfeuchten der Atemluft.
- Adrenalin-Vernebelung über Maske zum Abschwellen der Larynxschleimhaut, z. B. 1 Ampulle/1 mg plus 10 ml NaCl in einem Vernebler.
- Glukokortikoide (5–20 mg/kg KG rektal) zur Entzündungshemmung.
- Sedierung nur bei sehr unruhigen Kindern, z. B. Diazepam bei Kindern < 15 kg 5 mg rektal, bei Kindern > 15 kg 10 mg rektal (→ Ateminsuffizienz → Intubationsbereitschaft!).
- Transport in eine Kinderklinik.

Epiglottitis

DEFINITION: Entzündliche Schwellung des Kehldeckels mit Verlegung des Larynxeingangs.

EPIDEMIOLOGIE UND ÄTIOLOGIE: Die Epiglottitis ist in Industrieländern durch Impfung sehr selten geworden. Die **akute Laryngopharyngitis** wird durch Haemophilus influenzae Typ B ausgelöst.

KLINIK: Klinisch treten **Halsschmerzen**, **Schluckstörungen** (Dysphagie) und eine **kloßige Sprache** auf, zudem besteht ein **inspiratorischer Stridor**. Weitere Symptome sind Fieber, Krankheitsgefühl, ggf. Dyspnoe, Tachypnoe sowie eine Zyanose.

NOTÄRZTLICHE DIAGNOSTIK:
- **Anamnese** (v. a. Fremdanamnese bei den Eltern): Vorerkrankungen, bereits durchgeführte Maßnahmen, Medikamenteneinnahme, Dauer/Beginn und Verlauf der akuten Erkrankung, Fieber, Erkältungszeichen?
- **Körperliche Untersuchung:** Bei der Inspektion des Rachens sind meist eine Rötung und eine Schwellung sichtbar. Bei der Auskultation der Lunge muss auf einen inspiratorischen Stridor geachtet werden.
- **Basismonitoring:** Meist reicht eine Pulsoxymetrie aus (wird am besten toleriert und fügt keine Schmerzen zu); auf EKG und Blutdruckmessung kann fast immer verzichtet werden.
- **Temperaturmessung:** Fieber?

> **CAVE** Bei Verdacht auf Epiglottitis sollte eine Inspektion des Rachens vorsichtig erfolgen, da die Gefahr einer zunehmenden Schwellung besteht und im ungünstigsten Fall reflektorisch ein Herzstillstand ausgelöst werden kann!

NOTÄRZTLICHE THERAPIE:

> **CAVE** Bereits bei Verdacht auf Epiglottitis muss das Kind sofort in eine Klinik eingewiesen werden, da eine akute Verlegung des Larynxeingangs schnell vital bedrohlich werden kann!

Präklinisch ist nur eine **symptomatische Therapie** möglich, daher ist ein **schnellstmöglicher Transport in eine Klinik** indiziert, dabei muss das Kind **überwacht** werden (z. B. durch die Pulsoxymetrie). **Symptomatische Maßnahmen** sind:
- Gabe von **Glukokortikoiden** (5–20 mg/kg KG rektal) zur Entzündungshemmung.
- Bei zunehmender Ateminsuffizienz: Maskenbeatmung (Sauerstoff, z. B. 10 l/min über Beatmungsbeutel); bei sinkender Sauerstoffsättigung (z. B. SpO_2 < 85 %) und Bewusstseinstrübung endotracheale Intubation.
- Bereitschaft zur Koniotomie → cave: anatomische Unterschiede zum Erwachsenen!

Fremdkörperaspiration

DEFINITION: Verlegung der Atemwege durch Fremdkörper (häufig sind: Erdnüsse, Speisereste, Geldstücke, kleine Spielsachen).

KLINIK: Klinisch tritt **plötzlich Husten** und **Würgen** auf. Es kommt zu einem **inspiratorischen Stridor**, **Dyspnoe** und einer **paradoxen Atmung** (d. h. inspiratorisches Einziehen des Brustkorbes statt Expansion).

NOTÄRZTLICHE DIAGNOSTIK:
- **Anamnese** (v. a. Fremdanamnese durch die Eltern): Vorerkrankungen, bereits durchgeführte Maßnah-

men, Medikamenteneinnahme, Dauer/Beginn und Verlauf der akuten Symptomatik, Fieber?
- **Körperliche Untersuchung:** Die **Inspektion** des Rachens ist **meist unauffällig**, bei der **Auskultation** der Lunge ist auf einen **Stridor** und ein **fehlendes Atemgeräusch** zu achten.
- **Basismonitoring:** Meist reicht eine Pulsoxymetrie aus (wird am besten toleriert und fügt keine Schmerzen zu); auf EKG und Blutdruckmessung kann fast immer verzichtet werden.
- **Temperaturmessung:** Fieber?

NOTÄRZTLICHE THERAPIE:

> **MERKE** Mehr als 80 % der aspirierten Fremdkörper gelangen in den Bronchialbaum und sind damit dem Helfer vor Ort nicht zugänglich. Daher sollte der Patient so schnell wie möglich in eine Klinik transportiert werden, in der eine Bronchoskopie möglich ist.

- Bei ausreichender Sauerstoffversorgung und fehlender Zyanose: sitzende Lagerung; bei Bewusstseinstrübung stabile Seitlage, Sauerstoffgabe (z. B. 5–10 l/min) über Maske/Nasensonde, ggf. Intubation.
- Rascher Transport in die nächste geeignete Kinderklinik (Bronchoskopie muss möglich sein!).
- Bei zunehmender Atemnot und/oder Zyanose versucht man, einen sichtbaren Fremdkörper z. B. mittels Magill-Zange zu extrahieren (S. 28). Sind die Kinder bei Bewusstsein, versucht man einen nicht sichtbaren Fremdkörpers durch Klopfschläge auf den Rücken zu entfernen (s. Abb. A-4.11). Gelingt dies nicht, sollen bei Säuglingen Thoraxkompressionen, bei Kindern > 1 Jahr abdominelle Kompressionen erfolgen.
- Bei ausbleibendem Erfolg: ggf. Reanimation, ggf. Narkoseeinleitung, endotracheale Intubation und

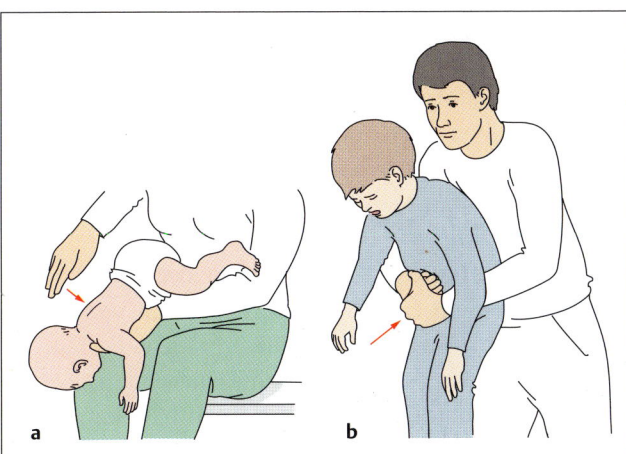

ABB. A-4.11 Fremdkörperexpulsion durch Schläge auf den Rücken (a) und durch Heimlich-Manöver **(b)**. (aus Ziegenfuß, T., Checkliste Notfallmedizin, Thieme, 2005)

Beatmung, ggf. Notfallkoniotomie; schnellstmöglicher Transport in eine Klinik; bei der Intubation kann ein tracheal sitzender Fremdkörper ggf. mit dem Tubus in einen der beiden Hauptbronchi vorgeschoben werden, so dass zumindest der kontralaterale Teil der Lunge für die Oxygenierung zur Verfügung steht.

4.3.5 Intoxikationen im Kindesalter

> **MERKE** 2–5-jährige Kinder sind am häufigsten von Vergiftungen betroffen. Häufige Ursachen für Vergiftungen sind die Ingestion von Haushaltsmaterialien (u. a. Kosmetika) und Arzneimitteln.

KLINIK: Meist handelt es sich um einen Zufallsbefund oder eine Vermutung, z. B. wird ein Kind mit offener Geschirrspüler-Flasche entdeckt. Es kann zu **„Bauchschmerzen"**, einem **schaumigen Sekret** im Mund, zu **Bewusstlosigkeit** sowie zu **sonstigen Auffälligkeiten** kommen.

NOTÄRZTLICHE DIAGNOSTIK:
- **Anamnese**, v. a. Fremdanamnese durch die Eltern: Vorerkrankungen, bereits durchgeführte Maßnahmen, Art der vermuteten Intoxikation, Menge?
- **Körperliche Untersuchung:** Die Inspektion des Rachens ist meist unauffällig, bei der Auskultation der Lunge muss auf einen Stridor geachtet werden.
- **Basismonitoring:** Meist reicht eine Pulsoxymetrie aus (wird am besten toleriert und fügt keine Schmerzen zu); auf EKG und Blutdruckmessung kann fast immer verzichtet werden.
- Temperaturmessung: Fieber?

NOTÄRZTLICHE THERAPIE:
- Bei Bewusstlosigkeit oder respiratorischer Insuffizienz: Narkoseeinleitung, endotracheale Intubation und Beatmung, ggf. kardiopulmonale Reanimation.
- Periphervenösen oder intraossären Zugang in Abhängigkeit von der Schwere der Symptomatik.
- Kontakt mit Giftnotrufzentrale (erforderliche Maßnahmen, Risiko, Therapie?) (S. 60).
- Einlage einer Magensonde für Kinder und Applikation von Carbo medicinalis (1 g/kg KG) erwägen.
- Das Auslösen von Erbrechen ist obsolet.
- Eine Magenspülung macht nur Sinn, wenn die Ingestion kürzer als 60 Minuten zurückliegt **und** eine potenziell letale Dosis ausgenommen wurden (Atemwegssicherung, Aspirationsgefahr).
- Eine spezifische Antidottherapie ist meist nicht sinnvoll.
- Rascher Transport in die nächste geeignete Kinderklinik.

> **CAVE** Das Auslösen von Erbrechen ist obsolet, da es z. B. zur Aspiration von schaumigem Sekret oder sekundärer Schädigung bei Säuren oder Laugen kommen kann!

4.3.6 Ertrinken und Beinahe-Ertrinken im Kindesalter

DEFINITIONEN: Nach Untertauchen im Wasser (oder in anderen Flüssigkeiten) kommt es beim **Beinahe-Ertrinken** zu einer lebensbedrohlichen Notfallsituation aufgrund einer Verlegung der Atemwege. Von **Ertrinken** spricht man, wenn dies zum Tod führt. Ertrinkungsunfälle können mit oder ohne Aspiration von Wasser oder anderen Flüssigkeiten auftreten (sog. trockenes und feuchtes Ertrinken).

> **MERKE** Primär lebensbedrohlich sind nicht die Aspiration, sondern die Hypoxie und ein reflektorischer Atemstillstand durch Glottisverschluss bei Eindringen von Wasser in den Kehlkopf.

KLINIK: Ertrinkungsunfälle betreffen überwiegend Kinder bis zum 4. Lebensjahr.
Symptome sind:
- Angst, angestrengte Atmung.
- Lungenödem.
- Zyanose.
- Kalte Haut.
- Ggf. Bewusstlosigkeit, Kreislaufstillstand, Hypothermie.

NOTÄRZTLICHE DIAGNOSTIK:
- **Anamnese** (v. a. Fremdanamnese durch die Eltern): Auffindesituation, bisherige Maßnahmen, Auffälligkeiten?
- **Körperliche Untersuchung:** Die **Inspektion** des Rachens ist meist **unauffällig**, bei der **Auskultation** der Lunge ist auf ein **Lungenödem** zu achten.
- **Basismonitoring:** Meist reicht eine Pulsoxymetrie aus (wird am besten toleriert und fügt keine Schmerzen zu); auf EKG und Blutdruckmessung kann fast immer verzichtet werden.

NOTÄRZTLICHE THERAPIE:
- Weitere Hypothermie verhindern, z. B. nasse Kleidung entfernen, abtrocknen und warm zudecken.
- Sauerstoffgabe (4–6 l/min über Maske).
- Im Falle einer Reanimation sollten frühzeitig eine Intubation und PEEP-Beatmung (4–6 cm H_2O) erfolgen. Die Entleerung des Magens mit einer Magensonde sollte erwogen werden (das verschluckte Wasser kann die Atmung behindern).
- Transport in die nächste geeignete Kinderklinik.

4.4 Neurologische Notfälle

> **EinBlick**
> - Präklinisch sind TIA und Schlaganfall, aber auch eine zerebrale Ischämie und eine intrazerebrale Blutung meist nicht zu unterscheiden. Leitsymptom ist eine Lähmung der kontralateralen Körperhälfte, die sog. Hemiparese.
> - Ein zerebraler Krampfanfall dauert nur wenige Minuten und läuft in verschiedenen Phasen ab. Dauert er länger als 5 Minuten, lässt sich nicht medikamentös beheben oder tritt in der postiktalen Phase erneut auf, spricht man von einem Status epilepticus.

4.4.1 TIA und Schlaganfall (Hirninfarkt, Hirnblutung)

DEFINITION: Als Schlaganfall (Syn. Apoplex, apoplektischer Insult, Stroke) werden **akute regionale zerebrale Durchblutungsstörungen** mit plötzlichem („schlagartigem") und anhaltendem (> 24 Stunden) Ausfall von Hirnfunktionen bezeichnet. Dauert der Hirnfunktionsausfall weniger als 24 Stunden an, spricht man von einer transitorisch ischämischen Attacke (**TIA**). Auch reversible Ischämien über mehr als 24 Stunden sind möglich: **PRIND** = **P**rolongiertes **R**eversibles **I**schämisches **N**eurologisches **D**efizit).

> **MERKE** Präklinisch sind TIA und Schlaganfall, aber auch eine zerebrale Ischämie und eine intrazerebrale Blutung meist nicht zu unterscheiden.

ÄTIOLOGIE: Ursache ist in 80 % der Fälle eine zerebrale Ischämie (**Hirninfarkt**), in 20 % der Fälle eine zerebrale Blutung (**Hirnblutung**).
- **Zerebrale Ischämien:** Ursachen können **Gefäßstenosen und -verschlüsse** durch arterielle Thrombosen oder Embolien, seltener auch **entzündliche Gefäßprozesse** (Vaskulitiden) sein.
- **Zerebrale Blutungen:** Sie entstehen meist durch **Ruptur eines arteriosklerotischen Gefäßes** (z. B. bei hypertensiver Krise) oder spontan bei einem **zerebralen Aneurysma.**

PATHOPHYSIOLOGIE: Das Gehirn benötigt im Vergleich zu seinem Gewicht außerordentlich **viel Sauerstoff** (20 % des Gesamtsauerstoffverbrauchs bei nur 2 % Anteil am Körpergewicht), um seine Funktionen zu erfüllen. Fehlt Sauerstoff, so kommt es innerhalb kurzer Zeit zu Funktionsverlusten.

KLINIK: Die Symptomatik ist abhängig von Ausmaß und Lokalisation des Schlaganfalls.

- **Leitsymptom: Lähmung der kontralateralen Körperhälfte, sog. Hemiparese.**
- **Sensibilitätsstörungen** der kontralateralen Körperhälfte.
- **Sprachstörungen** → sensorische oder motorische Aphasien, falls die sprachdominante (meist die linke) Hemisphäre betroffen ist; auch gemischte Aphasien sind möglich.
- **Sehstörungen**, z. B. Gesichtsfeldausfälle.
- Schwindel, Übelkeit, Erbrechen.
- Kopfschmerzen.
- Zerebrale Krampfanfälle.
- Schluckstörungen.
- In schweren Fällen Bewusstseinsstörungen (Somnolenz, Sopor, Koma).

NOTÄRZTLICHE DIAGNOSTIK:
- **Anamnese:**
  - Beginn der Symptomatik? → zur (späteren) Unterscheidung TIA vs. PRIND vs. Schlaganfall.
  - Vorerkrankungen und vorbestehende neurologische Symptome?
  - Dauermedikation?

> **MERKE** Zwischen TIA, PRIND und Schlaganfall kann präklinisch nur dann unterschieden werden, wenn die neurologische Symptomatik bereits wieder verschwunden ist. Dauert die Symptomatik noch an, können TIA, PRIND oder Schlaganfall vorliegen. Die Therapiemaßnahmen sind aber immer dieselben!

- **Körperliche Untersuchung mit Schwerpunkt auf der neurologischen Untersuchung:** Halbseitensymptomatik, Sensibilitätsstörungen, Sprachstörungen, Schluckstörungen, Sehstörungen, Pupillendifferenz, Reflexe?
- **Basismonitoring:**
  - (12-Kanal-)EKG: Herzfrequenz, Herzrhythmusstörungen (z. B. absolute Arrhythmie)?
  - Blutdruckmessung: (reaktive) Hypertonie?
  - Pulsoxymetrie: Oxygenierung, Pulsfrequenz?
- **Blutzuckermessung:** Ausschluss von Blutzuckerentgleisungen.
- Körpertemperaturmessung (falls möglich).

> **MERKE** Fieber kann neurologische Symptome verursachen, die ähnlich denen eines Schlaganfalls sind. Fieber kann die Symptome aber auch verschleiern!

NOTÄRZTLICHE THERAPIE: Eine kausale Therapie des Schlaganfalls ist präklinisch nicht möglich, da sich die Therapie nach der zugrunde liegenden Ursache (Ischämie oder Blutung) richtet. Diese Unterscheidung ist erst durch eine **bildgebende Diagnostik (CT, MRT)** möglich. Daher sind präklinisch nur **symptomatische Therapiemaßnahmen** möglich:
- Ggf. kardiopulmonale Reanimation (S. 33).
- Gabe von **Sauerstoff** (5–10 l/min, z. B. über Gesichtsmaske), um das Sauerstoffangebot zu verbessern; bei respiratorischer Insuffizienz/verminderten Schutzreflexen ggf. Atemwegssicherung und Beatmung.
- Anlage eines **periphervenösen Zugangs.**
- **Medikamentengabe:**
  - Blutdruckwerte zwischen 160 und 220 mmHg anstreben, um einen ausreichenden Hirnperfusionsdruck zu gewährleisten; d. h. Blutdrucksenkung bei Blutdruck > 220 mmHg, bei Patienten mit kardialer Begleitsymptomatik (Angina pectoris, Herzinsuffizienz) frühzeitiger (z. B. Urapidil 5–10 mg i. v.); Blutdruckerhöhung bei Blutdruck < 130 mmHg, durch Cafedrin + Theodrenalin (Akrinor) ¼–1 Ampulle i. v. oder Noradrenalin fraktioniert i. v..
  - Bei Hypoglykämie (Blutzucker < 70 mg/dl bzw. < 3,9 mmol/l) Normalisierung des Blutzuckerspiegels, z. B. durch Gabe von Glukose 50 % 10–20 ml i. v.
  - Normalisierung der Körpertemperatur bei Fieber, z. B. durch Paracetamol 1 g i. v. oder rektal.
  - Normalisierung des Flüssigkeitshaushaltes, z. B. durch Ringer-Lösung 500–1000 ml i. v.
  - Ggf. Sedierung mit kurzwirksamen Medikamenten (z. B. Midazolam 2 mg i. v.) → strenge Indikation, um neurologische Beurteilbarkeit zu erhalten!
- Transport in eine geeignete Klinik mit z. B. 24-stündiger Verfügbarkeit von CT, Neurologen und Intensivstation; optimal ist eine Behandlung in einer Stroke-Unit.

4.4.2 Zerebraler Krampfanfall

DEFINITION: Bei einem zerebralen Krampfanfall kommt es zu abnormen und exzessiven Entladungen von Neuronenverbänden im Gehirn, die zu **tonisch-klonischen Extremitätenbewegungen** und **Bewusstseinsverlust** führen können.

> **MERKE** Dauert ein zerebraler Krampfanfall länger als 5 Minuten, lässt sich medikamentös nicht durchbrechen oder tritt in der postiktalen Phase erneut auf, spricht man von einem **Status epilepticus.**

ÄTIOLOGIE:
- **Zerebrale Ursachen:**
  - Hirntumoren.
  - Narbenbildung im Gehirn, z. B. nach Schädel-Hirn-Trauma (S. 93), Schlaganfall (S. 86).

- Hereditäre Epilepsie.
- Zerebrovaskuläre Erkrankungen, z. B. Schlaganfall (S. 86), Vaskulitis.
- Meningitis, Enzephalitis.
- Frisches Schädel-Hirn-Trauma (z. B. epidurales oder subdurales Hämatom).
- **Extrazerebrale Ursachen:**
  - Hypoglykämie (S. 72).
  - Entzugssyndrome, z. B. Alkohol.
  - Fieber (v. a. bei Kindern, S. 82).
  - Intoxikationen mit Drogen, z. B. Ecstasy, MDMA, Amphetamine.
  - Zentrales anticholinerges Syndrom.
  - Eklampsie (S. 75).

KLINIK: Ein zerebraler Krampfanfall dauert nur wenige Minuten. Er ist durch verschiedene **Phasen und Symptome** gekennzeichnet (*s. Tab. A-4.9*).
Komplikationen eines zerebralen Krampfanfalls können sein:
- **Hypoxie** durch Apnoe, Atemwegsverlegung.
- **Aspiration** von Blut (z. B. bei Zungenbiss) und Sekret.
- **Verletzungen**, z. B. Frakturen, durch Sturz und unkontrollierte Bewegungen.
- **Zerebraler Zelluntergang** durch Krampfanfall und Hypoxie.

NOTÄRZTLICHE DIAGNOSTIK:
- **Anamnese:** Erstereignis oder Rezidiv, Dauermedikation, Ursache eruierbar (z. B. Alkoholabusus, Diabetes mellitus), Vorerkrankungen, Schädel-Hirn-Trauma möglich?
- Bei der **körperlichen Untersuchung** sollte nach Anfallsfolgen gesucht werden (z. B. Zungenbiss, Speichelfluss, Einkoten, Einnässen, Verletzungen, Frakturen). Zudem sollte bei der neurologischen Untersuchung auf neurologische Symptome wie z. B. beim Schlaganfall, eine Halbseitenlähmung oder eine Reflexasymmetrie geachtet werden.
- **Basismonitoring:**
  - EKG: Herzfrequenz, Herzrhythmusstörungen?
  - Blutdruckmessung: Auffälligkeiten?
  - Pulsoxymetrie: Oxygenierung, Pulsfrequenz?
- **Blutzuckermessung:** Hypoglykämie als Ursache?
- **Körpertemperaturmessung:** Fieber als Ursache?

NOTÄRZTLICHE THERAPIE:

> **MERKE** Therapieziel ist die Durchbrechung des Krampfanfalls und die Verhinderung anfallsassoziierter Komplikationen, vor allem der zerebralen Ischämie.

Eine **kausale Therapie** ist **präklinisch** nur möglich bei:
- Hypoglykämischen Krampfanfällen: Glukose 50% 10–40 ml i. v.
- Fieberkrämpfen, z. B. Paracetamol 10 mg/kg KG i. v. oder rektal; physikalische Maßnahmen, z. B. Wadenwickel.
- Eklampsie: Magnesium 1–4 g i. v. über 5–10 min, anschließend 1–2 g/h; alternativ Benzodiazepine, z. B. Midazolam 5 mg i. v.

In allen anderen Fällen erfolgt die Therapie bei anhaltendem Krampfanfall **symptomatisch** mit Benzodiazepinen i. v. oder als Ultima Ratio mit Barbituraten i. v. (erfordert in der Regel eine Narkoseeinleitung). Typische in der Klinik genutzte Antikonvulsiva (z. B. Carbamazepin oder Valproat) stehen in der präklinischen Notfallmedizin meist nicht zur Verfügung.

Therapeutische Maßnahmen:
- Gabe von **Sauerstoff** (5–10 l/min, z. B. über Gesichtsmaske), um das Sauerstoffangebot zu verbessern; bei respiratorischer Insuffizienz oder verminderten Schutzreflexen ggf. Atemwegssicherung durch Narkoseeinleitung, endotracheale Intubation und Beatmung.
- Auf ein Wiederauftreten des Krampfanfalles gefasst sein (Eigenschutz und Schutz des Patienten vor Verletzungen, z. B. Kissen, Decken, Gurte und Abstand halten).
- Anlage eines **peripitervenösen Zugangs.**
- **Medikamentengabe:**
  - **Benzodiazepin**, z. B. Midazolam 0,1 mg/kg KG i. v., d. h. beim Erwachsenen 5–10 mg i. v. oder Diazepam 5–10 mg rektal → cave: atemdepressive Wirkung der Benzodiazepine beachten!
  - **Falls keine Krampfdurchbrechung gelingt: Narkoseeinleitung, Intubation und Beatmung**, z. B. mit Fentanyl 2 µg/kg KG i. v. + Thiopental 3–5 mg/kg KG i. v. (d. h. beim Erwachsenen 300–500 mg i. v.) + Succinylcholin 1 mg/kg KG i. v.

TAB. A-4.9 Phasen und Symptome eines zerebralen Krampfanfalls	
Phase	**Symptome**
präkonvulsive Phase	Kopfschmerzen, Müdigkeit, Halluzinationen (sog. Aura)
konvulsive Phase tonisches Stadium	evtl. Initialschrei, Hinstürzen, kurze Apnoe, Bewusstseinsverlust, generalisierter Strecktonus (Opisthotonus), evtl. Zungenbiss
konvulsive Phase klonisches Stadium	rhythmische Kontraktionen der Muskulatur, evtl. Urinabgang, evtl. Einkoten
postkonvulsive (postiktale) Phase	Bewusstlosigkeit, später erweckbar, aber sehr schläfrig (Dämmerzustand)

- Transport in eine Klinik (Indikationen s. Merke): Erwachsene sollten, wenn möglich, in eine Klinik mit neurologischer Abteilung eingewiesen werden, ansonsten in eine Abteilung für Innere Medizin. Schwangere sollten in eine Klinik mit Abteilung für Gynäkologie, Kinder in eine Klinik mit pädiatrischer Abteilung aufgenommen werden. Gibt es Hinweise auf ein SHT als Auslöser, sollte der Patient in eine Klinik mit neurochirurgischer Abteilung transportiert werden.

> **MERKE** Indikationen für eine Klinikeinweisung sind:
> - **Erstmalig aufgetretener Krampfanfall.**
> - **Bekanntes Krampfleiden, aber zusätzliche neurologische oder kardiovaskuläre Symptome.**
> - **Bekanntes Krampfleiden, aber unzureichende Überwachung zu Hause.**
> - **Bekanntes Krampfleiden, aber unzureichende Medikation.**
>
> **Nur Patienten, welche trotz guter medikamentöser Dauertherapie gelegentlich rezidivierende („erwartete") Anfälle haben, können auf eigenen Wunsch zu Hause bleiben, wenn eine Überwachung gewährleistet ist. Dies muss entsprechend dokumentiert werden.**

4.4.3 Infektionen des zentralen Nervensystems (ZNS)

Meningitis, Enzephalitis und Meningoenzephalitis

DEFINITION: Die Meningitis ist definiert als eine Entzündung der Meningen, eine Enzephalitis als eine Entzündung des Gehirns. Bei der Meningoenzephalitis sind beide Strukturen betroffen. Zwischen allen drei Formen gibt es fließende Übergänge. Allen gemeinsam ist, dass sie in der präklinischen Notfallmedizin wichtig sind, jedoch nicht differenziert werden können. Als Auslöser kommen **bakterielle Infektionen** (z.B. Pneumokokken, Meningokokken, Staphylokokken, Mykobakterium tuberculosis, Borrelia burgdorferi oder Treponema pallidum) oder **virale Infektionen** (Zoster-, Mumps-, Herpes-, FSME- oder HIV-Viren) in Frage.

KLINIK:

- Im **Frühstadium** typischerweise Fieber, Kopfschmerzen und Übelkeit/Erbrechen.
- Im **weiteren Verlauf** Vigilanzstörungen, Krampfanfälle, neurologische Ausfälle und Nackensteifigkeit (Leitsymptom).

NOTÄRZTLICHE DIAGNOSTIK:

- **Anamnese:** Symptombeginn und Dauer, Hinweise auf den Auslöser, z.B. Kontakt mit einem Erkrankten, Hinweise auf ein SHT in der Anamnese (Unterlagen/Arztbriefe)?
- **Körperliche (neurologische) Untersuchung:** Nackensteifigkeit, positives Lasègue-Zeichen, Brudzinski-Zeichen oder Kernig-Zeichen.
- **Fakultative Symptome:** Dehydration, Vigilanzstörungen, Hypotonie, Tachykardie.
- **Basismonitoring:**
  - EKG: Herzfrequenz, Herzrhythmus?
  - Blutdruckkontrolle: Auffälligkeiten?
  - Pulsoxymetrie: Oxygenierung, Pulsfrequenz?

NOTÄRZTLICHE THERAPIEMASSNAHMEN:

- **Eigenschutz beachten!** (z.B. Schutzkleidung tragen; immer von einer **kontagiösen Form** ausgehen; bei V.a. infektiöse Meningitis Erfordernis einer eigenen Antibiotikatherapie abklären)
- Atemwegssicherung und Beatmung bei verminderten Schutzreflexen und Bewusstlosigkeit.
- Analgesie bei Bedarf: z.B. Metamizol 1–2 g i.v.
- Therapie bei Krampfanfällen (z.B. Midazolam 1–5 mg i.v.).
- Volumentherapie (z.B. Ringer-Lösung 500–1000 ml i.v.).
- Das Ziel-Krankenhaus über die Verdachtsdiagnose informieren.
- Eine **kontagiöse Meningitis** ist nach dem Infektionsschutzgesetz **meldepflichtig** beim Gesundheitsamt (aufnehmende Klinik).
- Nach dem Transport muss das Fahrzeug adäquat (entsprechend Hygieneplan) desinfiziert werden.

4.5 Ophthalmologische Notfälle

Wichtige ophthalmologische Notfälle sind:

- **Traumatische Augenverletzungen**, z.B. Unfälle mit penetrierenden Verletzungen, chemische Verletzungen durch Säuren oder Laugen (*s. Abb. A-4.12*) sowie thermische Verletzungen (z.B. durch Feuer).
- **Fremdkörper im Auge.**
- **Glaukomanfall** (*s. Abb. A-4.13*).

Erkrankungen und Verletzungen des Auges sind **selten vital bedrohlich** für den Patienten, gefährden jedoch häufig das Auge selbst. Isoliert auftretende ophthalmologische Notfälle sind eine sehr seltene Indikation (< 1 %) für einen Notfalleinsatz, etwas häufiger treten sie im Zusammenhang als Begleitverletzungen (5 %, z.B. bei Polytrauma) auf.

KLINIK: Klinisch können **Schmerzen** (z.B. Verletzungen, Glaukomanfall), ein **Verlust des Sehsinns** (z.B.

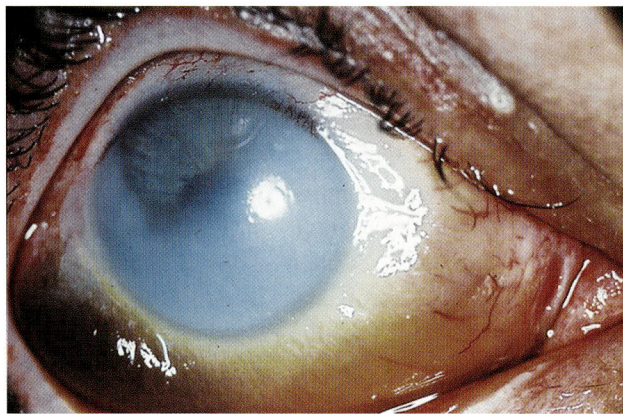

ABB. A-4.12 **Verätzung der Hornhaut.** (aus Sachsenweger, Duale Reihe Augenheilkunde, Thieme, 2003)

Netzhautablösung, Amaurosis), **Blutungen** (z. B. Trauma) sowie **sonstige Verletzungen** (z. B. Fremdkörper) imponieren.

NOTÄRZTLICHE DIAGNOSTIK:

- **Anamnese:** Ursache, Hergang, schädigendes Agens, Vorerkrankungen (z. B. bekanntes Glaukom), Medikamenteneinnahme, Erst- oder Rezidivereignis?
- **Körperliche Untersuchung:** Durch die **Inspektion** des Auges ergibt sich häufig ein richtungsweisender Befund (z. B. Verletzung, Blutung). Bei der **Palpation** des Auges zeigt sich z. B. beim Glaukomanfall ein steinharter Bulbus durch den erhöhten Augeninnendruck.
- **Basismonitoring:** Meist reicht eine Pulsoxymetrie aus (wird am besten toleriert). Beim Erwachsenen sollten dennoch ein EKG und eine Blutdruckmessung durchgeführt werden, um internistische Erkrankungen (z. B. Hypertonie als Auslöser der Augenbeschwerden/Schmerzen) auszuschließen.

NOTÄRZTLICHE THERAPIE: Symptomatische Therapie nach Klinik, eine kausale Therapie ist meist nur in der Klinik möglich.

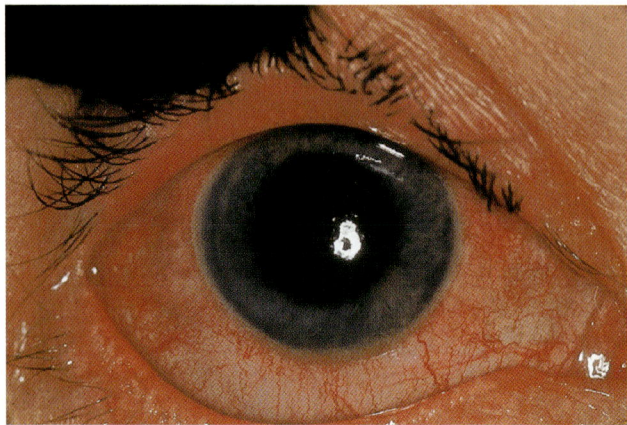

ABB. A-4.13 **Akutes Winkelblockglaukom.** (aus Sachsenweger, Duale Reihe Augenheilkunde, Thieme, 2003)

- Ggf. Sauerstoffgabe (z. B. 5 l/min über Maske).
- **Bei Verätzungen mit Säuren oder Laugen oder kleineren Fremdkörpern im Bereich der Bindehaut:** das betroffene Auge von lateral nach medial mehrere Minuten lang mit möglichst körperwarmer Kochsalzlösung (NaCl 0,9 % z. B. mit spezieller Augenspülflasche) oder mit viel körperwarmem Wasser spülen.
- **Bei penetrierenden Verletzungen:** Fremdkörper belassen → bei der Entfernung kann das Auge weiter geschädigt und eine anschließende Therapie behindert werden!
- **Bei Glaukomanfall:** evtl. Analgesie, z. B. Metamizol 1–2 g i. v.
- Befund dokumentieren und das Auge steril abdecken.
- Transport in die nächste geeignete Augenklinik.

4.6 Urologische Notfälle

Wichtige urologische Notfälle sind:

- **Verletzungen**, z. B. Trauma mit Nierenverletzungen, Verletzungen der ableitenden Harnwege, Verletzungen der äußeren Geschlechtsorgane.
- Urolithiasis mit Steinabgang → (Nieren-)**Kolik.**
- **Akuter Harnverhalt**, z. B. bei Prostatahyperplasie oder Blasensteinleiden.
- **Hämaturie:** mit Schmerzen meist Verletzung; schmerzlos oftmals Tumor als Auslöser.
- **Hodentorsion.**
- **Paraphimose.**
- **Priapismus.**
- Katheterinfektionen oder -verstopfung.

Urologische Erkrankungen und Verletzungen sind selten im Notarztdienst.

KLINIK: Die Klinik hängt von der Ursache ab, häufig finden sich **krampfartige** (kolikartige) oder **brennende Schmerzen** (z. B. Urosepsis) sowie ein **Harndrang** (z. B. bei Blasentamponade oder Steinleiden).

NOTÄRZTLICHE DIAGNOSTIK:

- **Anamnese:** Ursache, Beginn der Beschwerden, Schmerzqualität, Vorerkrankungen, Medikamenteneinnahme, Wasserlassen, Auffälligkeiten?
- **Körperliche Untersuchung:**
  - Inspektion v. a. der Harn- und Geschlechtsorgane: Urin, Ursache sichtbar?
- **Basismonitoring:**
  - EKG: Herzfrequenz, Herzrhythmus?
  - Blutdruckkontrolle: Auffälligkeiten?
  - Pulsoxymetrie: Oxygenierung, Pulsfrequenz?

NOTÄRZTLICHE THERAPIE:

> **MERKE** Der Notarzt sollte sich hinsichtlich therapeutischer Maßnahmen eher zurückhalten und den Patienten möglichst rasch einer spezifischen Therapie (Klinik) zuführen.

- Anlage eines **periphervenösen Zugangs.**
- Verletzungen dokumentieren und steril abdecken.
- Bei Schmerzen: **Analgetika**, z.B. Metamizol 1–2 g i.v. oder Fentanyl 1 µg/kg KG i.v.
- Bei kolikartigen Schmerzen (z.B. Steinleiden): zusätzlich **Spasmolytikum**, z.B. Butylscopolamin 20 mg i.v.
- Transport in die nächste geeignete urologische Klinik.

4.7 HNO-Notfälle

4.7.1 Blutungen aus Mund, Nase, Rachen und Ohren

ÄTIOLOGIE: Die Ursachen sind vielfältig:
- Nachblutungen nach Operationen (z.B. Tonsillektomie, TE): meist relevanter Blutverlust bis hin zum hämorrhagischen Schock.
- Tumorblutungen aus Mund, Nase, Rachen und Ohren (z.B. Hypopharynx- oder Tonsillenkarzinom).
- Blutungen nach Trauma (z.B. Verkehrsunfall).
- Epistaxis.
- Blutungen aus dem Ohr: meist akzidentell, aber auch nach SHT möglich.
- Blutungen nach Verletzungen (z.B. Zungenbiss bei Krampfanfall): meist harmlos.

KLINIK: Von einer **TE-Nachblutung** sind oftmals **Kinder** betroffen (da die meisten Eingriffe im Kindesalter durchgeführt werden). Hier besteht **akute Lebensgefahr**, so dass unverzüglich der Transport in eine Klinik mit operativer Versorgungsmöglichkeit erfolgen muss (Voranmeldung, um optimale Versorgung sicherzustellen)!

NOTÄRZTLICHE DIAGNOSTIK:
- Anamnese: Operation, Tumor, medizinische Vorgeschichte, geschätzter Blutverlust?
- Klinische Untersuchung: Blutverlust abschätzen, Aspirationsgefahr, hämorrhagischer Schock?
- Basismonitoring:
  - EKG: Herzfrequenz, Herzrhythmus?
  - Blutdruckkontrolle: Auffälligkeiten?
  - Pulsoxymetrie: Oxygenierung, Pulsfrequenz?

Notärztliche Therapie:
- Transport in **sitzender Position**, wenn Blutdruck ausreichend (> 90 mmHg systolisch).
- Meist nur **symptomatische Therapie** möglich.
- Mindestens ein gut laufender periphervenöser Zugang (keine Zeit verschwenden!) zur Volumentherapie (z.B. Ringer-Lösung 500–1000 ml i.v.).
- Sedierung kritisch hinterfragen wegen Aspirationsgefahr.
- Bei Epistaxis: Blutdrucksenkung erwägen (z.B. Urapidil 10 mg i.v.), Nasentamponade (falls Technik sicher beherrscht wird).
- Bei Blutung aus dem Ohr: steril abdecken.
- Transport in eine geeignete Klinik.

> **MERKE** Sedierung und Analgesie sollten – wenn überhaupt – nur unter kritischer Indikationsstellung erfolgen, da die Aspirationsgefahr erhöht wird!

4.8 Traumatologische Notfälle

> **EinBlick**
> - Bei Verletzungen müssen Durchblutung, Motorik und Sensibilität (DMS) immer überprüft werden.
> - Oft finden sich bei einem Schädel-Hirn-Trauma noch weitere Organverletzungen (Polytrauma).
> - Bei Verdacht auf Wirbelsäulentrauma ist eine schonende, achsengerechte Lagerung und Immobilisation des Patienten wichtig.
> - Ein Amputat muss immer in die Klinik mitgenommen werden.
> - Der Spannungspneumothorax muss immer sofort entlastet werden, beim Pneumothorax ist eine sofortige Entlastung unter bestimmten Voraussetzungen nicht immer nötig.
> - Bei einer Unterkühlung und bei Elektrounfällen besteht die Gefahr von Herzrhythmusstörungen.
> - Patienten mit einer Druckfallkrankheit müssen dringend in einer Druckkammer behandelt werden.

4.8.1 Grundlagen

DEFINITIONEN:
- **Trauma:** Verletzung, die durch äußere Einwirkung hervorgerufen wurde und zu einer Funktionsbeeinträchtigung von Körperregion(en), Organ(en) oder des gesamten Organismus geführt hat.
- **Polytrauma:** Verletzungen einer oder mehrerer Körperregionen und/oder Organe, von denen mindestens

eine oder die Kombination mehrerer lebensbedrohlich ist (S. 97).

VERLETZUNGSARTEN UND DEREN URSACHEN:

- **Mechanisches Trauma:** Beim **stumpfen Trauma**
  handelt es sich um eine Gewebequetschung oder
  -zertrümmerung infolge eines Akzelerations- oder
  Dezelerationstraumas, z. B. bei Verkehrsunfällen oder
  einem Sturz aus großer Höhe. Beim **penetrierenden
  Trauma** liegt eine Gewebezerstörung durch spitze
  oder scharfe Gegenstände, z. B. bei Messerstich- oder
  Schussverletzungen, vor.
- **Thermisches Trauma:** Gewebezerstörung durch
  lokale Hitze- oder Kälteeinwirkung, z. B. bei Verbren-
  nungen, Erfrierungen.
- **Chemisches Trauma:** äußere oder innere Gewebe-
  zerstörung durch lokale Einwirkung von Säuren oder
  Laugen (Verätzungen).
- **Barotrauma:** Organschäden infolge gestörter Druck-
  verhältnisse, z. B. Tauch-, Explosionsunfälle.
- **Trauma infolge Elektrizitätseinwirkung**, z. B. Stro-
  munfall.
- **Trauma infolge Strahlung**, z. B. Strahlenunfall.
- **Trauma infolge einer Verletzung durch Tiere**, z. B.
  Bisse, Stiche.

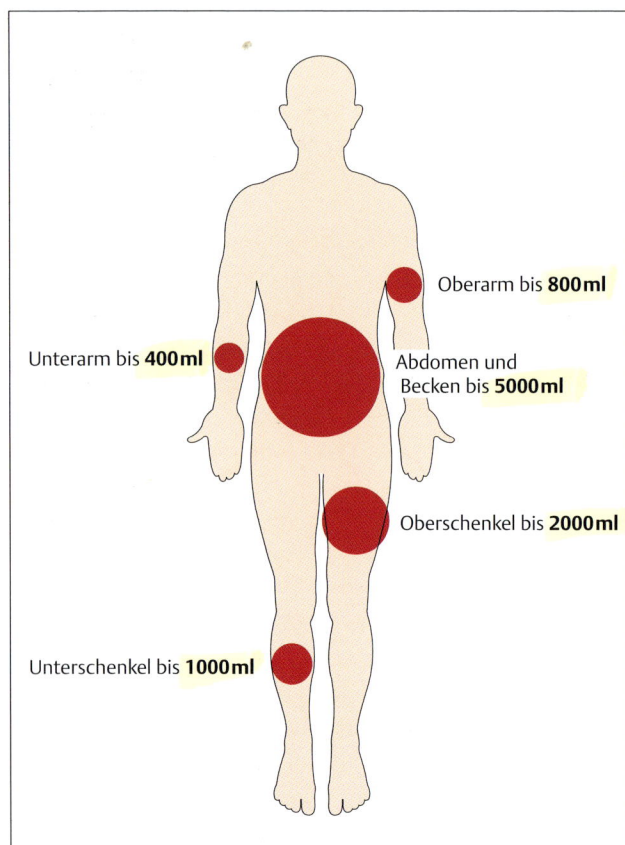

ABB. A-4.14 **Potenzieller Blutverlust bei der Verletzung von
Körperteilen.**

KOMPLIKATIONEN:

- **Blutverlust:** leichte Blutung bis **hämorrhagischer
  Schock** (*s. Abb. A-4.14*).
- **Frakturen** und **Luxationen**.
- **Gewebeverletzungen:** Bei Gefäßverletzungen kann
  es zu Durchblutungsstörungen, bei Muskel- und
  Nervenverletzungen zu motorischen und sensiblen
  Ausfällen kommen.
- **Funktionseinschränkungen:** leichte Prellung (Contu-
  sio) bis komplettes **(Multi-)Organversagen**.
- **Thrombosen**.
- **Infektionen:** leichte Wundinfektion bis **septischer
  Schock/SIRS**.

LOKALISATIONEN:

- Extremitäten (s. u.).
- Schädel, Gehirn (Schädel-Hirn-Trauma, SHT, S. 93).
- Wirbelsäule (S. 95).
- Thorax (S. 95).
- Polytrauma (s. o.).

4.8.2 Extremitätentrauma

> **MERKE** Verkehrs-, Arbeits- und häusliche Unfälle
> sowie Stürze und Gewaltdelikte sind die häufigsten
> Ursachen von Extremitätentraumata. Meist handelt es
> sich hierbei um Frakturen, Luxationen und Weichteil-
> verletzungen. Amputationen sind seltener.

DEFINITIONEN:

- **Geschlossene Fraktur:** Fraktur ohne Penetration der
  Haut im Frakturbereich, d. h., die Haut ist unverletzt.
- **Offene Fraktur:** Fraktur mit Penetration der Haut im
  Frakturbereich, d. h., es hat eine Durchspießung der
  Haut stattgefunden, evtl. Knochenteile.
- **Luxation:** eine über die einfache Torsion (Verdre-
  hung) hinausgehende Verschiebung zweier durch ein
  Gelenk verbundener Knochen.
- **Weichteilverletzung:** Verletzungen von Haut,
  Unterhaut, Muskeln, Sehnen, Nerven und/oder
  Gefäßen.
- **Amputation:** Abtrennung bzw. Verlust einer
  kompletten Extremität oder eines Extremitäten-
  teils.

KLINIK: Klinisch imponiert die typische Trias aus
Schmerzen, Läsion, Funktionsverlust und Schwellung.
Evtl. sind Hämatome, eine Blutung (auch arteriell) oder
ein hämorrhagischer Schock vorhanden. Wunde und Amputat sind meist eindeutig zu identifizieren.

Zu den **sicheren Frakturzeichen** zählen: Fehlstellung,
abnormale Beweglichkeit, Krepitation (schmerzhaftes
hör- und fühlbares Knochenreiben bei Frakturen).

Zu den **sicheren Luxationszeichen** zählen: federnde Fixation, leere Gelenkpfanne und Gelenkkopf außerhalb der Gelenkpfanne.

Unsichere Fraktur- und Luxationszeichen sowie Zeichen der Weichteilverletzung sind: Schmerzen, Schwellung, Hämatome und Funktionseinschränkungen.

NOTÄRZTLICHE DIAGNOSTIK:

- **Anamnese:** Unfallhergang, Schmerzen, Blutverlust, Fehlstellungen, Vorerkrankungen, Medikamenteneinnahme?
- **Körperliche Untersuchung:**
  - Inspektion und Palpation der verletzten Extremität: offene/geschlossene Verletzung, Frakturzeichen, Luxationszeichen.
  - Prüfung von Durchblutung, Motorik und Sensibilität (DMS) distal der Verletzung.
  - Ausschluss von weiteren Verletzungen (z. B. Thorax, Abdomen, Becken, Kopf).
- **Basismonitoring: Hinweise auf Schock?**
  - EKG: Herzfrequenz, Herzrhythmus?
  - Blutdruckkontrolle: Auffälligkeiten?
  - Pulsoxymetrie: Oxygenierung, Pulsfrequenz?

> **MERKE** Eine Kompression von Nerven und Gefäßen im Rahmen der Verletzung kann zu bleibenden Schäden führen. Daher sind Durchblutung, Motorik und Sensibilität (DMS) immer zu überprüfen, um evtl. therapeutisch eingreifen zu können, und auch auf dem Notarzteinsatzprotokoll zu dokumentieren.

NOTÄRZTLICHE THERAPIE:

- Ggf. kardiopulmonale Reanimation (S. 33).
- **Sauerstoff** (z. B. 5 l/min über Gesichtsmaske); bei respiratorischer Insuffizienz oder verminderten Schutzreflexen ggf. Atemwegssicherung durch Narkoseeinleitung, endotracheale Intubation und Beatmung.
- **Blutungen möglichst stillen** → notfalls zuführende Gefäße manuell abdrücken; nicht abbinden, da dies Gewebeschäden begünstigt (S. 53)!
- **Offene Wunden steril abdecken.**
- Ggf. **Reposition** unter suffizienter **Analgesie**. Eine Reposition sollte nur bei geschlossenen Frakturen durchgeführt werden oder dann, wenn bei offenen Frakturen Durchblutungsstörungen durch Fehlstellungen resultieren. Dann erfolgt eine **Ruhigstellung der verletzten Extremität** in Vakuumschiene oder Vakuummatratze.
- Bei Amputationsverletzungen **Wunde steril abdecken** und das Amputat in einer sterilen Verpackung (z. B. spezielle Amputatbeutel, *s. Abb. A-4.15*) möglichst gekühlt mit in die Klinik nehmen!
- Anlage von mindestens **einem großlumigen peripher venösen Zugang.**

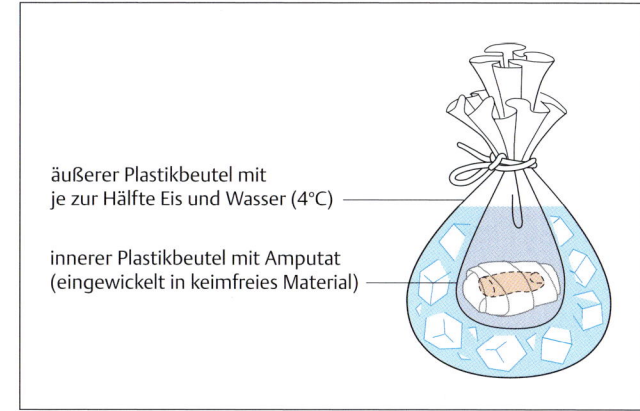

äußerer Plastikbeutel mit je zur Hälfte Eis und Wasser (4°C)

innerer Plastikbeutel mit Amputat (eingewickelt in keimfreies Material)

ABB. A-4.15 **Amputatbeutel.** (aus Secchi, A., Ziegenfuß, T., Checkliste Notfallmedizin, Thieme, 2009)

- **Medikamentengabe:**
  - Volumentherapie, z. B. Ringer-Lösung 500–1000 ml i. v., ggf. auch kolloidales Volumenersatzmittel; abhängig vom Zustand und Blutverlust.
  - Bei Schock Katecholamintherapie, z. B. mit Noradrenalin über Perfusor i. v.
  - Analgesie (z. B. Esketamin 0,5 mg/kg KG i. v.) mit Benzodiazepin (z. B. Midazolam 2 mg i. v.) oder Opioid (z. B. Fentanyl 0,1–0,2 mg i. v.).
- Transport in die nächste geeignete Klinik und dort entsprechende Diagnostik und Therapie, ggf. ist auch eine OP möglich.

> **MERKE** Ein Amputat muss immer in die Klinik mitgenommen werden. Dort sollte die Entscheidung über die Rekonstruktion durch die Kollegen der zuständigen Fachabteilungen fallen.

4.8.3 Schädel-Hirn-Trauma

DEFINITION UND EINTEILUNG: Unter Schädel-Hirn-Trauma (SHT) versteht man ein durch äußere Gewalt verursachtes Trauma des Schädels, evtl. mit Gehirn-, Weichteil- und/oder Knochenverletzungen. Die Einteilung erfolgt nach verschiedenen Aspekten:

- **Nach makroskopischen Befunden:** Beim **geschlossenen Schädel-Hirn-Trauma** ist die Dura mater intakt. Evtl. liegen eine Kopfschwartenverletzung und eine knöcherne Schädelverletzung vor. Beim **offenen Schädel-Hirn-Trauma** ist die Dura mater eröffnet, zudem zeigen sich eine Kopfschwarten- und eine Schädelknochenverletzung.
- **Nach Glasgow-Coma-Scale (GCS):** Klassifikation des Schweregrads des Schädel-Hirn-Traumas nach dem Vermögen, die Augen zu öffnen, zu sprechen und die Extremitäten zu bewegen (S. 17):
  - GCS 13–15 Punkte: leichtes Schädel-Hirn-Trauma.

– GCS 9–12 Punkte: mittelschweres Schädel-Hirn-Trauma.
– GCS 3–8 Punkte: schweres Schädel-Hirn-Trauma.

MERKE Die Verletzung des Gehirns muss bei einem geschlossenen SHT nicht zwingend geringer sein als bei einem offenen SHT!

ÄTIOLOGIE: Meist durch Stürze, Verkehrsunfälle oder Suizide bedingt.

MERKE In mehr als 50 % der Fälle finden sich neben dem Schädel-Hirn-Trauma noch weitere Organverletzungen (Polytrauma), so dass die primäre Hirnschädigung durch komplizierende Faktoren wie akuter Blutverlust, arterielle Hypotonie (Schock) oder Hypoxie verschlimmert wird.

KLINIK:
- **Morphologisch sichtbare Symptome:**
  - Hirnmassenaustritt.
  - Liquoraustritt.
  - Kopfschwartenverletzung.
  - Schädelknochenverletzung.
  - Hämatome am Schädel (z. B. Brillen- oder Monokelhämatome).
  - Veränderungen der Pupillomotorik (z. B. Mydriasis, fehlende Lichtreaktion).
  - Blutungen aus Mund, Nase, Augen oder Gehörgang.
- **Klinische Symptome:**
  - Kopfschmerzen.
  - Anterograde oder retrograde Amnesie.
  - Primäre und/oder sekundäre Bewusstseinstrübung (Somnolenz, Sopor, Koma).
  - Krampfanfälle, Streckkrämpfe.
  - Neurologische Ausfälle (kontralaterale Hemiparese, Paresen, Sehstörungen).
  - Kreislaufdepression, Ateminsuffizienz.

NOTÄRZTLICHE DIAGNOSTIK:
- **Anamnese:** Unfallhergang, Begleitverletzungen, Auslöser, Bewusstlosigkeit?
- **Körperliche Untersuchung mit Schwerpunkt auf neurologischer Untersuchung:**
  - Inspektion: Verletzungen (z. B. Brillenhämatome oder Monokelhämatome → Hinweis auf Schädelbasisfraktur), Ausmaß des Traumas?
  - Palpation: Frakturen im Bereich der Schädeldecke?
  - Perkussion und Auskultation: Begleitverletzungen?
  - Glasgow-Coma-Score erheben (S. 17).
  - Pupillomotorik: Seitendifferenz, Lichtreaktion?
  - Reflexe.

- **Basismonitoring:**
  - EKG: Herzfrequenz, Herzrhythmus?
  - Blutdruckkontrolle: Auffälligkeiten, Hinweise auf begleitenden Schock?
  - Pulsoxymetrie: Oxygenierung, Pulsfrequenz?
- **Blutzuckermessung:** Ausschluss von Blutzuckerentgleisung bei Bewusstseinsveränderung.

MERKE Immer an Begleitverletzungen der Halswirbelsäule denken!

NOTÄRZTLICHE THERAPIE: Das primäre Ziel bei Patienten mit Schädel-Hirn-Trauma ist es, die Atemwege zu sichern und eine ausreichende Oxygenierung (s. u.) und Ventilation sicherzustellen, um eine globale Hypoxie mit konsekutiver Schädigung des Gehirns zu vermeiden. Patienten mit Schädel-Hirn-Trauma und einem GCS < 9 Punkten sollten endotracheal intubiert werden, da ab diesem Grad der Bewusstseinsminderung meist die Schutzreflexe nicht mehr ausreichend vorhanden sind → cave: potenzielle Begleitverletzungen der Halswirbelsäule!
- Ggf. kardiopulmonale Reanimation (S. 33).
- **Sauerstoff** (z. B. 4–10 l/min über Gesichtsmaske); bei respiratorischer Insuffizienz oder verminderten Schutzreflexen ggf. Atemwegssicherung und Beatmung; eine adäquate Ventilation und Oxygenierung (Ziel: $paO_2 > 100$ mmHg bzw. $SpO_2 > 97$ %) ist Voraussetzung zur Vermeidung einer zerebralen Hypoxie; eine kontrollierte leichte bis moderate Hyperventilation (Ziel: $paCO_2 \sim 35$ mmHg) führt zu einer zerebralen Hypokapnie mit Reduktion des arteriellen Blutvolumens durch zerebrale Vasokonstriktion und wirkt sich daher günstig auf die Prognose aus (Hirndruck sinkt).
- Bei kreislaufstabilen Patienten ohne Wirbelsäulenverletzungen **Oberkörperhochlagerung um 30° bei neutraler Kopf-Hals-Position** zur Verbesserung des Abflusses von venösem Blut aus dem Gehirn; ansonsten Flachlagerung; möglichst keine Schocklagerung, denn sie würde zu einem massiven Anstieg des Hirndrucks führen!
- **Wunden steril abdecken** zur Reduktion der Infektionsgefahr.
- Anlage von möglichst **zwei periphervenösen Zugängen**.
- Kreislaufstabilisierung; Ziel: MAP > 70 mmHg; systolischer Blutdruck möglichst < 140 mmHg, nie < 90 mmHg (erhöhte Sekundärschädigung durch Hypotension); möglichst normovoläme, normotensive oder sogar leicht hypertensive Blutdruckverhältnisse anstreben → bessere zerebrale Perfusion durch höheren zerebralen Perfusionsdruck:
  - Volumentherapie, z. B. Ringer-Lösung oder kolloidale Lösungen 500–1000 ml i. v.

– Katecholamintherapie, z.B. Noradrenalin über Perfusor i.v.
- Umgehender Transport in eine **Klinik mit neurochirurgischer Abteilung und CT.**

4.8.4 Wirbelsäulentrauma

DEFINITION UND EINTEILUNG: Ein Wirbelsäulentrauma ist definiert als eine muskuläre, knöcherne oder nervale Verletzung der gesamten oder eines Teils der Wirbelsäule.

ÄTIOLOGIE: Als Ursachen kommen ein Verkehrsunfall, ein Sturz aus großer Höhe, ein Sportunfall (z.B. Reiten), eine Stich- oder Schussverletzung sowie die Dekompressionskrankheit (Caisson-Krankheit, Tauchunfälle) in Betracht.

KLINIK: Bei einem **Wirbelsäulentrauma ohne neuronale Schädigung** treten lokale Schmerzen auf, zudem zeigen sich Hämatome und eine knöcherne Instabilität. Bei **neuronaler Schädigung** zeigen sich zusätzlich neurologische Ausfälle (Motorik, Sensibilität), bei hoher Querschnittslähmung (oberhalb C5) ein akutes respiratorisches Versagen und eine paradoxe Atmung bei Ausfall der thorakalen Atemmuskulatur. Zudem tritt eine Inkontinenz auf, ggf. kommt es zu einem neurogenen (spinalen) Schock.

NOTÄRZTLICHE DIAGNOSTIK:
- **Anamnese:** Unfallhergang, Schmerzlokalisation- und auslöser, Lähmungen, sensible/motorische Störungen?
- **Körperliche Untersuchung inkl. neurologischer Untersuchung:**
  - Bewusstseinszustand
  - Inspektion: Verletzungslokalisation, offene oder geschlossene Verletzung, Rötung der Extremitäten (als Hinweis auf neurogenen/spinalen Schock)?
  - Palpation: Fraktur tastbar, Schmerz auslösbar, Sensibilitätsstörungen, motorische Störungen, Temperatur der Extremitäten (Überwärmung als Hinweis auf neurogenen/spinalen Schock)?
  - Perkussion: zusätzlich Thoraxtrauma?
  - Auskultation: Atmung suffizient und seitengleich?
- **Basismonitoring:**
  - EKG: Herzfrequenz, Herzrhythmus?
  - Puls- und Blutdruckkontrolle: Auffälligkeiten, Hinweise auf begleitenden spinalen oder neurogenen Schock?
  - Pulsoxymetrie: Oxygenierung, Pulsfrequenz?

NOTÄRZTLICHE THERAPIE:

> **MERKE** Therapieziel ist die Verhinderung einer weiteren und/oder dauerhaften Rückenmarkschädigung mit neurologischer Beteiligung. Daher ist – schon bei Verdacht auf Wirbelsäulentrauma – eine schonende, achsengerechte Lagerung und Immobilisation des Patienten obligat. Generell sind unnötige Bewegungen des Patienten zu vermeiden.

- **Sauerstoff** (5–10 l/min über Gesichtsmaske); bei respiratorischer Insuffizienz oder verminderten Schutzreflexen ggf. Atemwegssicherung durch Narkoseeinleitung, endotracheale Intubation und Beatmung → aber: Indikation zur Intubation bei Patienten mit Wirbelsäulentrauma immer kritisch hinterfragen, da Folgeschäden an der Halswirbelsäule durch Kopfbewegung möglich sind und zudem die Intubation durch eingeschränkte Kopfreklination schwierig sein kann!
- **Schonende Lagerung:** Flachlagerung, Schaufeltrage zur Umlagerung, Vakuummatratze.
- **Immobilisation der Wirbelsäule** durch Zervikalstütze (S.24), Vakuummatratze (S.22), KED-System (S.23).
- Anlage von mindestens einem **periphervenösen Zugang.**
- **Medikamentengabe:**
  - Volumentherapie, z.B. Ringer-Lösung oder kolloidales Volumenersatzmittel 500–1000 ml zur Kreislaufstabilisierung.
  - Ggf. Katecholamintherapie (z.B. Noradrenalin über Perfusor i.v.) zur Kreislaufstabilisierung.
  - Analgesie (z.B. Esketamin 0,5 mg/kg KG i.v. + Benzodiazepin, z.B. Midazolam 1–2 mg i.v.).
  - ggf. Narkoseeinleitung (z.B. Fentanyl 2 µg/kg KG i.v. + Hypnotikum, z.B. Midazolam 0,15–0,2 mg/kg KG i.v., + Muskelrelaxans, z.B. Succinylcholin 1 mg/kg KG i.v.).
  - Gabe von Glukokortikoiden (z.B. Methylprednisolon initial 30 mg/kg KG als Bolus i.v., dann 5,4 mg/kg KG in den nächsten 23 Stunden) zur Ödemreduktion des Rückenmarks (fraglicher Nutzen).
- Schonender Transport in ein Trauma-Zentrum mit 24-stündiger CT-Bereitschaft.

4.8.5 Thoraxtrauma

DEFINITION: Verletzung des Thorax durch stumpfe oder spitze (penetrierende) Gewalt mit
- **Frakturen** von Rippen, Sternum, Brustwirbelsäule.
- **Atemwegsverletzungen** wie Lungenkontusion, (Spannungs-)Pneumothorax (s.u.), Hämatothorax, tracheobronchialen Verletzungen.

- **Herz- und Gefäßverletzungen** wie Perikardtamponade, Herzkontusion, Myokardruptur, Aortendissektion, Aortenruptur.
- Zwerchfellruptur.
- Verletzungen von thorakal gelegenen Abdominalorganen (Milz, Leber, Niere).

ÄTIOLOGIE: Als Ursachen kommen ein Polytrauma (schwere Mehrfachverletzungen, z.B. beim Verkehrsunfall), ein Sturz aus großer Höhe (Dezelerationstrauma), eine Einklemmung oder Verschüttung sowie Schuss- und Messerstichverletzungen (in Europa selten) in Betracht.

KLINIK: Der Thorax birgt die lebenswichtigen Organe des Atmungs- und Herz-Kreislauf-Systems. Entsprechend können Thoraxtraumata zu (schwerwiegenden) **respiratorischen und/oder kardiovaskulären Störungen** führen. Die Symptome sind hierbei vielfältig und abhängig vom jeweils betroffenen Organ:
- **Thoraxschmerzen**, evtl. atemabhängig.
- Äußerlich sichtbare Verletzungen, z.B. Prellmarken, offene/geschlossene Rippenfrakturen.
- Krepitationen.
- Respiratorische Störungen, z.B. Dyspnoe, Tachypnoe, schmerzbedingte Einschränkung der Atmung, Hämoptoe, einseitig abgeschwächtes Atemgeräusch, Hautemphysem.
- Kardiovaskuläre Störungen, z.B. Herzrhythmusstörungen, obere Einflussstauung (Halsvenenstauung), Tachykardie, Blutdruckabfall, Schock.

> **MERKE**
> - Frakturen von ein oder zwei Rippen sind meist ungefährlich, können aber bereits zu einem Pneumothorax oder Hämatothorax führen.
> - Frakturen von mehr als zwei Rippen an zwei unterschiedlichen Stellen führen meist zu einer Instabilität und paradoxen Beweglichkeit der Thoraxwand (Einziehung eines Thoraxwandareals bei Inspiration).
> - Herzrhythmusstörungen bei jungen Patienten deuten fast immer auf eine Herzverletzung hin.

NOTÄRZTLICHE DIAGNOSTIK:
- **Anamnese:** Unfallhergang, Schmerzlokalisation?
- **Körperliche Untersuchung** (oft richtungsweisend):
  - Inspektion und Palpation: Prellmarken, Thoraxwand stabil, Hautemphysem, Halsvenenstauung, Krepitationen?
  - Auskultation und Perkussion: abgeschwächtes/aufgehobenes Atemgeräusch, Seitendifferenz, veränderter Klopfschall?
- **Basismonitoring:**
  - EKG: Herzfrequenz, Herzrhythmus?

  - Puls- und Blutdruckkontrolle: Auffälligkeiten?
  - Pulsoxymetrie: Oxygenierung, Pulsfrequenz?

NOTÄRZTLICHE THERAPIE:
- Ggf. kardiopulmonale Reanimation (S.33).
- Gabe von **Sauerstoff** (z.B. 5–10 l/min über Gesichtsmaske), um die Oxygenierung zu verbessern; bei respiratorischer Insuffizienz oder fehlenden Schutzreflexen Atemwegssicherung durch Narkoseeinleitung, endotracheale Intubation und Beatmung.
- Lagerung in Abhängigkeit von Begleitverletzungen, z.B. sitzend oder liegend.
- Anlage von möglichst **zwei großlumigen periphervenösen Zugängen**.

> **MERKE** Ein Pneumothorax kann erst nach Entlastung mit einer Thoraxdrainage von einem Hämatothorax differenziert werden.

- **Medikamentengabe:**
  - Volumentherapie zur Kreislaufstabilisierung, z.B. Ringer-Lösung oder kolloidales Volumenersatzmittel 500–1000 ml i.v.
  - Katecholamine zur Kreislaufstabilisierung, z.B. Noradrenalin über Perfusor i.v.
  - Analgesie (z.B. Esketamin 0,5 mg/kg KG i.v.) + Benzodiazepin (z.B. Midazolam 1–2 mg i.v.).
  - Ggf. Narkoseeinleitung (z.B. Fentanyl 2 µg/kg KG i.v.) + Hypnotikum (z.B. Midazolam 0,15–0,2 mg/kg KG i.v.) + Muskelrelaxans (z.B. Succinylcholin 1 mg/kg KG i.v.).
- Zur spezifischen Therapie bei (Spannungs-)Pneumothorax s.u.
- Umgehender Transport in ein Zentrum mit CT, wenn möglich auch mit thoraxchirurgischer Abteilung.

Pneumothorax und Hämatothorax

DEFINITION UND PATHOPHYSIOLOGIE: Gasansammlung im Pleuraspalt, die den normalerweise negativen Druck im Pleuraspalt aufhebt. Aufgrund des elastischen Lungengewebes kollabiert dadurch die Lunge, d.h. die Gasaustauschfläche verringert sich.

EINTEILUNG: Es werden unterschieden:
- **Pneumothorax:** Luft im Pleuraspalt; nach innen offen aufgrund einer Lungenverletzung oder nach außen offen aufgrund einer Rippenverletzung.
- **Spannungspneumothorax** (s. Abb. A-4.16).
- **Hämatothorax:** Blut im Pleuraspalt (klinische Symptomatik meist gleich dem Pneumothorax).

> **MERKE** Ein Spannungspneumothorax kann sich in der Regel nur bei beatmeten Patienten (Überdruck in den Atemwegen durch die Druckbeatmung) manifestieren.

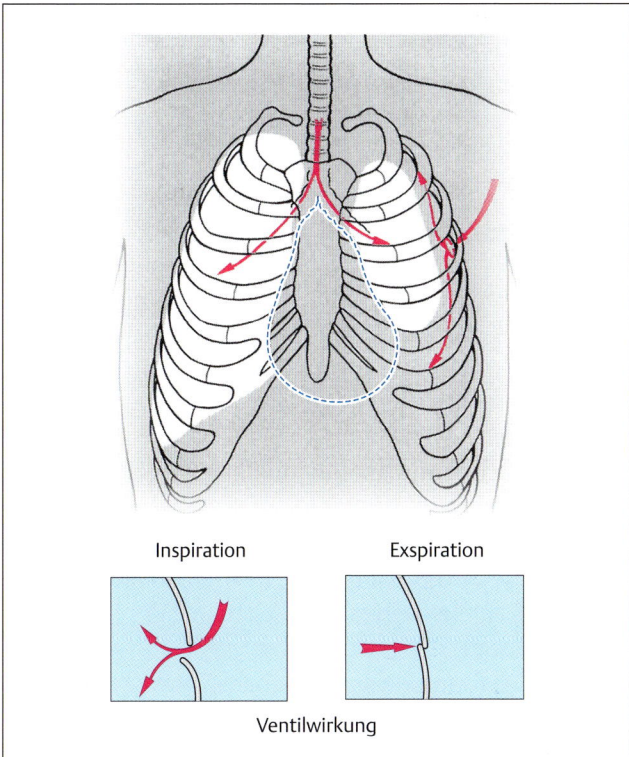

ABB. A-4.16 Beim Spannungspneumothorax wirkt das pleurale Leck als Ventil: Inspiratorisch tritt Luft ein, welche exspiratorisch nicht entweichen kann. Hieraus resultiert eine schnelle Druckerhöhung im Pleuraspalt mit Verdrängung der Lunge und der Mediastinalorgane nach kontralateral, konsekutiver Kompression des nichtkollabierten Lungenflügels, des Herzens und der großen Blutgefäße und dadurch eine deutliche Verminderung des Herzzeitvolumens und des venösen Rückstroms (→ ausgeprägte Kreislaufdepression). (aus Schuster, H.-P., Notfallmedizin, Ferdinand Enke Verlag, 1996)

ÄTIOLOGIE:
- Verletzung der Lunge durch nach innen spießende Rippenfrakturen.
- Hochgradiges Trauma des Brustkorbs (Einklemmung, Verkehrsunfall, Überrollen).
- Barotrauma (Druckveränderung) der Lunge, z. B. durch Beatmung.
- Stichverletzungen mit Eröffnung des Pleuraraumes oder Verletzung der Lunge.

KLINIK: Klinisch zeigen sich **Thoraxschmerzen**, eine **zunehmende Atemnot** und **Husten**. Bei Spannungspneumothorax kommt es zusätzlich zu einer Tachykardie, Hypotonie, Zyanose, einer oberen Einflussstauung (Halsvenenstauung) und zu einem Schock.

NOTÄRZTLICHE DIAGNOSTIK:
- **Anamnese:** Vorerkrankungen, Medikamenteneinnahme, Auffälligkeiten, Rezidivereignis, Beginn der Symptome?
- **Körperliche Untersuchung:**
  - Inspektion: obere Einflussstauung (Halsvenenstauung).
  - Auskultation der Lunge: abgeschwächtes oder aufgehobenes Atemgeräusch auf der betroffenen Seite.
  - Perkussion des Thorax: hypersonorer tympanitischer Klopfschall auf der betroffenen Seite (Pneumothorax) oder gedämpfter Klopfschall (Hämatothorax).
  - Palpation: evtl. Thoraxtrauma?
- **Basismonitoring:**
  - EKG: Herzfrequenz, Herzrhythmus?
  - Puls- und Blutdruckkontrolle: Auffälligkeiten?
  - Pulsoxymetrie: Oxygenierung, Pulsfrequenz?

NOTÄRZTLICHE THERAPIE: Der **Spannungspneumothorax** muss **sofort entlastet** werden, weil durch den Überdruck in der Pleurahöhle die Brustorgane zur kontralateralen Seite hin verlagert werden und eine Schocksymptomatik bis hin zum funktionellen Kreislaufstillstand resultieren kann. Der **Pneumothorax** muss im Gegensatz zum Spannungspneumothorax **nicht sofort entlastet werden**, sofern keine relevanten Symptome vorliegen und die Ventilation nicht signifikant beeinträchtigt ist.
- Minithorakotomie: Monaldi-Position (2./3. ICR in der Medioklavikularlinie) oder Bülau-Position (4./5. ICR in der mittleren Axillarlinie).
- Einlage einer Thoraxdrainage (*s. Abb. A-4.17*):
  - Steriles Vorgehen.
  - Punktion in der vorderen Axillarlinie, nicht tiefer als ICR 5.
  - Stichinzision am Rippenoberrand (am Unterrand verlaufen die Blutgefäße und Interkostalnerven) und stumpfe Vorpräparation bis in die Pleurahöhle.
  - Vorsichtige Einlage der Drainage.
  - Konnektion mit einem Heimlich-Ventil (Luft kann zwar aus dem Pleuraspalt heraus- nicht aber hineinströmen).
  - Wunde zunähen und Drainage annähen.
  - Steriler Verband.

> **MERKE**
> - Der Spannungspneumothorax muss **sofort** entlastet werden, der Pneumothorax unter bestimmten Voraussetzungen nicht.
> - Die kausale Therapie beim (Spannungs-)Pneumothorax besteht in der Entlastung durch Punktion und Drainage auf der betroffenen Seite.

4.8.6 Polytrauma

DEFINITION: Verletzungen einer oder mehrerer Körperregionen oder Organe, von denen mindestens eine oder die Kombination mehrerer lebensbedrohlich ist. Der Begriff „Polytrauma" ist eine unspezifische Beschreibung

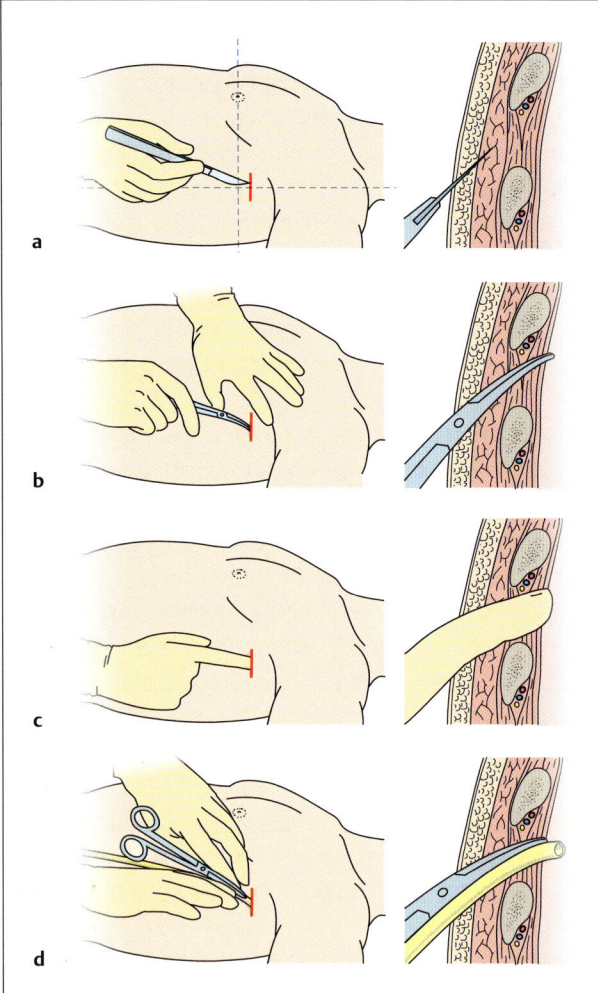

ABB. A-4.17 **Einlage einer Thoraxdrainage** entweder in Monaldi-Position (2./3. ICR in der Medioklavikularlinie) oder Bülau-Position (4./5. ICR in der mittleren Axillarlinie). Zur Anlage ist mindestens eine Lokalanästhesie – besser eine Intubationsnarkose – erforderlich. (aus Ziegenfuß, T., Checkliste Notfallmedizin, Thieme, 2005)

einer Symptomkonstellation, ohne genau die zugrunde liegenden Ursachen zu definieren.

ÄTIOLOGIE: Meist **stumpfes Trauma** (z.B. Verkehrsunfall, Sturz aus großer Höhe), selten penetrierende Traumen, Verschüttungen, Suizide, Suizidversuche oder tätliche Angriffe.

PATHOPHYSIOLOGIE: Durch ausgeprägten Blutverlust kann sich ein **hämorrhagischer Schock** entwickeln. Durch ausgeprägte Gewebezerstörung werden zelluläre und humorale Mediatorsysteme aktiviert, so dass es zu einer ausgeprägten systemischen Entzündungsreaktion (**SIRS** und **Schock**) kommt. Durch den Schock kommt es zu Mirkozirkulationsstörung, am Ende steht das **Multiorganversagen** (Entwicklung kann Stunden bis Tage dauern).

KLINIK:
- Symptome der Einzelverletzungen (s.o.).
- Symptome des traumatisch-hämorrhagischen Schocks, z.B. Hypotonie, Anämie, Tachykardie, Bewusstseinstrübung.
- Häufig Bewusstlosigkeit und Ateminsuffizienz.
- Schmerzen.
- Blutungen.
- Frakturzeichen.

NOTÄRZTLICHE DIAGNOSTIK:
- **Anamnese:** Unfallhergang, Verletzungsausmaß, Schmerzen?
- **Körperliche Untersuchung inkl. neurologischer Untersuchung:**
  - Body-Check und Verletzungsausmaß einschätzen: Injury Severity Score (ISS), Revised Trauma Score (RTS) zur Schweregradeinschätzung des Polytraumas (S.17).
  - Bewusstseinsstörungen: Erheben von Glasgow-Coma-Score (GCS).
  - Pupillomotorik: Seitendifferenz, Hinweis auf Schädel-Hirn-Trauma, Lichtreaktion?
- **Basismonitoring:**
  - EKG: Herzfrequenz, Herzrhythmus?
  - Blutdruckkontrolle: Auffälligkeiten, Zustand stabil?
  - Pulsoxymetrie: Oxygenierung, Pulsfrequenz, Intubation erforderlich?

STRUKTURIERTE VERSORGUNGSKONZEPTE: Die Versorgung eines schwerverletzten (polytraumatisierten) Patienten wird nach einem definierten Konzept (z.B. ATLS® oder ETC®) durchgeführt.
- **ATLS® (Advanced Trauma Life Support):**
  - Zuerst werden Atmung (**A** – Airway) und Ventilation (**B** – Breathing) geprüft. Zeitgleich sollten die Pupillenfunktion und der Bewusstseinszustand erfasst werden. Zusätzlich darf die Stabilisierung der Halswirbelsäule nicht außer Acht gelassen werden.
  - Ist die Lunge beim beatmeten Patienten seitengleich ventiliert, wird die Herz-Kreislauf-Funktion geprüft (**C** – Circulation) und ggf. weitere periphervenöse oder zentralvenöse Zugänge gelegt.
  - Zeitgleich werden Thorax, Abdomen und Becken beurteilt und relevante intraabdominelle Blutungen verifiziert/ausgeschlossen.
  - Danach sollten Verletzungen der Extremitäten (**D** – Disability) und die Körpertemperatur (**E** – Environment) kontrolliert werden.
- **ETC® (European Trauma Course):**
  - Die Versorgung nach dem ATLS® ist stark an US-amerikanischen Strukturen orientiert. Vom European Resuscitation Council (ERC) und der European Society of Anaesthesiology (ESA) wurde ein spezielles europäisches Kursformat entwickelt (ETC®),

das mittlerweile zunehmende Relevanz besitzt. Im Gegensatz zum ATLS®, bei dem alle Maßnahmen strikt nacheinander durchgeführt werden, steht beim ETC® der sog. Teamapproach im Mittelpunkt. Durch Ressourcen des gesamten Teams können so auch Maßnahmen parallel und damit schneller durchgeführt werden.

NOTÄRZTLICHE THERAPIE:

- Abhängig von der Art und dem Ausmaß der Verletzungen; s. auch oben Kapitel zu Einzelverletzungen.
- Ggf. kardiopulmonale Reanimation (S. 33) (sehr schlechte Prognose beim Polytrauma; Überlebensrate ca. 1 %).
- **Sauerstoff** (z. B. 10 l/min über Gesichtsmaske); Indikation zur endotrachealen Intubation und kontrollierten Beatmung großzügig stellen (→ da meist schwere Verletzungen vorliegen, als Aspirationsschutz, zur Atemwegssicherung).
- **Lagerung:** Es sollte eine Vakuummatratze, ggf. Extremitätenschienen, genutzt werden. Bei Wirbelsäulentrauma sollte eine Flachlagerung erfolgen, ggf. ist eine Schocklagerung indiziert.
- Anlage möglichst **mehrerer großlumiger peripher-venöser Zugänge oder intraossärer Zugänge.**
- **Medikamentengabe:**
  - Volumentherapie (z. B. Ringer-Lösung 500–2000 ml i. v.), zusätzlich kolloidales Volumenersatzmittel (z. B. HAES 500–2000 ml i. v.) zur Kreislaufstabilisierung.
  - Katecholamintherapie zur Kreislaufstabilisierung, z. B. mit Noradrenalin über Perfusor i. v.
  - Analgesie (z. B. Esketamin 0,5 mg/kg KG) + Benzodiazepin (z. B. Midazolam 1–2 mg i. v.).
  - Ggf. Narkoseeinleitung (z. B. Fentanyl 2 µg/kg KG i. v.) + Hypnotikum (z. B. Midazolam 0,15–0,2 mg/kg KG i. v., + Muskelrelaxans (z. B. Succinylcholin 1 mg/kg KG i. v.).
- Umgehender Transport in die nächste geeignete Klinik mit entsprechenden Versorgungsmöglichkeiten (Schockraum, Trauma-Zentrum, CT, OP, Unfallchirurgie u. a.).

4.8.7 Thermisches Trauma

Verletzungen durch Hitzeeinwirkungen (Verbrennungen)

DEFINITION: Verbrennungen sind thermische Schädigungen der Haut, die durch eine direkte Hitzeeinwirkung (= Verbrennung, z. B. Feuer, Explosionen), durch Kontakt mit heißen Flüssigkeiten (= Verbrühungen, z. B. durch Friteusenfett, Öle), durch Kontakt mit heißen Gegenständen (= Kontaktverbrennung, z. B. Herdplatte), durch Kontakt mit chemischen Substanzen (= chemische Verbrennung, z. B. Chemikalien), durch elektrischen Strom (= Elektroverbrennung, z. B. Blitz, Hochspannungsunfall) oder durch Strahlung (z. B. Sonne, radioaktive Substanzen) hervorgerufen werden.

KLINIK: Die Symptome sind **abhängig von Schädigungstiefe (s. Tab. A-4.10)** und **Oberflächenausdehnung** der Verbrennung. Sie reichen von Hautrötung, Schmerzen bis hin zum Schock.

NOTÄRZTLICHE DIAGNOSTIK: Die Diagnose wird anhand von Anamnese und klinischer Untersuchung gestellt. Dabei ist anfangs das Ausmaß der Schädigung noch nicht eindeutig zu bestimmen, da das Gewebe die gespeicherte Wärme langsam wieder abgibt (sog. Nachbrennen, besonders ausgeprägt bei heißem Öl), wodurch es zu einer weiteren Schädigung im Verlauf kommen kann.

- **Anamnese:** Unfallhergang, Verletzungsausmaß, Schmerzen?
- **Körperliche Untersuchung:**
  - Bewusstseinsstörungen: Erheben von Glasgow-Coma-Score (GCS).
  - Inspektion: Abschätzen der Verbrennungsschwere und damit der Auswirkungen auf den Organismus anhand von Schädigungstiefe (**s. Tab. A-4.10**) und Oberflächenausdehnung (mithilfe von Neuner- oder Handflächenregel, **s. Abb. A-4.18**).
  - Abschätzung des Volumendefizits durch Plasmaaustritt.
  - Body-Check: Begleitverletzungen?
- **Basismonitoring:**
  - EKG: Herzfrequenz, Herzrhythmus?

TAB. A-4.10	Einteilung der Verbrennungsschwere (Grad), Klinik und Prognose in Abhängigkeit von der Schädigungstiefe		
Grad	**Schädigungstiefe**	**Klinik**	**Prognose**
I	Epidermis	Erythem, Ödem	Restitutio ad integrum
II a	+ obere Dermis	Blasenbildung, Erythem, Schmerz	Restitutio ad integrum
II b	+ tiefe Dermis	Blasenbildung, Erythem, Schmerz	Abheilung unter Narbenbildung
III	+ Subkutis	Nekrosen, Schorf, kein Schmerz	Narben-/Keloidbildung
IV	+ Muskeln/Sehnen/ Knochen	Verkohlung, kein Schmerz	Amputation erforderlich

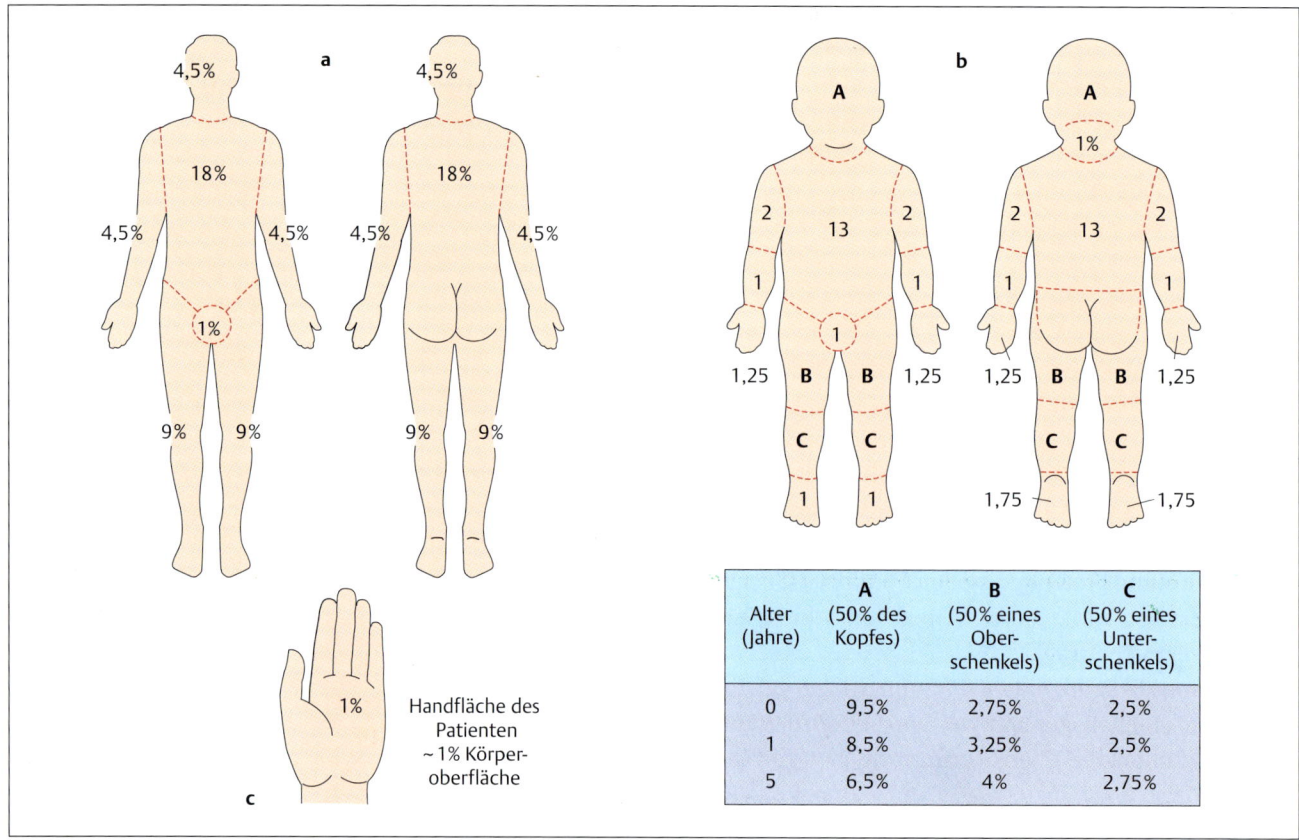

Alter (Jahre)	**A** (50% des Kopfes)	**B** (50% eines Oberschenkels)	**C** (50% eines Unterschenkels)
0	9,5%	2,75%	2,5%
1	8,5%	3,25%	2,5%
5	6,5%	4%	2,75%

ABB. A-4.18 **Neuner-Regel beim Erwachsenen (a)** und **beim Kind (b)** sowie **Handflächenregel (c)** (Die Flächenausdehnung der Handfläche des Patienten inklusive der Finger entspricht etwa 1% der Körperoberfläche). Bei einer Schädigung II. Grades über 20–30% der Körperoberfläche sowie bei Verbrennungen von Händen oder Gesicht sollte der Patient in eine spezielle Verbrennungsklinik transportiert werden. (aus Ziegenfuß, T., Checkliste Notfallmedizin, Thieme, 2005)

– Blutdruckkontrolle: Auffälligkeiten, Zustand stabil?
– Pulsoxymetrie: Oxygenierung, Pulsfrequenz, Intubation erforderlich?

> **MERKE** Bei Kindern gilt die Handflächenregel wie beim Erwachsenen. Die Neuner-Regel muss bei Kindern jedoch modifiziert werden, da der Anteil des Kopfes größer und der Anteil der Beine an der Körperoberfläche geringer ist als beim Erwachsenen. Als Faustregel gilt hier:
> - Kinder/Jugendliche > 10 Jahre: wie Erwachsene.
> - Kinder < 10 Jahre: pro Lebensjahr zum Kopf 1% hinzuzählen und 0,5% von den Beinen abziehen.

NOTÄRZTLICHE THERAPIE:

> **MERKE** Eine Kühlung des verbrannten Körpergewebes sollte sofort nach der Verbrennung erfolgen und nicht länger als wenige Minuten andauern. Eine Kühlung mit extrem kaltem Wasser (z.B. Eiswasser) ist aufgrund zusätzlicher Gewebeschädigungen und einer systemischen Hypothermie obsolet. Eine längere oder erst spät nach thermischer Exposition eingesetzte Kühlung ist nicht sinnvoll.

- **Entfernung der Kleidung**, um die Hitzeeinwirkung auf das Gewebe zu unterbrechen.
- **Frühzeitige Kühlung des verbrannten Körpergewebes mit Wasser**, um eine Schmerzlinderung und Begrenzung des Sekundärschadens zu erreichen → Ersthelfermaßnahme – bei Eintreffen des Rettungsdienstes nicht mehr indiziert; bereits zwei Minuten nach Einsetzen der Verbrennung ist ein positiver Effekt durch Kühlen nicht mehr zu erwarten.

Weitere Versorgung der Verbrennung erfolgt in Abhängigkeit vom Schweregrad (s. *Abb. A-4.19*):
- **Verbrennungen Grad I:** ambulante Versorgung; meist genügt nach einer adäquaten Kühlung (zur Schmerzlinderung) das Aufbringen eines Salbenverbandes, z.B. Bepanthen, Betaisodona, Flammazine. Verbrannte Region z.B. in Metalline-Folie einwickeln.
- **Verbrennungen Grad IIa:** Kühlung falls indiziert, Salbenverband, Transport in eine Klinik zur Weiterversorgung (Blasenabtragung durch Chirurgen). Verbrannte Region z.B. in Metallinefolie einwickeln.
- **Verbrennungen Grad IIb–IV:**
  - Ggf. kardiopulmonale Reanimation (S. 33).
  - **Sauerstoff** (z.B. 6–10 l/min über Gesichtsmaske); Indikation zur endotrachealen Intubation und

kontrollierten Beatmung großzügig stellen (meist schwere Verletzungen, starke Schmerzen, häufig Mitbeteiligung der Atemwege).

- **Flachlagerung, ggf. Schocklagerung.**
- Anlage **mehrerer großlumiger periphervenöser Zugänge.**
- **Volumentherapie** (z. B. nach Parkland-Formel, s. Merke), Überinfusion in der Frühphase vermeiden!
- Ggf. Katecholamintherapie zur Kreislaufstabilisierung, z. B. Noradrenalin über Perfusor i. v.
- **Analgesie** (z. B. Esketamin 0,5 mg/kg KG) + Benzodiazepin (z. B. Midazolam 1–2 mg i. v.).
- Ggf. Narkoseeinleitung (z. B. Fentanyl 2 µg/kg KG i. v.) + Hypnotikum (z. B. Midazolam 0,15–0,2 mg/ kg KG i. v.) + Muskelrelaxans (z. B. Succinylcholin 1 mg/kg KG i. v.).
- Verbrannte Regionen z. B. in Metalline-Folie einwickeln.
- Umgehender Transport in die nächste geeignete Klinik (am besten in eine Spezialklinik für Brandverletzte; ggf. zunächst Erstversorgung in nahe gelegenem Krankenhaus und sekundäre Verlegung in eine Klinik mit entsprechenden Versorgungsmöglichkeiten für thermisch verletzte Patienten).

> **MERKE** Volumentherapie nach der Parkland-Formel: Infusionsvolumen/24 Stunden = (2–)4 ml pro % verbrannter Körperoberfläche und pro kg KG, davon die Hälfte in den ersten acht Stunden und je ein Viertel in den weiteren 8 Stunden! Bei einem 100 kg schweren Patienten sind dies bei 30 % verbrannter Körperoberfläche 6 Liter in den ersten 8 Stunden und je 3 Liter in den weiteren 8 Stunden.

Verletzungen durch Kälteeinwirkungen (Hypothermie, Erfrierung)

ÄTIOLOGIE: Ein Ertrinkungsunfall (z. B. beim Eislaufen im Winter) oder langes Liegen in freier Natur, aber auch in Räumen bei niedrigen Umgebungstemperaturen können zu einer Hypothermie (formal unter 36 °C, relevant unter 35 °C und meist tödlich unter 30 °C) führen.

KLINIK: Lokal treten **Schmerzen** auf und es kann zu einer **Blasenbildung** kommen. Zudem können eine **Bewusstseinstrübung** (und z. B. Kammerflimmern) auftreten.

> **CAVE** Bei unterkühlten Patienten besteht immer die Gefahr von Herzrhythmusstörungen (z. B. Kammerflimmern)!

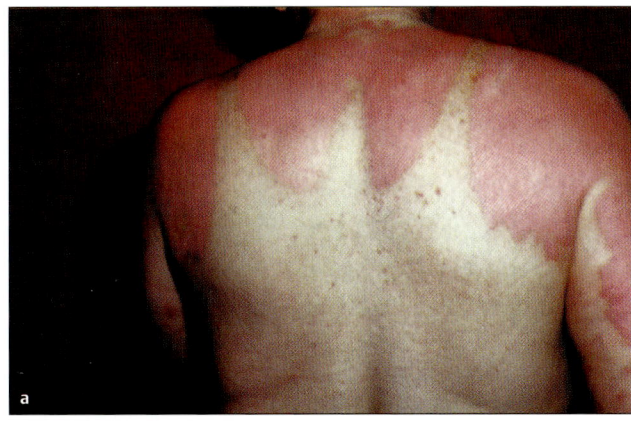
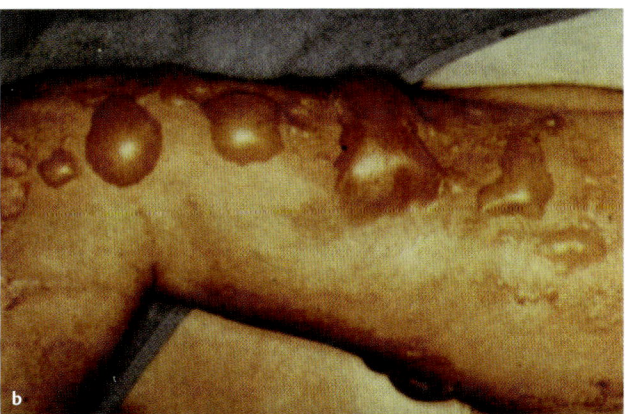
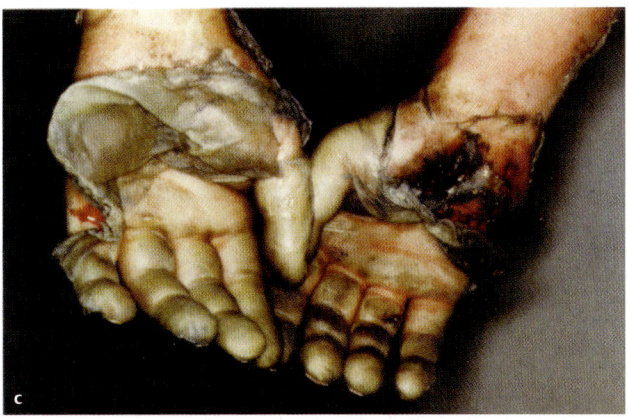
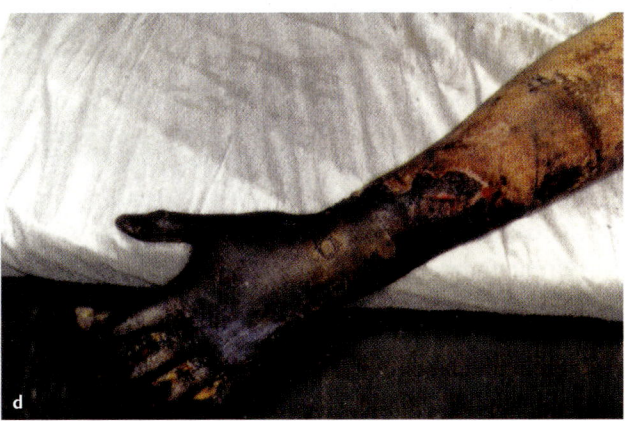

ABB. A-4.19 **Verbrennungsgrade.** a: Grad I, b: Grad II, c: Grad III, d: Grad IV. (aus Schulte am Esch J. et al., Duale Reihe Anästhesie, Thieme, 2007)

NOTÄRZTLICHE DIAGNOSTIK:

- **Anamnese:** Unfallhergang, Verletzungsausmaß, Schmerzen, Ursache für das Auffinden?
- **Körperliche Untersuchung:**
  - Hinweise auf einen Herz-Kreislauf-Stillstand?
  - Bewusstseinsstörungen: Erheben von Glasgow-Coma-Score (GCS, S. 17).
  - Body-Check: Begleitverletzungen, Reflexe?
  - Auskultation von Herz und Lunge: Herzfrequenz, Herzrhythmusstörungen?
- **Basismonitoring:**
  - EKG: Herzfrequenz, Herzrhythmus?
  - Blutdruckkontrolle: Auffälligkeiten, Zustand stabil?
  - Pulsoxymetrie: Oxygenierung, Pulsfrequenz, Intubation erforderlich?
- **Temperaturmessung.**

NOTÄRZTLICHE THERAPIE:

> **CAVE** Hypotherme Patienten möglichst wenig bewegen, da es bei diesen Patienten durch Einströmen von kaltem Blut aus den Extremitäten in den Rumpf leicht zu Herzrhythmusstörungen (bis zum Kammerflimmern) kommen kann!

Abhängig von der Art und dem Ausmaß der Erfrierungen oder Unterkühlung. Leichte Erfrierungen müssen warm, vorsichtig und steril eingepackt werden. Bei kompletter Unterkühlung ist eine spezifische Therapie erforderlich:

- Ggf. kardiopulmonale Reanimation (S. 33). Diese sollte länger als bei normothermen Patienten durchgeführt werden. Defibrillationen sind bei Hypothermie < 30 °C in der Regel nicht erfolgreich und sollten erst erfolgen, wenn der Patient entsprechend wiedererwärmt ist.
- **Sauerstoff** (z. B. 10 l/min über Gesichtsmaske); Indikation zur endotrachealen Intubation und kontrollierten Beatmung großzügig stellen (meist begleitende Bewusstseinstrübung, Aspirationsschutz, Atemwegssicherung).
- **Vorsichtige Flachlagerung.**
- Patient vorsichtig und behutsam aufwärmen sowie für Wärmeerhalt sorgen, (z. B. warme Infusionslösungen zwischen die Beine legen, Decke, Heizung im Fahrzeug).
- Anlage mindestens **eines periphervenösen Zugangs.**
- **Medikamentengabe:**
  - Volumentherapie, z. B. Ringer-Lösung 500–1000 ml.
  - Evtl. Analgesie (z. B. Esketamin 0,5 mg/kg KG) + Benzodiazepin (z. B. Midazolam 1–2 mg i. v.).
  - Ggf. Narkoseeinleitung (z. B. Fentanyl 2 µg/kg KG i. v.) + Hypnotikum (z. B. Midazolam 0,15–0,2 mg/kg KG i. v.) + Muskelrelaxans (z. B. Rocuronium 1,2 mg/kg KG i. v.). Succinylcholin ist problematisch, da Kaliumfreisetzung möglich (→ weitere Herzrhythmusstörungen)!

- Umgehender, aber sehr schonender Transport in die nächste geeignete Klinik mit entsprechenden Versorgungsmöglichkeiten, z. B. Klinik für Innere Medizin, Intensivstation.

4.8.8 Rauchgasinhalation

Synonyme: Inhalationstrauma, Rauchgasintoxikation, Brandgasintoxikation.

ÄTIOLOGIE: Einatmen von typischen Brandgasen (z. B. CO, HCl, HCN, NOx, NH_3 und SO_2) führt neben der **direkten toxischen Wirkung** (z. B. durch CO) auch im weiteren Verlauf z. B. zu einem **sekundären Lungenödem** („toxisches Lungenödem"). Zusätzlich kann die Hitzeeinwirkung (heiße Luft) zu relevanten Atemwegsproblemen durch Endothelschäden, Extravasation und Ödem führen.

KLINIK:

- Hinweis auf Intoxikation mit typischen Brandgasen: CO, HCl, HCN, NOx, NH_3 und SO_2, z. B. nach Brandrauchexposition.
- Typische Klinik: Rußspuren, Hustenreiz, Dyspnoe, ggf. Stridor.
- Hypoxie und Zyanose können, müssen aber nicht vorhanden sein.

NOTÄRZTLICHE DIAGNOSTIK:

- **Anamnese.**
- **Körperliche Untersuchung.**
- **Basismonitoring:**
  - EKG: Herzfrequenz, Herzrhythmus?
  - Blutdruckkontrolle: Auffälligkeiten, Zustand stabil?
  - Pulsoxymetrie: Oxygenierung, Pulsfrequenz, Intubation erforderlich?

> **CAVE** Eine pulsoxymetrische Sauerstoffsättigung von 100 % schließt eine CO-Intoxikation nicht aus!

NOTÄRZTLICHE THERAPIE:

- Ggf. kardiopulmonale Reanimation (S. 33).
- **Sauerstoff hochdosiert** (z. B. 10 l/min über Gesichtsmaske); Indikation zur endotrachealen Intubation und kontrollierten Beatmung großzügig stellen (meist begleitende Bewusstseinstrübung).
- Anlage mindestens **eines periphervenösen oder intraossären Zugangs.**
- **Bei CO-Intoxikation:** Beatmung mit FiO_2 1,0 und PEEP > 5 cm H_2O; nur neueste Pulsoxymeter können den COHb-Anteil im Blut messen!
- **Vorsichtige Oberkörperhochlagerung.**
- Inhalative Kortikoide und inhalative β2-Mimetika verbessern die Prognose nicht, können aber angewendet werden.

- Bei HCN-Intoxikation: keine Möglichkeit zur Messung vorhanden. Bei Reanimationsindikation oder großer Wahrscheinlichkeit: z.B. 5 g Hydroxycobalamin (Vit.B12; z.B. Cyanokit) oder 4-DMAP.
- Immer Klinikeinweisung: Ausschluss einer CO-Intoxikation und Überwachung für 24 Stunden zum Ausschluss eines toxischen Lungenödems.

4.8.9 Verletzungen durch Elektrizitäts-einwirkung (Elektrounfälle)

ÄTIOLOGIE: Ätiologisch kommen ein Stromunfall (z.B. Arbeitsunfall) und ein Suizid oder Suizidversuch in Betracht.

KLINIK: Es zeigen sich **lokale Verbrennungen** (alle Stadien möglich) und **Strommarken**. Nicht selten sind auch (sturzbedingte) **Begleitverletzungen** (z.B. Wirbelkörperfrakturen, Platzwunden, Extremitätenfrakturen) vorhanden.

NOTÄRZTLICHE DIAGNOSTIK:

> **MERKE** Eigenschutz steht bei Unfällen aufgrund von Elektrizitätseinwirkung immer im Vordergrund vor der Patientenversorgung. Daher immer ausreichenden Sicherheitsabstand von Stromquellen halten!

- **Eigenschutz beachten** und sicherstellen, dass keine Gefahr mehr von der Stromquelle ausgeht (ggf. Feuerwehr oder Notfallmanager der Bahn alarmieren).
- **Anamnese:** Hergang, Verletzungsausmaß, Schmerzen, Ursache eruieren.
- **Körperliche Untersuchung:**
  - Reanimationsindikation prüfen.
  - Bewusstseinsstörungen: Erheben von Glasgow-Coma-Score (GCS, S.17).
  - Body-Check: Verbrennungsausmaß, Verletzungen (z.B. Frakturen)?
  - Inspektion: Strommarken?
  - Auskultation des Herzens: Herzrhythmusstörungen?
- **Basismonitoring:**
  - EKG: Herzfrequenz, Herzrhythmus?
  - Blutdruckkontrolle: Auffälligkeiten, Zustand stabil?
  - Pulsoxymetrie: Oxygenierung, Pulsfrequenz, Intubation erforderlich?

> **MERKE** Bei Patienten mit Elektrounfall besteht immer die Gefahr von Herzrhythmusstörungen (z.B. Kammerflimmern), deshalb müssen gerade diese Patienten lückenlos überwacht werden.

NOTÄRZTLICHE THERAPIE:

- Ggf. kardiopulmonale Reanimation (S.33).
- **Sauerstoff**, z.B. 10 l/min über Gesichtsmaske.
- Anlage mindestens **eines periphervenösen Zugangs.** Ist dies nicht möglich, Indikation zur Anlage eines **intraossären Zugangs** großzügig stellen.
- **Medikamentengabe:**
  - Volumentherapie, z.B. Ringer-Lösung 500–1000 ml.
  - Evtl. Analgesie (z.B. Esketamin 0,5 mg/kg KG) + Benzodiazepin (z.B. Midazolam 1–2 mg i.v.).
  - Ggf. Narkoseeinleitung (z.B. Fentanyl 2 µg/kg KG i.v.) + Hypnotikum (z.B. Midazolam 0,15–0,2 mg/kg KG i.v. + Muskelrelaxans (z.B. Rocuronium 1,2 mg/kg KG i.v.). Succinylcholin ist problematisch, da Kaliumfreisetzung möglich (→ weitere Herzrhythmusstörungen)!
- Umgehender Transport in die nächste geeignete Klinik mit entsprechenden Versorgungsmöglichkeiten (Intensivstation).

4.9 Unfälle im Wasser (Ertrinken, Tauchunfälle)

DEFINITIONEN:

- **Trockenes Ertrinken:** Dringt Wasser in die Luftröhre ein, wird reflektorisch die Stimmritze verschlossen. Konsekutiv tritt kein Wasser mehr, aber auch keine Luft in die Lungen ein. Es resultieren eine Hypoxämie und eine Hypoxie.
- **Feuchtes Ertrinken:** Wasser wird aspiriert und verhindert so den Gasaustausch in der Lunge. Es resultiert ebenfalls eine Hypoxie.
- **Barotrauma:** Das Barotrauma der Lunge beim Tauchen entsteht vorwiegend in der Auftauchphase (Dekompression). Während des Auftauchens reduziert sich der Umgebungsdruck, deshalb dehnt sich das Lungenvolumen aus. Erfolgt dabei keine Ausatmung, kann es zu einem Lungeneinriss als Folge des Barotraumas kommen.

ÄTIOLOGIE:

- Tauchen (Barotrauma).
- Sturz, z.B. in Teich oder Swimmingpool (häufig Kinder, die noch nicht schwimmen können).
- Badeunfall, z.B. Nichtschwimmer.
- Unfälle durch Einbrechen ins Eis im Winter.
- Suizid oder Suizidversuch.

KLINIK: Häufig kommt es zu einem Herz-Kreislauf-Stillstand. Zudem tritt eine Asphyxie, eine manifeste Hypoxämie und Hypoxie auf. Wasser tritt evtl. aus dem Mund-Nasen-Rachenraum aus, evtl. tritt eine Schaumbildung auf (sog. „Schaumpilz"). Zudem besteht oft eine Hypothermie.

NOTÄRZTLICHE DIAGNOSTIK:

- **Anamnese:** Hergang, Dauer, zeitlicher Verlauf?
- **Körperliche Untersuchung:**
  - Reanimationsindikation prüfen.
  - Bewusstseinsstörungen: Erheben von Glasgow-Coma-Score (GCS, S. 17).
  - Body-Check: Begleitverletzungen?
  - Auskultation von Herz und Lunge: Atemgeräusch, Herzrhythmusstörungen?
  - Palpation: Hypothermie?
- **Basismonitoring:**
  - EKG: Herzrhythmus und Herzfrequenz (kontinuierlich).
  - Puls- und Blutdruckkontrolle: Auffälligkeiten, Zustand stabil?
  - Pulsoxymetrie: Oxygenierung und Pulsfrequenz. Intubation erforderlich?
- Regelmäßige Temperaturmessungen wegen evtl. vorhandener Hypothermie.

> **CAVE** Bei Tauchunfällen und Barotrauma der Lunge sollte immer auch an eine **Dekompressionskrankheit (Caisson-Krankheit)** gedacht werden (typische Symptome: Gelenkschmerzen, Juckreiz oder marmorierte Haut). Patienten mit einer Druckfallkrankheit müssen schnellstmöglich in einer Druckkammer (S. 60) behandelt werden.

NOTÄRZTLICHE THERAPIE:

- Ggf. kardiopulmonale Reanimation (S. 33).
- **Sauerstoff**, z. B. 10 l/min über Gesichtsmaske; bei respiratorischer Insuffizienz, verminderten Schutzreflexen oder Barotrauma (hier kann es zu starken Blutungen aus den Atemwegen kommen) Atemwegssicherung durch Narkoseeinleitung, endotracheale Intubation und Beatmung.
- Anlage **eines periphervenösen Zugangs.**
- **Medikamentengabe:**
  - Volumentherapie (vorsichtig, z. B. Ringer-Lösung zum Offenhalten des venösen Zugangs): Durch die Wasseraspiration kann sich eine Hyperhydratation mit konsekutiver hypotoner Hämolyse entwickeln!
  - Ggf. Narkoseeinleitung (z. B. Fentanyl 2 µg/kg KG i. v.) + Hypnotikum (z. B. Midazolam 0,15–0,2 mg/kg KG i. v. + Muskelrelaxans (z. B. Succinylcholin 1 mg/kg KG i. v.).
- Umgehender Transport in die nächste geeignete Klinik mit entsprechenden Versorgungsmöglichkeiten (Intensivstation, ggf. Druckkammer bei Tauchunfällen).

B Klinische Fälle

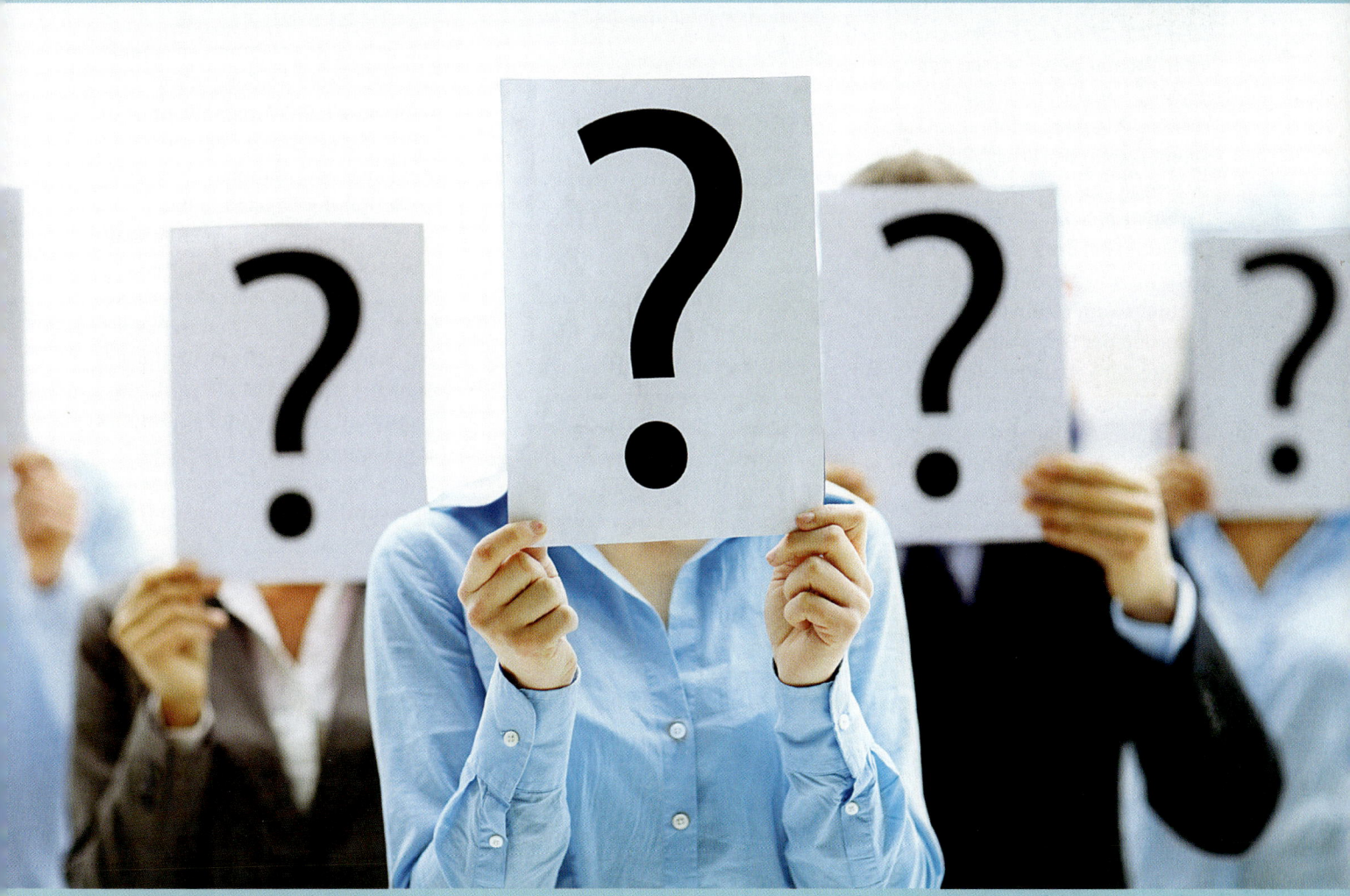

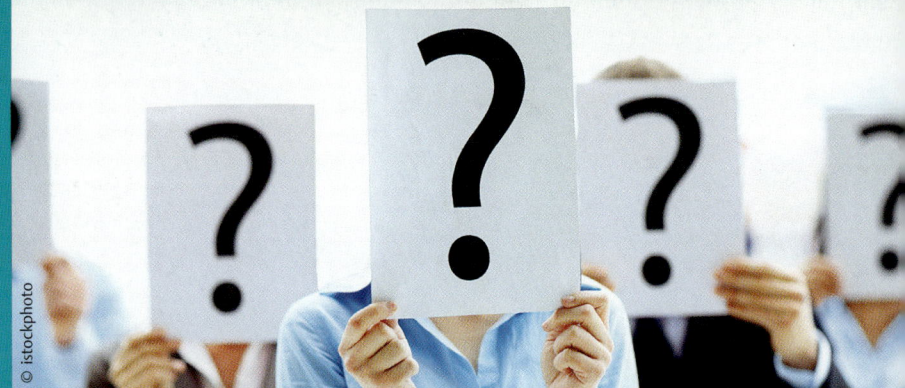
© istockphoto

Fallbeschreibungen und Fragen

1 Notfallmedizin (Allgemeines)

FALL 1.1
THORAXSCHMERZ Sonntagmittags werden Sie als Notarzt zu einer 70-jährigen Patientin gerufen, die über ein thorakales Druckgefühl klagt. Auf der Anfahrt hören Sie, dass Sie vom Rettungswagen-Team nachgefordert wurden. Bei Ankunft am Einsatzort erfahren Sie vom Rettungsassistenten des Rettungswagens, dass die Patientin übers Wochenende zu Besuch bei ihrer Tochter gewesen sei. Mit dem Taxi wollte sie gerade zurück ins Pflegeheim fahren, als sie Schmerzen in der Brust verspürte. Derartige Beschwerden habe sie nie zuvor gehabt. Die Tochter rief daraufhin bei der Rettungsleitstelle an und diese schickte einen Rettungswagen zum Einsatzort. Aufgrund der Beschwerden überwachte der Rettungsassistent die Patientin mit dem EKG und applizierte 2 Hübe Nitrospray. Darunter seien die Beschwerden verschwunden. Aktuell liegen keine Beschwerden mehr vor. Ebenso sind alle Vitalparameter (Blutdruck, Puls, Sauerstoffsättigung) unauffällig.

1.1.1 Ist der Notarzteinsatz gerechtfertigt?

1.1.2 Nennen Sie Differenzialdiagnosen zum Symptom „akuter Thoraxschmerz"!

1.1.3 Was machen Sie mit der Patientin?

FALL 1.2
„SCHWERER VERKEHRS-UNFALL" Sie sind seit wenigen Tagen leitender Notarzt (LNA) und haben gerade mit Ihrem ersten Dienst begonnen. Kurz nach Dienstbeginn werden Sie unter dem Einsatzstichwort „schwerer Verkehrsunfall" zu einer nahegelegenen Autobahn gerufen. Auf der Anfahrt erfahren Sie über Funk, dass insgesamt sechs Erwachsene und zwei Kinder betroffen sind. Auf der Anfahrt sind noch zwei Notärzte, vier Rettungswagen und die Feuerwehr.

1.2.1 Welche Maßnahmen führen Sie als erstes nach dem Eintreffen durch?

1.2.2 Beginnen Sie bei einem Patienten mit Herz-Kreislaufstillstand unter den gegebenen Umständen mit der Reanimation?

FALL 1.3
BEWUSSTSEINSSTÖRUNG Sie werden als Notarzt zu einer bewusstlosen Person gerufen. An der Einsatzstelle angekommen, werden Sie von einer weinenden jungen Frau empfangen. Sie habe wenige Minuten zuvor Ihre 66-jährige Mutter in der Wohnung im Bett liegend aufgefunden. Da sie nicht reagierte und auch nicht mehr atmete, habe sie sofort den Notruf abgesetzt, obwohl sie meint, dass ihre Mutter tot sei.

1.3.1 Wie stellen Sie den Tod der Patientin fest?

1.3.2 Sie konnten bei der Patientin sichere Todeszeichen finden und damit den Tod feststellen. Wie gehen Sie weiter vor?

SAQ

1.4 Nennen Sie Indikationen für einen Notarzteinsatz!

1.5 Welche Ziele verfolgt die Notfallmedizin?

1.6 Was ist das Rendezvous-System?

1.7 Was ist die Aufgabe der Rettungsleitstelle?

1.8 Erläutern Sie die Rettungskette!

1.9 Wie gehen Sie als Notarzt bei einer nicht-natürlichen Todesursache vor?

2 Notfallmedizinische Maßnahmen

FALL 2.1
VERKEHRSUNFALL Als diensthabender Notarzt erhalten Sie die Einsatzmeldung: „Verkehrsunfall, PKW gegen Baum, eine schwerverletzte Person". Am Einsatzort kommen Sie gleichzeitig mit der Besatzung des Rettungswagens an. Im PKW sitzt eine etwa 40-jährige Frau, deren Kopf stark blutet. Sie sehen, dass die Patientin noch Schutzreflexe hat, allerdings auch viel blutiger Speichel aus dem Mund läuft. Sie bemerken eine paradoxe Atmung und diagnostizieren zusätzlich zum Schädel-Hirn-Trauma einen Pneumothorax mit Ateminsuffizienz.

2.1.1 Wie gehen Sie vor? Beschreiben Sie Ihre ersten Maßnahmen!

2.1.2 Mit welchem Score beurteilen Sie die Bewusstseinslage der Patientin?

2.1.3 Aufgrund der respiratorischen Insuffizienz und des Verletzungsmusters entschließen Sie sich zur Narkoseeinleitung, endotrachealen Intubation und Beatmung. Welches Monitoring erachten Sie als adäquat, nachdem Sie die Patientin intubiert haben?

2.1.4 In welchen NACA-Schweregrad teilen Sie die (Verletzung der) Patientin ein?

FALL 2.2
VERKEHRSUNFALL Sie haben Notarztdienst und werden an einem Samstagnachmittag zu einem Verkehrunfall mit der Einsatzmeldung „Verkehrsunfall mit Motorradfahrer" alarmiert. An der Einsatzstelle treffen Sie wenige Minuten nach dem Rettungswagen ein. Die Rettungsassistenten haben bei dem wachen Patienten bereits einen venösen Zugang gelegt und berichten Ihnen folgende Befunde: Blutdruck 130 mmHg systolisch, Pulsfrequenz 100/min, Sinusrhythmus im EKG, Sauerstoffsättigung ohne Sauerstoff 98 %. Der rechte Unterschenkel sei völlig frakturiert, der Patient habe stärkste Schmerzen, müsse aber jetzt auf die Trage gehoben werden. Durchblutung und Sensibilität seien intakt. Sie sehen auf den ersten Blick eine komplette Unterschenkelfraktur mit Fehlstellung. Die Rettungsassistenten haben Ihnen bereits eine Spritze mit Esketamin und eine mit Midazolam gerichtet.

2.2.1 Warum bieten sich in diesem Fall diese Medikamente an?

2.2.2 Welche Nachteile hat hier beispielsweise Fentanyl, das auch analgetisch und sedierend wirkt?

2.2.3 Nennen Sie drei Krankheitsbilder, bei denen eine Sedierung nützlich sein kann!

2.2.4 Welche Zugangswege für Infusionslösungen und Medikamente sind für die Notfallmedizin geeignet?

2.2.5 Erklären Sie, warum auf die präklinische Anlage eines ZVK möglichst verzichtet werden sollte!

FALL 2.3
VERKEHRSUNFALL Sie haben Notarztdienst und werden am späten Nachmittag zu einem Verkehrsunfall gerufen. Ein 35-jähriger Patient wurde von einem Auto angefahren und liegt bei Ihrem Eintreffen auf der Straße. Vom Rettungsassistenten erhalten Sie folgende Messwerte: Sinusrhythmus im EKG, Herzfrequenz 124/min, Blutdruck 105/60 mmHg, Sauerstoffsättigung 95 % mit 10 l/min Sauerstoff über eine Gesichtsmaske. Sie erheben folgende Befunde: geschlossenes Schädel-Hirn-Trauma (GCS 7 Punkte), Rippenserienfraktur rechts, Abdomen weich, Becken instabil. Aufgrund des Verletzungsmusters entschließen Sie sich zur Intubation.

2.3.1 Was sind Ihre Therapieziele?

2.3.2 Schildern Sie Ihr Konzept zur Volumentherapie!

2.3.3 Warum ist es wichtig, den Blutdruck möglichst über 90 mmHg zu halten?

2.3.4 Welche Komplikation müssen Sie in Erwägung ziehen, falls der Blutdruck weiter fällt?

FALL 2.4
FIEBER NACH OP Sie werden am Samstagabend während Ihres Notarztdienstes mit dem Einsatzstichwort „internistischer Notfall" alarmiert. Sie treffen gleichzeitig mit der Rettungswagenbesatzung an der angegebenen Adresse ein. Von der Ehefrau erfahren Sie, dass ihr 69-jähriger Ehemann zwei Tage zuvor nach einer Bandscheibenoperation aus dem Krankenhaus entlassen wurde. Heute Abend habe er plötzlich hohes Fieber bis 41 °C entwickelt und sei zusammengebrochen. Vorerkrankungen werden verneint. Die Rettungsassistenten teilen Ihnen folgende Messwerte mit: Sinustachykardie im EKG, Herzfrequenz 148/min, Blutdruck 75/40 mmHg, Sauerstoffsättigung 95 %, Atemfrequenz 30/min, GCS 10 Punkte.

2.4.1 Welche Diagnose stellen Sie?

2.4.2 Welche Maßnahmen führen Sie durch?

FALL 2.5
MYOKARDINFARKT Sie haben Notarztdienst und werden beim Frühstück mit der Einsatzmeldung „Myokardinfarkt" alarmiert. Beim Patienten angekommen, erfahren Sie, dass dieser seit etwa einer Stunde Todesangst habe und sehr aufgeregt sei. Ursache sei ein vernichtendes retrosternales Druckgefühl. Im 12-Kanal-EKG bestätigt sich die Diagnose eines Vorderwandinfarkts.

2.5.1 Warum erachten Sie bei diesem Patienten eine medikamentöse Sedierung als erforderlich?

2.5.2 Welche Medikamente bieten sich zur Sedierung an?

FALL 2.6
MYOKARDINFARKT Sie sind Notarzt und bekommen die Einsatzmeldung „Myokardinfarkt". An der Einsatzstelle angekommen, treffen Sie auf einen 65-jährigen Patienten, der seit zwei Stunden starke retrosternale Schmerzen in Verbindung mit einem Druckgefühl verspürt. Sie vermuten einen Myokardinfarkt.

2.6.1 Wie versuchen Sie Ihre Vermutung zu sichern?

2.6.2 Welche Vorteile bietet ein 12-Kanal-EKG gegenüber einem (normalen) 3- oder 6-Kanal-EKG?

2.6.3 Welche weiteren Überwachungsmaßnahmen führen Sie durch?

2.6.4 In welchen NACA-Schweregrad teilen Sie die Erkrankung des Patienten ein?

2.6.5 Beschreiben Sie die präklinischen Maßnahmen beim akuten Myokardinfarkt!

2.6.6 Welche Kriterien (z. B. Abteilungen, Ausstattung) sollte das Krankenhaus möglichst erfüllen, in welches Sie einen Patienten mit der Verdachtsdiagnose Myokardinfarkt bringen?

2.6.7 Können Sie eine präklinische Fibrinolyse jederzeit bedenkenlos einsetzen?

FALL 2.7
BEWUSSTLOSIGKEIT
Sie haben Notarztdienst und werden zu einer bewusstlosen Person alarmiert. Da der Einsatzort nur wenige Straßen von Ihrem momentanen Standort entfernt ist, erreichen Sie den Notfallort innerhalb kurzer Zeit und noch vor dem Rettungswagen. Am Notfallort in einem Supermarkt sehen Sie eine Menschenmenge, die eine offensichtlich bewusstlose alte Dame umringt. Niemand kümmert sich um die Patientin. Sie werden mit den Worten empfangen, dass eh nichts mehr zu machen sei; die Patientin sei tot weil sie gar keinen Puls mehr habe.

2.7.1   Halten Sie das Tasten des Pulses für Laien für sinnvoll?

2.7.2   Was hätten die Passanten im Optimalfall machen sollen?

FALL 2.8
FAHRRADUNFALL
Sie werden als Notarzt mit dem Einsatzstichwort „Fahrradunfall" alarmiert. An der Einsatzstelle treffen Sie auf einen Patienten mit einer kompletten geschlossenen Unterschenkelfraktur links. Er ist wach, hat aber starke Schmerzen. Die Rettungsassistenten haben bereits das Basismonitoring angeschlossen und nennen Ihnen die folgenden Messwerte: Sinusrhythmus, Blutdruck 130 mmHg systolisch, Puls 78/min, Sauerstoffsättigung 98 %.

2.8.1   Einer der Rettungsassistenten fragt, was Sie benötigen. Was antworten Sie?

2.8.2   Welche Befunde an der Extremität sollten Sie in jedem Fall ausführlich dokumentieren?

SAQ

2.9   Wie können Sie eine ausreichende Oxygenierung eines Patienten überwachen?

2.10   Welche Befunde müssen Sie zur Erhebung des Punktwerts der GCS erheben?

2.11   Welche Maßnahmen gehören zum notärztlichen Basismonitoring?

2.12   Welche Hilfsmittel benötigen Sie für die Maßnahmen des BLS?

2.13   Nennen Sie Beispiele für einen primären und sekundären Herz-Kreislauf-Stillstand!

2.14   Wie ist der Herz-Kreislauf-Stillstand definiert?

2.15   Wo befindet sich der Druckpunkt für die Thoraxkompressionen?

2.16   An welche allgemeinen Ursachen müssen Sie bei einem Herz-Kreislauf-Stillstand immer denken, und wie können Sie diese beheben?

2.17   Von welchen Faktoren hängt die Prognose einer Reanimation ab?

2.18   Nennen Sie Gründe eine bereits begonnene Reanimation zu beenden!

2.19   Was ist das HCTL-Manöver? Wozu dient es?

2.20   Welche Möglichkeiten kennen Sie, einen aspirierten Fremdkörper zu mobilisieren?

2.21   Wie prüfen Sie die Atmung bei der Reanimation bzw. im Rahmen des Basic Life Support (BLS)?

2.22   Welche Möglichkeiten kennen Sie, wenn eine endotracheale Intubation nicht gelingt?

2.23   Erklären Sie, warum auf die präklinische Anlage eines ZVK möglichst verzichtet werden sollte!

2.24   Erklären Sie, wie Patienten mit abdominellen Schmerzen gelagert werden und warum dies so gemacht wird!

2.25   Nennen Sie drei Krankheitsbilder, bei denen eine Sedierung nützlich sein kann!

2.26   Warum sollten Sie einen Patienten mit neurologischer Symptomatik (z. B. Schlaganfall) möglichst nicht sedieren?

3   Leitsymptome

FALL 3.1
MYOKARDINFARKT
Sie werden als Notarzt unter dem Einsatzstichwort „Myokardinfarkt" zu einem Patienten gerufen. An der Einsatzstelle angekommen, erfahren Sie von der Ehefrau, dass ihr 64-jähriger, vor kurzem pensionierter und bis dahin immer gesunder Ehemann seit drei Stunden starke Schmerzen im Brustkorb habe. Die Rettungsassistenten des RTW verabreichen dem Patienten bereits Sauerstoff über eine Gesichtsmaske. Der Blutdruck sei 110/50 mmHg, Puls 95/min und die Sauerstoffsättigung 99 %. Der Patient wirkt ängstlich, ist blass und schweißig. Im EKG-Monitor erkennen Sie einen Sinusrhythmus. Der Rettungsassistent reicht Ihnen das soeben abgeleitete 12-Kanal-EKG (s. Abb. B-3.1).

3.1.1   Lautete das Einsatzstichwort richtig? Wenn ja, welche Symptome und Befunde sprechen dafür?

3.1.2   Können Sie einen Myokardinfarkt präklinisch sicher von einer Angina pectoris unterscheiden?

3.1.3   Welche Kriterien muss das von Ihnen ausgewählte Zielkrankenhaus erfüllen, wenn das Einsatzstichwort stimmt?

FALL 3.2
PLÖTZLICHE ATEMNOT
Sie werden als Notarzt zu einer 41-jährigen Patientin gerufen, die Sie aufgrund von plötzlich einsetzender Atemnot alarmierte.

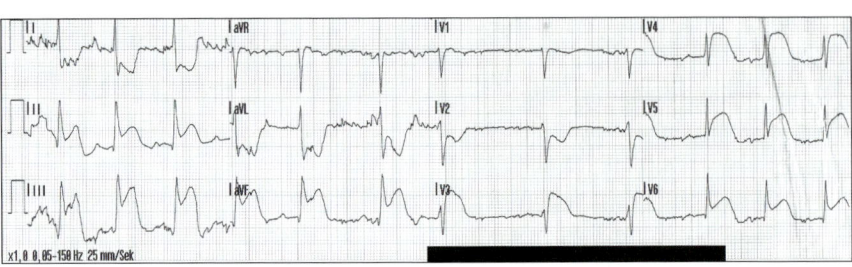

ABB. B-3.1   12-Kanal-EKG des Patienten.

Anamnestisch erheben Sie bei der Patientin folgende Befunde: plötzlich einsetzender Thoraxschmerz seit drei Stunden, jetzt gleichbleibende Dyspnoe, außer Nikotinkonsum und einer leichten chronischen Bronchitis keine Vorerkrankungen bekannt. Die Einnahme von Medikamenten wird bis auf die „Pille" verneint. Der Lebensgefährte bekräftigt, dass die Patientin nie ernsthaft krank gewesen sei. Auch während des zweiwöchigen Urlaubs in Australien, von dem sie drei Tage zuvor zurückgekommen seien, sei alles in Ordnung gewesen. Von den Rettungsassistenten wurden die folgenden Parameter gemessen: Blutdruck 100/50 mmHg, Puls 120/min, Sauerstoffsättigung 93 % mit 5 Liter Sauerstoff pro Minute über Gesichtsmaske. Perkussion und Auskultation der Lunge sind unauffällig.

3.2.1 Welche Verdachtsdiagnose stellen Sie? Wie begründen Sie Ihren Verdacht?

3.2.2 Welche weiteren diagnostischen Möglichkeiten haben Sie, um Ihre Verdachtsdiagnose zu erhärten?

3.3.3 Welche therapeutischen Möglichkeiten kennen Sie?

FALL 3.3
„AKUTE ATEMNOT"
Sie werden als Notarzt zu einem 78-jährigen Patienten gerufen. Die Einsatzmeldung der Rettungsleitstelle lautet „akute Atemnot". Als Sie bei dem Patienten ankommen, sehen Sie, dass die Rettungssanitäter eine Sauerstofftherapie (bei einer Sauerstoffsättigung von 85 %) und eine EKG-Überwachung bei dem Patienten einleiten. Sie hören schon ohne Stethoskop deutliche Rasselgeräusche (Brodeln) und bemerken eine deutlich erhöhte Atemfrequenz und schwere Dyspnoe bei dem Patienten. Sie tasten einen beschleunigten Puls (Frequenz um 120/min) und stel-

len dabei fest, dass der Patient kaltschweißig ist, die Halsvenen sind gestaut. Der Blutdruck beträgt 90 mmHg. Im EKG fällt eine Tachyarrhythmia absoluta auf. Auskultatorisch hören Sie grobblasige Rasselgeräusche über allen Lungenarealen bei einer basalen Dämpfung beidseits.

3.3.1 Wie lautet Ihre Verdachtsdiagnose? Begründen Sie diese!

3.3.2 Welche weiteren Therapiemaßnahmen leiten Sie ein?

3.3.3 Nach Ihrer Therapie hat sich der Zustand des Patienten wieder verbessert. Muss der Patient stationär eingewiesen werden?

3.3.4 Nennen Sie Differenzialdiagnosen des Leitsymptoms Dyspnoe!

FALL 3.4
„HERZRASEN"
In Ihrem Notarztdienst werden Sie in der frühen Nacht mit dem Einsatzstichwort „internistischer Notfall" alarmiert. Sie treffen kurze Zeit nach der Rettungswagenbesatzung bei der Patientin im Schlafzimmer ein. Sie ist 42 Jahre alt, hat keine Vorerkrankungen und nimmt keine Medikamente ein. Die Patientin sei aus dem Schlaf heraus wegen „Herzrasen" aufgewacht, glaubte „ihr Herz überschlage sich", außerdem sei ihr schwindelig gewesen. Weitere Beschwerden bestanden nicht. Die Rettungsassistenten haben folgende Befunde erhoben: Blutdruck 100/50 mmHg, Sauerstoffsättigung 97 %, Puls 180/min, EKG: supraventrikuläre Sinustachykardie.

3.4.1 Welche Maßnahmen führen Sie als erstes durch?

3.4.2 Welche medikamentösen Optionen haben Sie?

FALL 3.5
„ANGINA PECTORIS"
In Ihrem Notarztdienst werden Sie mit dem Einsatzstichwort „Angina pectoris" alarmiert. Sie treffen gleichzeitig mit der Besatzung des Rettungswagens am Notfallort ein. Von der 72-jährigen Patientin erfahren Sie, dass sie seit einer halben Stunde sehr starke Schmerzen im Brustkorb habe. Derart starke Schmerzen habe sie noch nie zuvor verspürt. Weiterhin sei sie aufgeregt, hätte leichte Atemnot und etwas Nasenbluten. Sie erheben die folgenden Messwerte: Sinusrhythmus im EKG, Herzfrequenz 110/min, Blutdruck 230/130 mmHg, Sauerstoffsättigung 96 %.

3.5.1 Welche Diagnose stellen Sie?

3.5.2 Welche Maßnahmen führen Sie durch?

FALL 3.6
„SCHOCK"
An einem warmen und sonnigen Nachmittag werden Sie als Notarzt von der Rettungsleitstelle mit dem Einsatzstichwort „Schock" alarmiert. An der Einsatzstelle werden Sie von der Nachbarin zu der 79-jährigen Patientin gebracht. Sie erfahren, dass die Patientin seit zwei Tagen nicht mehr auf der Straße gesehen wurde, und deshalb habe die Nachbarin die Wohnung mit dem Zweitschlüssel geöffnet. Als Sie bei der somnolenten Patientin im Wohnzimmer ankommen, fällt Ihnen sofort auf, dass die Patientin keine Schutzreflexe hat. Die Rettungsassistenten des RTW haben bereits die folgenden Messwerte erhoben: Blutdruck 70/40 mmHg, mittlere Herzfrequenz 115/min, absolute Arrhythmie bei Vorhofflimmern im EKG, Sauerstoffsättigung 91 %, Blutzucker 216 mg/dl (bzw. 12 mmol/l). Die Haut der Patientin fühlt sich warm und trocken an. Die Schutzreflexe sind eingeschränkt.

3.6.1 Welche Ursache vermuten Sie und welche Diagnose stellen Sie?

3.6.2 Welche therapeutischen Maßnahmen ergreifen Sie?

3.6.3 Therapieren Sie die absolute Arrhythmie? Wenn ja, wie?

FALL 3.7
VERKEHRSUNFALL

Als Notarzt treffen Sie bei einem Verkehrsunfall ein. Ein 48-jähriger Fußgänger war mit einem PKW kollidiert. Dabei blieb der PKW-Fahrer unverletzt, der Fußgänger zog sich Verletzungen im Bereich des Beckens und des Oberschenkels auf der linken Seite zu. Als Sie eintreffen, ist der Patient schläfrig, antwortet jedoch auf Ihre Fragen. Die Rettungsassistenten haben bereits mit der Versorgung begonnen und folgenden Befunde erhoben: Blutdruck 80/60 mmHg, Puls 142/min, Sinusrhythmus im EKG, Sauerstoffsättigung 99 % mit Sauerstoffmaske, Blutzucker 134 mg/dl (bzw. 7,4 mmol/l). Bei der körperlichen Untersuchung finden Sie keine Hinweise auf weitere Verletzungen (z. B. Halswirbelsäule, Thorax, Kopf).

3.7.1 Mit welchen Verletzungen rechnen Sie?

3.7.2 Der Praktikant der Rettungswagenbesatzung fragt, ob der Patient „einen Schock hat". Was antworten Sie?

3.7.3 Welche Therapiemaßnahmen ergreifen Sie?

3.7.4 Nennen Sie den ungefähren Blutverlust, der bei Verletzung unterschiedlicher Körperregionen auftreten kann!

FALL 3.8
„ALLERGISCHE REAKTION"

Als Notarzt werden Sie unter dem Einsatzstichwort „Allergische Reaktion" in eine radiologische Arztpraxis gerufen. Sie werden vom Radiologen empfangen, der kurz den Sachverhalt schildert: Bei einer 49-jährigen Patientin habe er ein Kontrastmittel-CT durchführen wollen. Nach der Kontrastmittelgabe habe die Pa-

tientin plötzlich einen Stridor mit Giemen entwickelt und sei jetzt blass und bewusstseinsgetrübt.

3.8.1 Welche Diagnose ist am wahrscheinlichsten?

3.8.2 Welche Befunde erwarten Sie für Blutdruck, Puls, Sauerstoffsättigung und EKG bei Ihrer Verdachtsdiagnose?

3.8.3 Welche Akuttherapie führen Sie durch?

FALL 3.9
„AKUTES ABDOMEN"

Sie werden mit dem Einsatzstichwort „akutes Abdomen" alarmiert. Am Notfallort angekommen, klagt die 62-jährige Patientin über Schmerzen im rechten Oberbauch. Diese hätten beim Kaffeetrinken begonnen und seien schnell unerträglich stark und krampfartig geworden. Sie habe außer einer Tasse Kaffee und zwei Stücken Sahnetorte noch nichts zu sich genommen.

3.9.1 Was vermuten Sie als Ursache für die Schmerzen?

3.9.2 Welche therapeutischen Maßnahmen ergreifen Sie?

3.9.3 Wie wird ein „akutes Abdomen" definiert?

3.9.4 Nennen Sie Ursachen des akuten Abdomens!

FALL 3.10
ABDOMINELLE SCHMERZEN

Sie werden zu einer 79-jährigen Dame gerufen, die über heftigste abdominelle Schmerzen klagt. Die Schmerzen hätten wenige Stunden zuvor begonnen und seien jetzt krampfartig-ziehend im gesamten Bauch. Bis auf einen langjährigen Diabetes mellitus sind keine weiteren Erkrankungen bekannt. Medikamente nehme sie nicht ein. Auf gezieltes Nachfragen gibt sie an, dass sie seit gestern auch „Herzstolpern" habe. Auskultatorisch hören Sie nur spärliche Darmgeräusche. Das Abdomen ist extrem druckschmerzhaft und hart. Sie leiten ein EKG ab (s. Abb. B-3.2).

3.10.1 Was erkennen Sie im EKG?

3.10.2 Welche Diagnose vermuten Sie daher?

3.10.3 Können Sie erkrankungsspezifische Therapiemaßnahmen ergreifen? Wie gehen Sie therapeutisch vor?

FALL 3.11
BEINSCHMERZEN

Sie werden als Notarzt zur Analgesie nachgefordert. An der Einsatzstelle treffen Sie auf die RTW-Besatzung und die Patientin. Einer der Rettungsassistenten erläutert Ihnen, dass die Patientin kreislaufstabil sei und suffizient atme. Seit einigen Stunden habe sie einen plötzlich beginnenden ziehend-brennenden Schmerz im rechten Unterschenkel. Der Blutdruck sei 160/80 mmHg, die Sauerstoffsättigung sei gut. Danach reicht er Ihnen den EKG-Ausdruck. Sie sehen eine absolute Arrhythmie. Der Rettungsassistent bittet Sie eindringlich, nun endlich ein Medikament gegen die Schmerzen zu spritzen.

3.11.1 Wie gehen Sie weiter vor?

3.11.2 Sie bemerken, dass sich der rechte Fuß kalt anfühlt, blass erscheint und dass Sie keine Fußpulse tasten können. Wie lautet Ihre Verdachtsdiagnose?

FALL 3.12
BEWUSSTSEINSSTÖRUNG

Sie werden mit dem Einsatzstichwort „bewusstlose Person" alarmiert. An der Einsatzstelle treffen Sie gleichzeitig mit der Besatzung des Rettungswagens ein. Vom Ehemann werden Sie mit den Worten „... es geht ihr schon wieder besser" empfangen und zur Patientin geführt. Die rüstige Rentnerin ist 74 Jahre alt, bei guter Gesundheit und mittlerweile wieder völlig wach. Sie habe den Nachmittag genutzt, um die Sonne im Liegestuhl auf dem Balkon zu genießen. Beim Aufstehen sei sie sofort hingefallen und habe kurzzeitig nicht auf Ansprache reagiert. Medikamenteneinnahme und

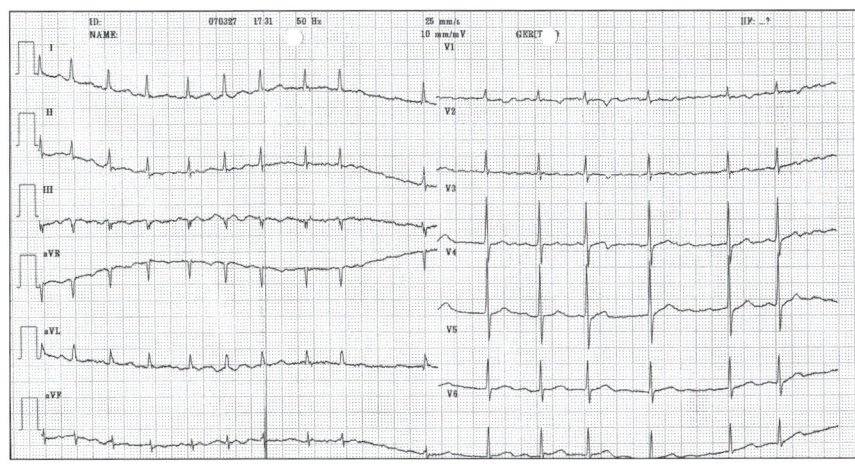

ABB. B-3.2 EKG der Patientin.

Vorerkrankungen werden von der Patientin verneint. Sie erheben folgende Befunde: Blutdruck 110/60 mmHg, Sauerstoffsättigung 96 %, zusätzlich leiten Sie ein EKG ab (s. Abb. B-3.3).

3.12.1 Welche Diagnose stellen Sie aufgrund der Anamnese und der erhobenen Befunde?

3.12.2 Wie gehen Sie weiter vor?

3.12.3 Nehmen Sie die Patientin mit ins Krankenhaus?

FALL 3.13
BEWUSSTSEINSSTÖRUNG

Sie werden nachts in ein Altenheim zu einer 83-jährigen Patientin gerufen. Die Patientin liegt in ihrem Pflegebett und atmet vertieft. Die Haut ist warm und trocken. Auf Ihre Ansprache reagiert sie nur mit einem Stöhnen. Neben dem Bett finden Sie folgende Tabletten: Metoprolol, Furosemid, Acarbose, Acetylsalicylsäure, Allopurinol und Diclofenac. Die Altenpflegerin spricht äußerst schlecht deutsch und versucht Ihnen mit „Händen und Füßen" zu vermitteln, dass sie die Patientin bereits deutlich bewusstseinsreduziert angetroffen habe. Weitere Angaben kann sie nicht machen.

3.13.1 Welche Differenzialdiagnosen ziehen Sie in Erwägung?

3.13.2 Wie können Sie Ihren Verdacht bestätigen?

3.13.3 Sie haben einen Blutzuckerwert von 498 mg/dl (bzw. 27,6 mmol/l) ermittelt. Wie gehen Sie weiter vor?

3.13.4 Welche Unterschiede in der Symptomatik bestehen zwischen Hyperglykämie und Hypoglykämie?

FALL 3.14
BEWUSSTSEINSSTÖRUNG

In Ihrem Notarztdienst werden Sie von Passanten zu einem etwa 30-jährigen Mann gerufen, der auf einer Parkbank zusammengebrochen ist. Der Mann reagiert nicht auf Ansprache und ist sehr unruhig, seine Haut ist feucht, sein Blutdruck normal. Am Oberarm bemerken Sie Einstichstellen, neben dem Patienten liegt ein Päckchen Traubenzucker.

3.14.1 Welche Verdachtsdiagnose stellen Sie? Begründen Sie!

3.14.2 Wie können Sie Ihre Verdachtsdiagnose schnell bestätigen?

3.14.3 Welche Therapiemaßnahmen ergreifen Sie, wenn sich Ihre Verdachtsdiagnose bestätigt?

FALL 3.15
BEWUSSTSEINSSTÖRUNG

Von der Rettungsleitstelle erhalten Sie das Einsatzstichwort „bewusstlose Person". Als Notarzt treffen Sie gleichzeitig mit dem Rettungswagen an der Einsatzstelle ein. In der Wohnung angekommen, finden Sie eine 35-jährige Patientin auf dem Boden liegend vor (Dämmerzustand). Sie ist schläfrig, öffnet nur auf laute Ansprache kurzzeitig die Augen und äußert nichtverständliche Phrasen. Der Lebensgefährte gibt an, dass er gehört habe, wie sie auf den Boden gestürzt sei. Als er zu ihr kam, habe sie für ungefähr eine Minute am ganzen Körper „gezuckt". Er habe deshalb sofort die Rettungsleitstelle alarmiert. Eine Medikamenteneinnahme wird verneint.

3.15.1 Welche Verdachtsdiagnose stellen Sie? Begründen Sie!

3.15.2 Welche diagnostischen Maßnahmen führen Sie durch?

3.15.3 Welche therapeutischen Maßnahmen führen Sie durch?

3.15.4 Ist eine Klinikeinweisung erforderlich?

FALL 3.16
HALBSEITENLÄHMUNG

Sie werden als Notarzt mit dem Einsatzstichwort „internistischer Notfall" alarmiert. Sie kommen kurz nach den Rettungsassistenten des Rettungswagens in der Wohnung einer 47-jährigen Patientin an. Vom Ehemann der Patientin erfahren Sie, dass diese seit einer halben Stunde unter

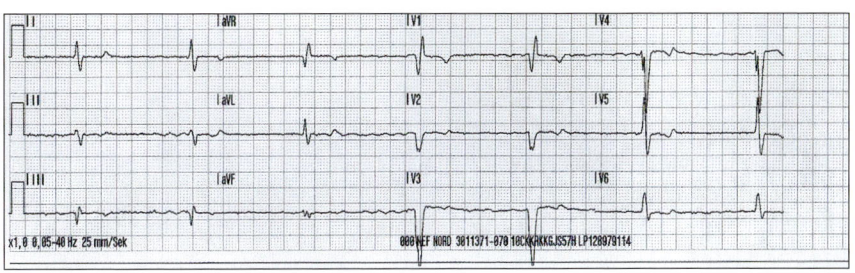

ABB. B-3.3 EKG der Patientin.

einer zunehmenden Schwäche der linken Körperseite leide, nicht mehr gehen könne und seitdem auch verwaschen sprechen würde. Vorerkrankungen werden vom Ehemann verneint. Die Rettungsassistenten haben folgende Befunde erhoben: Blutdruck 200/110 mmHg, Puls 100/min, Sinusrhythmus im EKG. Bei der körperlichen Untersuchung stellen Sie fest, dass die Patientin den linken Arm und das linke Bein kaum gegen die Schwerkraft heben kann, die Motorik der rechten Körperseite ist normal.

3.16.1 Welche Arbeitsdiagnose haben Sie? Begründen Sie!

3.16.2 Können Sie Ihre Verdachtsdiagnose präklinisch sichern?

3.16.3 Welche diagnostischen Maßnahmen führen Sie durch?

3.16.4 Welche notfallmedizinischen Therapiemaßnahmen führen Sie durch?

3.16.5 Werden Sie den Blutdruck senken?

SAQ

3.17 Welche Ursachen kommen für Bewusstseinsstörungen in Frage?

3.18 Wie klassifizieren Sie Bewusstseinsstörungen?

3.19 Wie ist ein Polytrauma definiert?

3.20 Nennen Sie Ursachen und Symptome einer Lungenembolie!

3.21 Nennen Sie Ursachen für bradykarde Herzrhythmusstörungen!

3.22 Welche Ursache bradykader Herzrhythmusstörungen tritt vor allem bei Kindern auf?

3.23 Welche diagnostischen Maßnahmen führen Sie bei Patienten mit vermuteter Bradykardie durch?

3.24 Welche tachykarden Herzrhythmusstörungen kennen Sie?

3.25 Nennen Sie Ursachen für tachykarde Herzrhythmusstörungen!

3.26 Welche Antiarrhythmika kennen Sie?

3.27 Wie unterscheidet sich ein hypertensiver Notfall von der hypertensiven Entgleisung?

3.28 Welche Medikamente können Sie zur Blutdrucksenkung bei akuter Hypertonie einsetzen?

3.29 Nennen Sie Komplikationen der akuten Hypertonie!

3.30 Definieren Sie „Schock"!

3.31 Welche Schockarten kennen Sie?

3.32 Nennen Sie allgemeine Schocksymptome!

3.33 Welche Symptomatik besitzt eine typische anaphylaktische Reaktion?

3.34 Wie unterscheidet sich eine Verlegung der oberen Atemwege von einer Verlegung der unteren Atemwege?

3.35 Nennen Sie Ursachen für eine akute Verlegung der unteren Atemwege!

3.36 Welche Differentialdiagnosen ziehen Sie bei Schmerzen jeder Art im Unterbauch in Erwägung?

3.37 Wie sind obere und untere gastrointestinale Blutungen definiert?

3.38 Welche Symptome oberer und unterer gastrointestinaler Blutungen kennen Sie?

3.39 Schildern Sie Unterschiede in der Lagerung bei einer Beinvenenthrombose und bei einer arteriellen Embolie!

3.40 Welche Maßnahme führen sie durch, wenn Sie eine Blutzuckerentgleisung bei einem Patienten befürchten, aber den Blutzuckerspiegel nicht messen können und daher nicht wissen, ob es sich um eine Hypo- oder Hyperglykämie handelt?

3.41 Beschreiben Sie kurz die Akuttherapie bei hypoglykämen Patienten!

3.42 Welche Komplikationen befürchten Sie bei einer protrahierten hypoglykämen Phase?

3.43 Was versteht man unter neurologischen Ausfällen?

3.44 Welche Krankheitsbilder kommen bei neurologischen Ausfällen in Frage?

3.45 Welche Ursachen können einen Schlaganfall auslösen?

3.46 Welche Symptome kann ein Schlaganfall bieten?

3.47 Erläutern Sie kurz die notärztliche Diagnostik beim Schlaganfall!

3.48 Welche Vorgaben sind bei der Blutdrucktherapie beim Schlaganfall zu beachten?

3.49 Wodurch entsteht ein zerebraler Krampfanfall?

3.50 Mit welchen Symptomen kann sich ein Krampfanfall präsentieren?

3.51 Bei welchen Krampfanfällen können Sie kausal therapieren und wie?

4 Spezielle Notfälle

FALL 4.1
GEBURT Sie werden als Notarzt von der Rettungsleitstelle alarmiert und erhalten die Information „beginnende Geburt". Als Sie gleichzeitig mit der Besatzung des Rettungswagens am Einsatzort eintreffen, öffnet Ihnen die Patientin die Tür. Sie sei alleine zuhause und in der 20. Schwangerschaftswoche. Sie berichtet, vor wenigen Minuten einen plötzlichen, stechenden Schmerz im Unterbauch verspürt zu habe. Seitdem blute sie stark.

4.1.1 Welche Ursachen ziehen Sie in Erwägung?

4.1.2 Welche diagnostischen Möglichkeiten haben Sie?

4.1.3 Welche Maßnahmen ergreifen Sie?

FALL 4.2
„KRAMPFANFALL" Sie werden als Notarzt unter dem Einsatzstichwort „Krampfanfall" zu einer schwangeren Patientin gerufen. Als Sie bei der Patientin eintreffen berichtet Ihnen der Ehemann, dass seine Frau beim Abendessen plötzlich am ganzen Körper angefangen habe zu zucken. Dies habe etwa zwei Minuten gedauert. Seither liege sie leicht benommen im Bett. Aus dem Mutterpass erfahren Sie, dass die Patientin in der 38. Schwangerschaftswoche ist und ein hoher Blutdruck bereits medikamentös therapiert wird. Die Rettungsassistenten teilen Ihnen die erhobenen Vitalparameter mit: GCS 9 Punkte, Blutdruck 190/130 mmHg, Puls 90/min, Sauerstoffsättigung 94 %, Blutzucker 167 mg/dl (8,9 mmol/l).

4.2.1 Welche Diagnose stellen Sie?

4.2.2 Welche Therapiemaßnahmen führen Sie durch?

FALL 4.3 „PÄDIATRISCHER KRAMPFANFALL"

Sie werden als Notarzt mit der Einsatzmeldung „Krampfanfall bei einem Kind" alarmiert. Bei der Ankunft in der Wohnung wenige Minuten nach dem Alarm berichtet Ihnen die Mutter, dass sie durch eine plötzliche „röchelnde" Atmung des Kindes wach geworden sei. Sie habe beobachtet, wie ihr 2 Jahre alter Sohn mit beiden Armen im Schlaf gezuckt habe und als sie das Licht angeschaltet habe, sei ihr eine bläuliche Gesichtsfarbe aufgefallen. Er sei den Tag zuvor sehr quengelig gewesen. Sie untersuchen den schläfrigen Jungen, der auf Schmerzreiz leicht die Augen öffnet. Er ist rosig, atmet spontan und fühlt sich sehr warm an.

4.3.1 Welche Verdachtsdiagnose stellen Sie? Nennen Sie wichtige Hinweise, die Ihre Verdachtsdiagnose stützen!

4.3.2 Welche Ursachen eines Krampfanfalls im Kindesalter kennen Sie?

4.3.3 Welche diagnostischen Maßnahmen ergreifen Sie?

4.3.4 Was machen Sie therapeutisch?

4.3.5 Was würden Sie verabreichen, wenn das Kind bei Ihrem Eintreffen immer noch krampfen würde?

FALL 4.4 „ATEMNOT KIND"

In Ihrem Notarztdienst werden Sie samstagabends mit dem Einsatzstichwort „Atemnot Kind" alarmiert. An der Einsatzstelle treffen Sie gleichzeitig mit dem Rettungswagen ein. Von den besorgten Eltern werden Sie noch auf der Straße empfangen. Ihr kleiner Patient ist 5 Jahre alt und hat seit wenigen Minuten einen massiven Stridor, Dyspnoe und Panik. Die Symptomatik sei urplötzlich aufgetreten, so etwas habe die Mutter auch noch nie bei Ihrem Sohn gesehen. Vorerkrankungen werden verneint.

4.4.1 Welche Diagnose vermuten Sie?

4.4.2 Können Sie diese Diagnose präklinisch verifizieren? Wenn ja, wie?

4.4.3 Welche Befunde erwarten Sie bei der körperlichen Untersuchung?

4.4.4 Welche Therapiemaßnahmen werden Sie unternehmen?

FALL 4.5 PLÖTZLICHE ATEMNOT

Als Notarzt werden Sie zu einem 21-jährigen Patienten wegen plötzlich einsetzender Atemnot im Rahmen eines Hustenanfalls gerufen. Bei dem blassen, nach Luft ringenden Patienten fällt Ihnen eine deutliche Einschränkung der Atemexkursionen auf der linken Thoraxseite auf. Die Auskultation ergibt links ein aufgehobenes Atemgeräusch, und bei der Perkussion findet sich links ein hypersonorer Klopfschall.

4.5.1 Welche Verdachtsdiagnose stellen Sie?

4.5.2 Welche Maßnahmen ergreifen Sie?

FALL 4.6 VERBRENNUNGEN

Als Notarzt werden Sie zusammen mit einem Rettungswagen (RTW) zu einer 23 Jahre alten Patientin gerufen. Zusammen mit Freunden wollte sie im Garten grillen. Als sie versuchte den Grill anzuzünden, erlitt sie ein großflächiges thermisches Trauma durch eine Verpuffung von Benzin, welches sie als Grillanzünder nutzte. Die beteiligten Freunde haben bisher lediglich die verbrannten Kleider der Patientin entfernt. Bei der Inspektion sehen Sie den folgenden Befund: Verbrennungen Grad I im Gesicht, am Bauch, am linken Arm und vorn am rechten Oberschenkel. Der rechte Arm weist zur Hälfte eine Verbrennung Grad II auf. Eine Verbrennung Grad III oder IV finden Sie nicht. Sie erheben die folgenden Befunde: Blutdruck 100 mmHg systolisch, im EKG Sinusrhythmus mit einer Frequenz von 125/min, Sauerstoffsättigung 95 %.

4.6.1 Wie viel Prozent der Körperoberfläche sind verbrannt?

4.6.2 Welche akuten Probleme bzw. Komplikationen erachten Sie als relevant?

4.6.3 Ist eine Kühlung indiziert?

4.6.4 Halten Sie eine Schmerztherapie für indiziert?

4.6.5 Durch welche physikalischen Faktoren wird die Schwere einer Verbrennung beeinträchtigt?

4.6.6 Ist eine isolierte Verbrennung Grad III schmerzhafter als eine Verbrennung Grad II?

4.6.7 Wie errechnen Sie den benötigten Volumenbedarf für eine adäquate Volumentherapie in den ersten Stunden?

4.6.8 Erläutern Sie die Neuner-Regel beim Erwachsenen und die Handflächenregel!

SAQ

4.7 Ist bei einem Fieberkrampf immer eine Krankenhausaufnahme erforderlich?

4.8 Welche Komplikationen befürchten Sie bei Extremitätenfrakturen?

4.9 Nennen Sie die sicheren Frakturzeichen!

4.10 Wie differenzieren Sie zwischen einem offenen und einem geschlossenen Schädel-Hirn-Trauma?

4.11 Welche Symptome können bei einem Schädel-Hirn-Trauma vorliegen?

4.12 Welche Ursachen kommen bei einem Thoraxtrauma in Frage?

4.13 Welche Symptome sind typisch für ein Thoraxtrauma?

4.14 Wie entsteht ein Spannungspneumothorax?

4.15 Welcher Unterschied besteht zwischen nassem und trockenem Ertrinken?

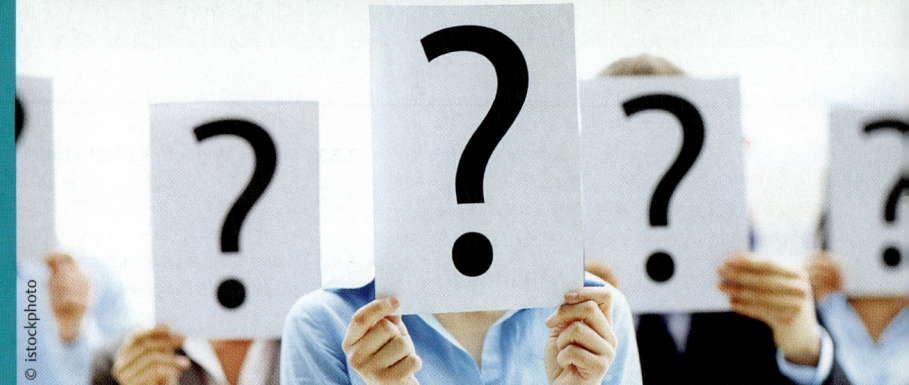

Lösungen und Kommentare

1 Notfallmedizin (Allgemeines)

1.1 Thoraxschmerz

1.1.1 Ja, die Patientin schildert die Symptomatik eines Akuten Koronarsyndroms (ACS) bzw. einer Angina-pectoris-Symptomatik (Schmerzen in der Brust, Besserung unter Nitrogabe). Da diese erstmalig auftrat und nicht bekannt ist, besteht eine Indikation zum Notarzteinsatz.

1.1.2 Kardiale Ursachen (z. B. Angina pectoris, Myokardinfarkt, Perikarditis); pulmonale Ursachen (z. B. Lungenembolie, Pneumothorax, Pleuritis), vaskuläre Ursachen (z. B. Aortendissektion), gastrointestinale Ursachen (z. B. perforiertes Magen- oder Duodenalulkus, Gastritis, Refluxösophagitis, Gallenkolik), Frakturen (Rippen- oder Wirbelkörperfraktur), Nervenschädigungen (z. B. Interkostalneuralgie, Lumbago, Herpes zoster), funktionelle Herzschmerzen (Da-Costa-Syndrom).

1.1.3 Obwohl die Patientin jetzt beschwerdefrei ist, muss sie unbedingt einem Kardiologen vorgestellt werden. Dies ist deshalb erforderlich, weil man in dieser Situation einen Myokardinfarkt nicht sicher ausschließen kann. Krankenhausaufnahme, -überwachung und -diagnostik sind unerlässlich. Eventuell muss die Patientin sogar auf einer Intensivstation überwacht werden. Es kann auch zu einem Wiederauftreten der Beschwerden kommen. Entsprechend muss die Patientin mit Notarztbegleitung ins Krankenhaus gebracht werden.

1.2 „Schwerer Verkehrsunfall"

1.2.1 Überblick verschaffen; Aufsuchen des ersteintreffenden Notarztes (erfragen, z. B. bei der Technischen Einsatzleitung (=Feuerwehr), TEL); Beratung mit der technischen Einsatzleitung; Prüfen, ob die vorhandenen Rettungskräfte ausreichen und ggf. weitere nachfordern; Sichtung; medizinische Dokumentation und Kennzeichnung der Betroffenen; Leitung, Koordinierung und Überwachung aller medizinischen Maßnahmen; Festlegung der Behandlungs- und Transportprioritäten.

1.2.2 Diese Entscheidung hängt stark davon ab, ob durch Einleitung von Maßnahmen bei einem Patienten mit schlechter Prognose (Reanimation bei Trauma) die Versorgung anderer Patienten mit vitaler Bedrohung gefährdet wird. Es handelt sich hier um eine extrem schwierige, sorgfältig abzuwägende Einzelfallentscheidung unter Berücksichtigung der Anzahl der zu versorgenden Patienten, deren Verletzungsschwere sowie der verfügbaren Einsatzkräfte, auf die es keine pauschale Antwort gibt. Prinzipiell ist der leitende Notarzt für organisatorische und nicht für medizinische Belange vor Ort.

1.3 Bewusstseinsstörung

1.3.1 Reanimationsindikation (Bewusstsein?, Atemtätigkeit?, Herz-Kreislaufstillstand?, Aussicht auf Reanimationserfolg) immer prüfen. Nach sicheren Todeszeichen suchen (Totenflecke, Totenstarre, Leichenfäulnis oder nicht mit dem Leben vereinbare Verletzungen). Bei sicheren Todeszeichen ist eine Reanimation nicht indiziert. Auch nach unsicheren Todeszeichen suchen (Atemstillstand, Kreislaufstillstand, Pulslosigkeit, Herzstillstand, Reflexlosigkeit, Totenblässe) und Scheintod ausschließen.

1.3.2 Vorläufige Todesbescheinigung ausstellen. Möglichst den behandelnden Arzt hinzuziehen (er kennt den Patienten, Vorerkrankungen und Dauermedikation am besten) und mit der Leichenschau beauftragen. Bei Hinweisen auf einen nichtnatürlichen Todesfall (z. B. Strangulationshinweise, Einschusswunden) Kriminalpolizei verständigen.

SAQ

1.4 Akute Störungen der Vitalfunktionen, d. h. von Atmung (z. B. Atemnot), Herz-Kreislauf (z. B. Myokardinfarkt, massiver Blutverlust, Herz-Kreislaufstillstand), Bewusstsein (z. B. Bewusstlosigkeit, Schlaganfall, Krampfanfall); starke Schmerzen sowie bei Störungen wichtiger Organfunktionen (z. B. bei Polytrauma).

1.5 Stabilisierung des Patienten und dessen Vitalfunktionen (Atmung, Herz-Kreislauf, Bewusstsein), symptomatische und kausale Therapie der Erkrankung/Verletzung, Verhinderung einer weiteren Schädigung, Management der Akutsituation, umgehender und sicherer Transport unter adäquaten Bedingungen in die nächste geeignete Klinik.

1.6 Notarzt und Rettungswagen werden getrennt alarmiert und erreichen den Notfallort separat: Der Notarzt wird durch das Notarzteinsatzfahrzeug (NEF) gebracht, die Rettungsassistenten kommen mit dem Rettungswagen (RTW).

1.7 Die Rettungsleitstelle koordiniert und disponiert die Rettungsmittel für einen festgelegten regionalen und überregionalen Bereich.

1.8 Entdecken des Notfalls → Notruf, Notfallmeldung → Erste Hilfe → notfallmedizinische Versorgung des Patienten durch den Notarzt, Rettungsassistenten, Rettungssanitäter und/oder Rettungshelfer → Transport in ein geeignetes Krankenhaus → optimale Weiterversorgung des Patienten in einer geeigneten Klinik.

1.9 Polizei, Kriminalpolizei oder Staatsanwaltschaft verständigen. In der Regel wird die Leiche „beschlagnahmt", so dass kein Abtransport durch den Bestatter erfolgen kann. Manipulationen am Leichnam unterlassen. Genaueste Dokumentation aller Befunde.

2 Notfallmedizinische Maßnahmen

2.1 Verkehrsunfall

2.1.1 Patientin ansprechen; Atmung prüfen (Schutzreflexe vorhanden, z. B. Schlucken und Husten?) und ggf. Beatmung, Intubation; kardiozirkulatorisches System prüfen (Puls?) und ggf. Volumentherapie, Katecholamine oder Reanimation; kurzer Bodycheck (Körper kurz untersuchen, beginnend vom Kopf über Thorax und Abdomen bis hin zur unteren Extremität); GCS-Punktzahl erheben; Basismonitoring (EKG, Blutdruckkontrolle, Pulsoxymetrie) etablieren.

2.1.2 Glasgow Coma Scale: Untersucht werden drei unterschiedliche Aspekte, die mit einem Punktwert versehen werden: Augen öffnen (1–4 Punkte), verbale Reaktion

(1–5 Punkte) und motorische Reaktion (1–6 Punkte). Die Summe der Punktwerte (3–15 Punkte) gibt den Grad der Bewusstseinsveränderung wider.

2.1.3 Kapnometrie (neben EKG, Blutdruck und Pulsoxymetrie).

2.1.4 Patientin hat u. a. eine Thoraxverletzung mit Ateminsuffizienz, dies entspricht Schweregrad VI: Verletzungen und Erkrankungen, bei denen nach Wiederherstellung der Vitalfunktionen oder erfolgreicher Reanimation die Patienten ins Krankenhaus eingeliefert werden muss.

2.2 Verkehrsunfall

2.2.1 Esketamin ist ein potentes Analgetikum, das gut steuerbar ist. Dabei wirkt es nicht atemdepressiv und beeinträchtigt nicht die Schutzreflexe. In Kombination mit einem Benzodiazepin zur Sedierung ist es hervorragend für die Notfallmedizin geeignet.

2.2.2 Das Opioid Fentanyl wirkt zwar ausgezeichnet analgetisch und hat auch eine sedierende Komponente, jedoch wirkt es atemdepressiv und in höheren Dosierungen können auch die Schutzreflexe beeinträchtigt werden. Zusätzlich werden gelegentlich (z. B. auf der Fahrt ins Krankenhaus) Übelkeit und Erbrechen induziert.

2.2.3 Krampfanfall, Panikstörung, Myokardinfarkt, Intoxikation.

2.2.4 Periphervenöse Zugänge (z. B. über Handrückenvenen, Unterarmvenen, Fußrückenvenen), intraossäre Zugangswege (z. B. Tibia), in absoluten Ausnahmefällen (z. B. kein anderer Zugang zu etablieren, Adipositas per magna) auch zentralvenöser Zugang.

2.2.5 Nur wenige Vorteile (Vene muss nicht sichtbar oder tastbar sein), aber etliche Nachteile (zeitaufwändig, deutlich erhöhtes Infektionsrisiko, geringe Flussrate, hohe Komplikationsrate [z. B. Pneumothorax], Anlage schmerzhaft).

2.3 Verkehrsunfall

2.3.1 Ziel: Normalisierung von Blutdruck, Herzfrequenz und zirkulierendem Blutvolumen. Hoher Blutverlust (>1500 ml) wahrscheinlich, da ausgeprägtes Verletzungsmuster und bereits Hypotonie und Tachykardie vorliegen. Ausreichend hoher systolischer Blutdruck (>90 mmHg) bei Schädel-Hirn-Trauma erforderlich.

2.3.2 Anlage von mehreren großlumigen periphervenösen Zugängen; Volumentherapie (z. B. Vollelektrolytlösung und kolloidale Volumenersatzmittel im Verhältnis 2 : 1, mindestens 2500 ml Volumen); Katecholamintherapie bei Blutdruckabfall; rascher Transport in die nächste geeignete Klinik (Unfallchirurgie + Neurochirurgie).

2.3.3 Ein ausreichend hoher Mitteldruck ist bei Patienten mit Schädel-Hirn-Trauma für eine suffiziente zerebrale Perfusion erforderlich. Blutdruckwerte <90 mmHg sind mit einer schlechteren Prognose vergesellschaftet.

2.3.4 Spannungspneumothorax; Begründung: Schock, Rippenserienfraktur, respiratorische Insuffizienz.

2.4 Fieber nach OP

2.4.1 Sepsis mit septischem Schock (Toxic-Shock-Syndrome); Begründung: Operation, Fieber, Schock.

2.4.2 Narkoseeinleitung, endotracheale Intubation und Beatmung; Schocklagerung; Anlage von mehreren großlumigen periphervenösen Zugängen, aggressive Volumentherapie (z. B. Vollelektrolytlösung, kolloidale Volumenersatzmittel, mindestens 2 Liter Infusionsvolumen); Katecholamintherapie; rascher Transport in die nächste geeignete Klinik mit entsprechender operativer Möglichkeit und Intensivstation.

2.5 Myokardinfarkt

2.5.1 Eine Anxiolyse und leichte Sedierung ist dringend zu empfehlen. Aufgrund der Todesangst und der Schmerzen leidet der Patient zusätzlich unter Stress, der die Folgen des Myokardinfarktes noch verschlimmern kann.

2.5.2 Zur Anxiolyse bietet sich gerade beim Myokardinfarkt Morphin an, da es ausgezeichnet anxiolytisch und sedierend wirkt. Zusätzlich wird durch Morphin die Vorlast gesenkt. Nachteilig ist oft die resultierende Übelkeit. Als Alternative kann auch ein Benzodiazepin (z. B. Midazolam) appliziert werden.

2.6 Myokardinfarkt

2.6.1 12-Kanal-EKG (z. B. ST-Streckenveränderungen oder neu aufgetretener Schenkelblock weisen auf einen Myokardinfarkt hin).

2.6.2 Beurteilung zusätzlicher Ableitungen mit dem 12-Kanal-EKG (Vorteile für die Myokardinfarktdiagnostik): I, II, III, aVL, aVF, aVR und Brustwandableitungen (V₁–V₆). Beispielsweise sollte eine Fibrinolyse bei definierten ST-Streckenhebungen oder -senkungen erwogen werden.

2.6.3 Basismonitoring (EKG, Blutdruck, Pulsoxymetrie).

2.6.4 Patient hat vermutlich Myokardinfarkt, dies entspricht Schweregrad V: Verletzungen und Erkrankungen mit akuter Vitalgefährdung, die ohne baldige Therapie wahrscheinlich letal enden, Transport in Reanimationsbereitschaft.

2.6.5 Ggf. CPR; Sauerstoffgabe (6–8 l/min, z. B. über Gesichtsmaske), ggf. Atemwegssicherung durch Narkoseeinleitung, endotracheale Intubation und Beatmung; leichte Oberkörperhochlagerung; Anlage eines periphervenösen Zugangs; Acetylsalicylsäure (325–500 mg i. v.); Heparin (70 IE/kg KG, max. 4000 IE i. v.); Nitroglyzerin-Spray bei systolischen Blutdruckwerten >100 mmHg (z. B. Nitrolingual 2 Hübe sublingual, ggf. wiederholen); Opioidanalgetikum (z. B. Morphin 3–10 mg i. v. fraktioniert), ggf. zuvor Gabe eines Antiemetikums (z. B. Metoclopramid 10 mg i. v.); ggf. Benzodiazepin (z. B. Midazolam 2,5–5 mg i. v.); ggf. Betablocker (z. B. Metoprolol 1–5 mg i. v. fraktioniert, nur wenn Blutdruck und Herzfrequenz hochnormal oder erhöht sind); bei Hypovolämie und Hypotonie Volumen- und Katecholamintherapie; evtl. prähospitale Fibrinolysetherapie.

2.6.6 Internistische Abteilung, möglichst kardiologisches Zentrum; Möglichkeit zur Akutintervention (Herzkatheteruntersuchung mit Koronarangiographie und PTCA) rund um die Uhr.

2.6.7 Nein, Kontraindikationen müssen beachtet werden (z. B. manifeste Blutung, Gerinnungsstörungen, Therapie mit Antikoagulantien, Schlaganfall, hypertensive Entgleisung, Schwangerschaft, größere innerhalb der letzten Wochen und Monate).

2.7 Bewusstlosigkeit

2.7.1 Das Tasten des Pulses ist keine empfohlene Maßnahme für Laien; diese sollen auf Atmung und Zeichen von Kreislauftätigkeit achten (z. B. Bewegungen, Atmung, Husten). Besonders bei Laien, aber auch bei Fachpersonal besteht immer die Möglichkeit, dass man sich irrt: Fälschlicherweise kann ein vorhandener Puls nicht bemerkt und dann die Reanimation begonnen werden (in der Regel ohne Risiko für den Patienten bei korrekter Durchführung der Maßnahmen). Viel bedrohlicher ist der Fall, dass fälschlicherweise ein Puls als vorhanden getastet und dem Patienten Reanimationsmaßnahmen vorenthalten werden.

2.7.2 Basic-Life-Support-Algorithmus bzw. mit der kardiopulmonalen Reanimation beginnen. Die Zeugen des Geschehens (die Patientin ist offenbar in der Öffentlichkeit kollabiert) hätten durch umgehendes Einleiten von BLS-Maßnahmen die Überlebenschance der Bewusstlosen auf jeden Fall erhöhen können.

2.8 Fahrradunfall

2.8.1 Periphervenöser Zugang 18G, Ringer-Lösung 500 ml, Material zur Fixierung des Zugangs; Analgesie/Sedierung (Esketamin 0,5 mg/kg KG und Midazolam 3 mg i. v.); Vakuum-Extremitätenschiene und Absaugpumpe; Schaufeltrage, Vakuummatratze und Gurte.

2.8.2 Frakturzeichen (Fehlstellung, abnorme Beweglichkeit, Krepitationen); Durchblutung, Motorik und Sensibilität; sonstige Auffälligkeiten.

SAQ

2.9 Inspektion, klinische Untersuchung (Zyanose?, Blässe?) und Pulsoxymetrie. Inspektion und klinische Untersuchung sind sehr ungenau, mit der Pulsoxymetrie ist eine hohe Messgenauigkeit zu erreichen.

2.10 Augen öffnen (1–4 Punkte), verbale Reaktion (1–5 Punkte), motorische Reaktion (1–6 Punkte).

2.11 EKG-Ableitung (Herzrhythmus und Herzfrequenz), Blutdruckmessung, Pulsoxymetrie (Sauerstoffsättigung), evtl. Blutzuckermessung.

2.12 Keine. Alle Maßnahmen des BLS können ohne zusätzliche Hilfsmittel durchgeführt werden.

2.13 Primär: „plötzlicher Herztod" oder Kammerflimmern durch KHK oder akuten Myokardinfarkt. Ein sekundärer Herz-Kreislaufstillstand resultiert beispielsweise aus einem massiven Trauma mit hämorrhagischem Schock oder nach respiratorischer Insuffizienz (z. B. bei Kindern).

2.14 Herz-Kreislauf-Stillstand: Zustand, bei dem keine Herzaktion mehr vorhanden ist (Asystolie) oder die vorhandene Herzaktion nicht kreislaufwirksam ist (Kammerflimmern [VF], ventrikuläre Tachykardie [VT], pulslose elektrische Aktivität [PEA]).

2.15 In der Mitte des Sternums auf Höhe der Mamillen.

2.16 Hypoxie (Beatmung mit 100 % Sauerstoff), Hypovolämie (Volumentherapie), Hyperkaliämie (Adrenalin, Kalzium), Hypomagnesiämie (Magnesium), Hypothermie (Wärmeerhalt), Azidose (Pufferung), Spannungspneumothorax (evtl. Thoraxpunktion/-drainage), Intoxikationen (ggf. Antidot), Lungenembolie/Myokardinfarkt (ggf. Thrombolyse).

2.17 Zeitliche Latenz bis zum Beginn des BLS, Alter (junger Erwachsener > alter Erwachsener), Grunderkrankung des Patienten (keine > schwerwiegende), zugrunde liegende Ursache (internistisch > Trauma bzw. primärer > sekundärer Herz-Kreislaufstillstand), initialer Rhythmus (VF/VT > Asystolie/PEA), Qualität der Reanimationsmaßnamen, äußere Umstände (z. B. Kälte).

2.18 Wiedereinsetzen von Lebenszeichen (z. B. Puls, Blutdruck, ROSC [„return of spontaneous circulation"); sichere Todeszeichen (Leichenflecke, Leichenstarre, Fäulnis); evtl. bei infauster Prognose/Endstadium einer Erkrankung; evtl. bei einer Reanimationsdauer von 30–60 min (Einzelfallentscheidung), explizite schriftliche Ablehnung einer Reanimation durch den Patienten.

2.19 HTCL-Manöver („Head tilt and chin lift"): Überstrecken des Kopfes und Anheben des Kinns. Es dient zum Freimachen der Atemwege.

2.20 Heimlich-Manöver (Oberbauchkompression, um den intrathorakalen Druck mechanisch zu erhöhen); Thoraxkompressionen (Erhöhung des intrathorakalen Drucks); Fremdkörperextraktion aus den Atemwegen (z. B. mit Hand oder Magill-Zange); Absaugen von Mund- und Rachenraum; Schläge auf den Thorax oder Rücken, um Fremdkörper zu mobilisieren.

2.21 Überprüfen der Atmung: „Sehen (Thoraxbewegung?) – Hören (Atemgeräusch?) – Fühlen (warmer Atem?)

2.22 Maskenbeatmung, supraglottische Atemwegsalternativen (z. B. Larynxmaske, Larynxtubus), Koniotomie.

2.23 Nur wenige Vorteile (Vene muss nicht sichtbar oder tastbar sein), aber etliche Nachteile (zeitaufwändig, deutlich erhöhtes Infektionsrisiko, geringe Flussrate, hohe Komplikationsrate [z. B. Pneumothorax], Anlage schmerzhaft).

2.24 Die Oberkörperhochlagerung und Verwendung einer Knierolle führen zu einer Entlastung der Bauchdecke und somit möglicherweise zur Schmerzreduktion.

2.25 Krampfanfall, Panikstörung, Myokardinfarkt, Intoxikation.

2.26 Werden Patienten mit einer neurologischen Symptomatik (z. B. Schlaganfall) sediert, kann die Symptomatik verschleiert werden, so dass die spätere Untersuchung in der Klinik erschwert oder gar unmöglich gemacht wird. In solchen Fällen sollte man möglichst auf eine Sedierung verzichten oder ein nur kurzwirksames Medikament verabreichen.

3 Leitsymptome

3.1 Myokardinfarkt

3.1.1 Ja, das Einsatzstichwort „Myokardinfarkt" ist richtig, da typische Beschwerden (seit drei Stunden starker Thoraxschmerz, psychische und vegetative Symptome [Angst, Blässe, Schweißausbruch]) und typische EKG-Veränderungen (ST-Streckenhebungen in Ableitungen II, III, aVF, V3–V6; ST-Streckensenkungen in Ableitungen I, aVL und V2) vorliegen.

3.1.2 Nicht mit absoluter Sicherheit. Anhand des klinischen Bildes (z. B. langdauernder [> 20 min] Thoraxschmerz) und mithilfe des 12-Kanal-EKG kann die Diagnose Myokardinfarkt in Abgrenzung zur Angina pectoris bei Vorliegen von ST-Streckenhebungen gestellt werden. Dies wäre dann ein Myokardinfarkt mit ST-Streckenhebungen (STEMI). Es kann jedoch auch ein Myokardinfarkt ohne ST-Streckenhebungen vorliegen (NSTEMI); hier kann erst die Labordiagnostik Klarheit

bringen, ob lediglich eine instabile Angina pectoris vorlag (keine Erhöhung von Troponin I/T) oder ein Myokardinfarkt ohne ST-Streckenhebungen (NSTEMI, Erhöhung von Troponin I/T).

3.1.3 Internistische Abteilung, möglichst kardiologisches Zentrum (Möglichkeit zur Akutintervention durch Herzkatheteruntersuchung mit Koronarangiographie und perkutaner transluminaler Koronarangioplastie [PCI, PTCA] muss 24 Stunden verfügbar sein).

3.2 Plötzliche Atemnot

3.2.1 Akute Lungenembolie, Begründung: Risikofaktoren für Entstehung einer tiefen Beinvenenthrombose als Ursache des Embolus in der Anamnese (längere Immobilisation [lange Flugreise drei Tage zuvor], Einnahme oraler Kontrazeptiva), passende Klinik (plötzlich einsetzender Thoraxschmerz seit drei Stunden, Dyspnoe, Hypotonie, Tachykardie, erniedrigte Sauerstoffsättigung).

3.2.2 Suche nach Zeichen einer tiefen Beinvenenthrombose (Beinschwellung, Rötung, Druckschmerz, Umfangsdifferenz zwischen beiden Beinen); im EKG Zeichen der Rechtsherzbelastung (z. B. SIQIII-Lagetyp, inkompletter Rechtsschenkelblock, P-Pulmonale).

3.2.3 Sauerstoffgabe (4–6 l/min), ggf. Atemwegssicherung durch Narkoseeinleitung, endotracheale Intubation und Beatmung; Immobilisation; Anlage eines periphervenösen Zugangs; Antikoagulationstherapie mit Heparin (5000–10 000 IE i. v. im Bolus); Thrombolysetherapie mit Fibrinolytikum (z. B. rt-PA, Tenecteplase) erwägen; Volumentherapie (z. B. Ringer-Lösung 500 ml i. v.), Katecholamintherapie (z. B. Noradrenalin über Perfusor); Analgesie/Anxiolyse mit Opioidanalgetikum (z. B. Morphin 2–5 mg i. v.).

3.3 „Akute Atemnot"

3.3.1 Lungenödem bei akuter Linksherzinsuffizienz („kardiale Dekompensation"); Begründung: respiratorische Insuffizienz, brodelnde Rasselgeräusche bei der Auskultation, gestaute Halsvenen.

3.3.2 Sauerstofftherapie (z. B. 10 l/min über Gesichtsmaske); Oberkörperhochlagerung (Beine tief); Anlage eines periphervenösen Zugangs; Schleifendiuretikum (z. B. Furosemid 40 mg i. v.); auf Nitroglyzerin und Betablocker wegen Hypotonie verzichten; evtl. Sedierung und Anxiolyse mit Morphin (z. B. 2–5 mg i. v.; cave: Atemdepression); antiarrhythmische Therapie mit Digitalis kann evtl. helfen (z. B. Digoxin 0,25 mg i. v.).

3.3.3 Mit der erfolgreichen Therapie wurde die Symptomatik (Lungenödem) gelindert, die

Ursache (hier wahrscheinlich: Linksherzinsuffizienz bei absoluter Arrhythmie) muss im Krankenhaus abgeklärt und therapiert werden. Ein Transport in die Klinik ist somit obligat erforderlich.

3.3.4 Primär pneumologische Ursachen: Asthma bronchiale, exazerbierte COPD, Pneumonie, Lungenemphysem, Lungenembolie, ARDS, Rauch- oder Reizgasinhalation, Tumorerkrankungen, Fremdkörperaspiration, Pneumothorax, Epiglottitis, Glottisödem, Pleuraerguss.

Andere (sekundäre) Ursachen: KHK, Hypertensive Herzerkrankung, Kardiomyopathie, Herzrhythmusstörungen, Fieber, Sepsis, Spannungspneumothorax, Akutes Linksherzversagen, Herzrhythmusstörungen, Lungenödem, Aufregung, Schock, Schmerzen, Anaphylaxie, funktionelle Störungen, Niereninsuffizienz (z. B. Lungenödem, Pleuraerguss), Rippenfrakturen.

3.4 „Herzrasen"

3.4.1 Ableitung eines 12-Kanal-EKG (Ausschluss ST-Streckenveränderungen bzw. Myokardinfarkt); Legen eines periphervenösen Zugangs; Gabe einer Infusionslösung (z. B. Ringer-Lösung 500 ml i. v.); vagale Stimulation zur Erhöhung des Parasympathikotonus (z. B. Karotissinusmassage, Valsalva-Manöver, Husten oder Schlucken).

3.4.2 Antiarrhythmische medikamentöse Therapie (z. B. Metoprolol 1–5 mg i. v., Amiodaron 150–300 mg i. v. oder Verapamil 2–10 mg. i. v.); zusätzlich Sedativa zur Abschirmung, Stressreduktion und Senkung des Sympathikotonus (z. B. Midazolam 2–5 mg i. v., Morphin 2–5 mg i. v. oder Diazepam 5–10 mg i. v.); Transport in eine Klinik mit internistischer Abteilung.

3.5 „Angina pectoris"

3.5.1 Hypertensiver Notfall; Begründung: Blutdruckwerte >200/110 mmHg, Zeichen der Organschädigung (Nasenbluten sowie Linksherzinsuffizienz mit Angina pectoris, Dyspnoe, Tachykardie).

3.5.2 Lagerung sitzend oder mit erhöhtem Oberkörper; Monitoring ([12-Kanal-]EKG, Blutdruckkontrolle, Pulsoxymetrie, Bewusstsein); Legen eines i. v.-Zugangs; Gabe einer Infusionslösung (z. B. Ringer-Lösung 500 ml i. v.); medikamentöse Blutdrucksenkung (Mittel der Wahl: Nitroglyzerin 0,4–1,2 mg sublingual), bei nicht ausreichender Blutdrucksenkung Gabe von z. B. Urapidil 5–50 mg i. v. fraktioniert; adjuvante diuretische Therapie (z. B. Furosemid) zur Volumenreduzierung (senkt dann auch Blutdruck), Transport in eine Klinik.

3.6 „Schock"

3.6.1 Hypovolämischer Schock; Begründung: Hypotonie, Tachykardie, Somnolenz, trockene Haut; vermutlich lange Liegezeit ohne Flüssigkeitsaufnahme.

3.6.2 Sauerstoffgabe (z. B. 5–10 l/min), danach Atemwegssicherung durch Narkoseeinleitung, endotracheale Intubation und Beatmung; Stabilisierung der Kreislauffunktion (Legen von mindestens zwei periphervenösen Zugängen, Volumentherapie [z. B. Ringer-Lösung 1000 ml i. v.], ggf. Katecholamintherapie mit Noradrenalin über Perfusor); umgehender Transport in eine Klinik.

3.6.3 Nein, nur dann, wenn sich durch die o. g. Maßnahmen keine Kreislaufstabilisierung erreichen lässt. Die absolute Arrhythmie ist per se nicht vital bedrohend und kann auch reaktiv aufgrund des Volumenmangels entstanden sein. Daher muss nicht zwangsläufig eine Therapie durchgeführt werden.

3.7 Verkehrsunfall

3.7.1 Beckenfraktur und Oberschenkelfraktur links.

3.7.2 Ja, aufgrund des großen potenziellen Blutverlustes (Einblutung in Becken, Oberschenkel, zusammen bis etwa 5 Liter möglich) hat der Patient einen traumatisch-hämorrhagischen Schock. Außerdem liegen Schocksymptome vor: Hypotonie, Tachykardie, Bewusstseinsstörung.

3.7.3 Sauerstoffgabe (z. B. 10 l/min über Gesichtsmaske), ggf. Atemwegssicherung durch Narkoseeinleitung, endotracheale Intubation und Beatmung; Stabilisierung der Kreislauffunktion (Legen von mindestens zwei großlumigen periphervenösen Zugängen, Volumentherapie [z. B. Ringer-Lösung 1000–2000 ml i. v. und kolloidales Volumenersatzmittel, z. B. HAES 1000 ml i. v.], ggf. Katecholamintherapie [z. B. Noradrenalin über Perfusor i. v.]); Analgesie (z. B. mit Esketamin); Ruhigstellung der Verletzung (z. B. Vakuummatratze); umgehender Transport in eine geeignete Klinik (möglichst unfallchirurgisches Zentrum).

3.7.4 Oberarm bis 800 ml, Unterarm bis 400 ml, Abdomen und Becken bis 5000 ml, Oberschenkel bis 2000 ml und Unterschenkel bis 1000 ml.

3.8 „Allergische Reaktion"

3.8.1 Anaphylaktische Reaktion; Begründung: nach Kontrastmittelgabe Bronchospasmus (Stridor mit Giemen), Bewusstlosigkeit und blasse Haut.

3.8.2 Blutdruck deutlich erniedrigt (etwa 60–70 mmHg systolisch); Puls erhöht (Tachykardie, etwa 100–140/min);

Sauerstoffsättigung weitestgehend normal (etwa 92–98 %); im EKG Tachykardie, keine Veränderungen der EKG-Kurve.

3.8.3 Therapie des anaphylaktischen Schocks: Legen von mindestens zwei großlumigen periphervenösen Zugängen; Volumengabe (z. B. Ringer-Lösung 1000 ml i. v. + kolloidales Volumenersatzmittel, z. B. HAES 1000 ml i. v.); evtl. Katecholamintherapie (z. B. Noradrenalin über Perfusor i. v.), Glukokortikoide (z. B. Methylprednisolon 500 mg i. v.) zur antiödematösen Therapie; antiallergische Therapie mit H_1- und H_2-Blockern (z. B. Dimetinden 8 mg i. v.), ggf. endotracheale Intubation und Beatmung oder CPR.

3.9 „Akutes Abdomen"

3.9.1 Akute Gallenkolik durch üppigen Fettgenuss.

3.9.2 Basismonitoring ([12-Kanal-]EKG, Blutdruckkontrolle, Pulsoxymetrie, Temperaturmessung); Sauerstoffgabe (z. B. 5–10 l/min über Maske); flache oder halbsitzende Lagerung ggf. mit Knierolle zur Entlastung der Bauchdecke; Legen eines periphervenösen Zugangs; Volumentherapie (z. B. Ringer-Lösung 500 ml i.v); Analgetikagabe (z. B. Metamizol 2 g i. v. und Butylscopolamin 20 mg i. v.), Klinikeinweisung in ein Krankenhaus mit chirurgischer Abteilung.

3.9.3 Das akute Abdomen umfasst Erkrankungen unterschiedlicher Genese, die durch das Leitsymptom „akute Bauchschmerzen" auffällig werden können.

3.9.4 Entzündung und Infektion (z. B. Enteritis infolge Salmonellose, Appendizitis, Pankreatitis, Peritonitis, Cholezystitis/Cholezystolithiasis); Blutung bzw. Perforation (z. B. perforiertes Ulcus ventriculi oder duodeni) und Ruptur (z. B. Milzruptur, rupturiertes Aortenaneurysma); Ischämie infolge Gefäßverschlusses oder Inkarzeration (z. B. Mesenterialarterienverschluss, Einklemmung einer Darmschlinge); Lumenverlegung (z. B. mechanischer Ileus infolge eines intraluminalen Tumors, Gallen- oder Nierenkolik infolge Steinabgangs); internistische Erkrankungen (z. B. Porphyrie, Ketoazidose); gynäkologische Erkrankungen (z. B. Extrauteringravidität, Ovarialzyste, Uterusruptur, Stieldrehung eines Ovarialtumors oder Myoms); urologische Erkrankungen (z. B. Harnverhalt, Hodentorsion).

3.10 Abdominelle Schmerzen

3.10.1 Absolute Arrhythmie; Begründung: Hochfrequente P-Wellen führen zu einer unregelmäßigen Reizüberleitung in die Kammer (unregelmäßige QRS-Komplexe); die absolute Arrhythmie kann zu kardialen

Thromben führen, die ins arterielle Blut-gefäßsystem embolisieren können (z. B. in die Mesenterialgefäße, Hirngefäße).

3.10.2 Mesenterialinfarkt; Begründung: heftigster Schmerz im gesamten Abdomen; spärliche Darmgeräusche; Auslöser ist vermutlich neu aufgetretene absolute Arrhythmie bei Vorhofflimmern (Anamnese: „Herz-stolpern" seit gestern) mit Bildung von Thromben, die in ein Mesenterialgefäß embolisierten.

3.10.3 Nein, nur allgemeine notärztliche Therapie möglich: Analgesie (z. B. Metamizol 1 g i. v. + Butylscopolamin 20 mg i. v.) und kardiale Rhythmisierung (z. B. Digoxin 0,25–0,5 mg i. v.). Antikoagulation präklinisch kritisch abwägen (Gefahr der Perforation und Blutung!). Eine spezifische Therapie (z. B. Fibrinolyse oder Operation) erfolgt nach Angiografie in der Klinik.

Hyperglykämie	Hypoglykämie
Entstehung über Stunden/Tage	meist plötzliches Auftreten
Kussmaul-Atmung (tiefe Atemzüge bei normaler oder verlangsamter Atemfrequenz) und Acetongeruch (Ketoazidose)	normale Atmung oder pathologische Atemmuster bis hin zur Apnoe
Durst	Heißhunger
Haut/Schleimhäute trocken	Haut feucht, Schweißausbruch
Muskeltonus hypoton	Tremor, Krämpfe
oft Fieber, abdominelle Beschwerden, Bauchdeckenspannung	keine oder unspezifische Symptome
delirante Vorstadien (Erregung, Verwirrtheit)	delirante Vorstadien (Erregung, Verwirrtheit)
Bewusstseinsveränderungen bis hin zum Koma	Koma, neurologische Ausfälle, aber auch Hyperreflexie

3.11 Beinschmerzen

3.11.1 Zuerst müssen Sie den Zustand der Patien-tin und die vermutliche Diagnose eruieren: Oxygenierung sicherstellen (Sauerstoff, z. B. 5 l/min über Gesichtsmaske), Basis-monitoring etablieren, Kurz-Anamnese und kurze körperliche Untersuchung durchführen, periphervenösen Zugang legen.

3.11.2 Arterielle Embolie in eine Extremitätenar-terie vermutlich aufgrund Vorhofflimmern und absoluter Arrhythmie.

3.12 Bewusstseinsstörung

3.12.1 Kardiale Synkope vermutlich aufgrund einer neu aufgetretenen absoluten Arrhythmie (AA) bei Vorhofflimmern.

3.12.2 Basismonitoring; Therapie der absoluten Arrhythmie erwägen: Bradykardisierung (z. B. Metoprolol 1–5 mg i. v. fraktio-niert) und Digitalisierung (z. B. Digoxin 0,25–0,5 mg i. v.).

3.12.3 Ja. Die neu aufgetretene absolute Arrhyth-mie muss abgeklärt werden, evtl. muss eine Kardioversion (nach Echokardiografie, bei Kreislaufinstabilität oder bei Versagen der medikamentösen Therapie) durchge-führt werden.

3.13 Bewusstseinsstörung

3.13.1 Für die Bewusstseinsstörung kommen hier v. a. in Frage: Blutzuckerentgleisung (Hypoglykämie – häufig bei Patienten im Pflegeheim, wenn sie mit Insulin therapiert werden; Hyperglykämie – häufig, wenn die Insulindosis nicht angepasst oder ver-gessen wurde), neurologische Krankheits-bilder (z. B. Krampfanfall, Schlaganfall) oder Exsikkose.

3.13.2 Blutzuckerbestimmung (häufig sind Hypo-oder Hyperglykämie Ursachen für Bewusst-seinsstörungen); weitere Anamnese durch Angehörige, Hausarzt oder Krankenakte.

3.13.3 Oxygenierung sicherstellen (z. B. Sauer-stoff 5–10 l/min über Gesichtsmaske), falls keine Schutzreflexe vorhanden (z. B. GCS <8 Punkte) endotracheale Intubation und Beatmung nach Narkoseeinleitung; periphervenösen Zugang legen und Vo-lumentherapie zur Kreislaufstabilisierung beginnen (z. B. Ringer-Lösung 1000 ml i. v.); rascher Transport in die nächste Klinik mit internistischer Abteilung. Eine Senkung des Blutzuckerspiegels sollte erst in der Klinik erfolgen.

3.14 Bewusstseinsstörung

3.14.1 Hypoglykämie; Begründung: Auffindesi-tuation (junger Patient [Diabetes mellitus Typ I?] mit Einstichstellen [Insulinapplika-tion?] und Traubenzucker [Versuch der Selbsttherapie?]), Klinik (Bewusstseinsstö-rung, Unruhe, feuchte Haut).

3.14.2 Blutzuckerbestimmung (z. B. aus Finger-beere).

3.14.3 Sauerstoffgabe (z. B. 5 l/min über Gesichtsmaske); Atemwegssicherung ist evtl. entbehrlich, wenn schnell mit Therapie begonnen wird und Schutz-reflexe vorhanden sind, periphervenösen Zugang (sollte sich sicher intravasal befinden!) legen, Infusionstherapie (z. B. Ringer-Lösung 500 ml zum Verdünnen der Glukose-Lösung); Glukosegabe (0,5g/kg KG i. v.), bei leichteren Fällen und Patienten mit erhaltenen Schutzreflexen ist auch eine orale Gabe möglich; ggf. Abklärung in einer Klinik (z. B. Dosisanpas-sung Medikamente/Insulin) sollte erfolgen, da der Patient zumindest vorübergehend überwacht werden muss.

3.15 Bewusstseinstörung

3.15.1 Zerebraler Krampfanfall (Patientin jetzt im postikalen Dämmerzustand); Begründung: schläfrig, tonisch-klonische Bewegungen in der Auffindesituation.

3.15.2 Körperliche Untersuchung (u. a. Suche nach Krampffolgen wie Zungenbiss, Frak-turen), Basismonitoring (EKG, Blutdruck-messung, Pulsoxymetrie), Blutzuckermes-sung, Körpertemperaturmessung.

3.15.3 Sauerstoffgabe (z. B. 4–8 l/min über Gesichtsmaske), Anlage eines peripher-venösen Zugangs, kontinuierliche Über-wachung. Eine weitere medikamentöse Therapie ist vorerst nicht erforderlich.

3.15.4 Ja, eine Klinikeinweisung ist erforderlich, da es sich um einen erstmalig aufgetre-tenen Krampfanfall handelt. Hier müssen unbedingt eine Ursachensuche und dann eine entsprechende Therapie erfolgen.

3.16 Halbseitenlähmung

3.16.1 Schlaganfall (Hirninfarkt oder Hirn-blutung); Begründung: typische Klinik (Halbseitenlähmung, Sprachstörung).

3.16.2 Nein. Eine Unterscheidung zwischen Ischämie (Hirninfarkt) und Hirnblutung ist präklinisch nicht möglich. Sicherheit kann nur die bildgebende radiologische Diag-nostik (Schädel-CT, -MRT) liefern. Auch ist noch nicht endgültig zu sagen, ob eine TIA oder ein Schlaganfall vorliegt. Dies ist nur anhand der Symptomdauer (<24 h TIA, >24 h Schlaganfall) festzulegen. Auch Differenzialdiagnosen (z. B. Hypoglykämie) sind noch nicht sicher auszuschließen.

3.16.3 Basismonitoring (EKG, Blutdruckmessung, Pulsoxymetrie), Blutzuckermessung, Körpertemperaturmessung).

3.16.4 Sauerstoff (5–10 l/min) über Gesichts-maske, Anlage eines periphervenösen Zugangs, Infusion einer kristallinen Infusionslösung (z. B. Ringer-Lösung 500–1000 ml i. v.).

3.16.5 Blutdruck so belassen, obwohl hyperten-siv. Hierdurch wird eine bessere zerebrale Durchblutung mit einer konsekutiv verbes-serten zellulären Oxygenierung erreicht.

SAQ

3.17 Trauma (z. B. Schädel-Hirn-Trauma), Störungen von Atem- und Herz-Kreis-lauffunktion (z. B. Schock, hypertensive Krise, schwere brady- und tachykarde Herzrhythmusstörungen), endokrine und metabolische Störungen (z. B. Blutzucke-rentgleisung, Coma hepaticum, Coma uraemicum, Schilddrüsenerkrankungen), Intoxikationen (z. B. Alkohol, Barbitura-te, Benzodiazepine, Opiate und andere Drogen, Pilze), zerebrale Erkrankung (z. B. Schlaganfall, zerebraler Krampfanfall, Hirntumor), Infektionen (z. B. [Meningo-] Enzephalitis, Sepsis).

3.18 Bewusstseinsstörungen = quantitative Störungen der Wachheit:

Somnolenz: Patient schläfrig, aber auf laute Ansprache erweckbar.

Sopor: Patient bewusstlos, aber auf laute Ansprache oder Schmerzreize erweckbar.

Koma: Patient bewusstlos und nicht erweckbar.

3.19 Verletzungen einer oder mehrerer Körperregionen oder Organe, von denen mindestens eine oder die Kombination mehrerer lebensbedrohlich ist.

3.20 **Ursachen:** Thrombosefördernde Umstän-de für eine tiefe (Bein-)Venenthrombose sind Ursachen für eine Lungenembolie, z. B. Immobilisierung (Bettruhe, längere Flugreisen), Rechtsherzinsuffizienz, Trauma/Operation (v. a. Becken, Beine), Schwangerschaft, orale Kontrazeptiva und angeborene/erworbene Gerinnungsstö-rungen (z. B. Protein-C-, Protein-S-Mangel); seltene Ursachen sind: Luftembolie (z. B. durch Infusionstherapie, Suizid, Mord), Fettembolie (z. B. nach Frakturen großer Röhrenknochen), Fruchtwasserembolie (z. B. während/nach Geburt), Tumorembo-lie.

Symptome: Atemabhängige Tho-raxschmerzen, Dyspnoe, Tachypnoe, Tachykardie, Angst, Unruhe, Hustenreiz, arterielle Hypotonie, Zyanose, obere Einflussstauung, Schock, Herz-Kreislaufstill-stand.

3.21 Kardiale Ursachen (z. B. myokardiale Isch-ämien), vagale Stimulation, vaso-vagale Reaktionen, Hypoxie, Hypothermie, Hyper-kaliämie, Drogen und Medikamente (z. B. Antiarrhythmika, Betablocker, Clonidin), erhöhter intrakranieller Druck (z. B. bei Schädel-Hirn-Trauma), Ausdauertraining („Sportlerherz").

3.22 Hypoxisch induzierte Bradykardie (z. B. bei Asthma-bronchiale-Anfall, Krupp-Syndrom).

3.23 Anamnese ([kardiale] Vorerkrankungen, Medikamenteneinnahme?), körperliche Untersuchung (v. a. Auskultation von Herz und Lunge), Basismonitoring (EKG [Herzfrequenz, Herzrhythmus], Blutdruck, Sauerstoffsättigung).

3.24 Supraventrikuläre Tachykardien (z. B. Vorhofflimmern, Vorhofflattern, ektope Vorhoftachykardie, AV-Knoten-Reentry-Ta-chykardie) und ventrikuläre Tachykardien (z. B. pulslose ventrikuläre Tachykardie, Kammerflimmern, Kammerflattern, Torsades-de-Pointes-Tachykardie).

3.25 Kardiale Ursachen (z. B. myokardiale Ischämie, pathologische oder akzessori-sche Leitungsbündel [z. B. WPW-Syndrom], Herzklappenerkrankungen, Myokarditis, Kardiomyothien), Hypokaliämie, Hypo-magnesiämie, metabolische Azidose, Hy-perthyreose, Phäochromozytom, Drogen und Medikamente (z. B. Antiarrhythmika, Kokain, Amphetamine, Ecstasy, Atropin, Katecholamine), Schockformen verschie-dener Genese, Aufregung, Angst und Schmerzen, Hyperthermie, Lungenembo-lie und pulmonalarterielle Hypertonie

3.26 Natriumkanalblocker (sog. Klasse-I-Antiar-rhythmika) (z. B. Ajmalin), Klasse-Ib-Antiar-rhythmika (z. B. Lidocain), Klasse-Ic-Antiar-rhythmika (z. B. Propafenon); Betablocker (sog. Klasse-II-Antiarrhythmika) (z. B. Metoprolol); Kaliumkanalblocker (sog. Klasse-III-Antiarrhythmika) (z. B. Amiodar-on); Kalziumkanalblocker (sog. Klasse-IV-Antiarrhythmika) (z. B. Verapamil); Digitalisglykoside (z. B. Digoxin); Adenosin; Magnesium.

3.27 Die hypertensive Entgleisung ist definiert als krisenhafter Blutdruckanstieg auf Werte über 200/110 mmHg ohne weitere Komplikationen. Liegen bei einem krisen-haften Blutdruckanstieg Symptome einer akuten Organstörung vor, handelt es sich um einen hypertensiven Notfall.

3.28 Nifedipin (10 mg sublingual), Nitrendipin (z. B. 10 mg sublingual), Nitroglyzerin (0,4–1,2 mg), Urapidil (10–50 mg i. v.), Clonidin (75–150 µg i. v.).

3.29 Zerebrale Komplikationen (Schlaganfall), kardiale Komplikationen (z. B. Angina pectoris, Myokardinfarkt, kardiales Lun-genödem, Linksherzinsuffizienz), sonstige Komplikationen (z. B. Nasenbluten, Dissek-tion eines [Aorten-] Aneurysmas).

3.30 Beim Schock kommt es zur Minderdurch-blutung und damit Sauerstoffunterversor-gung von Organen.

3.31 Hypovolämischer Schock (Unterform hämorrhagischer Schock), kardiogener Schock, anaphylaktischer Schock, septi-scher Schock, spinaler Schock.

3.32 Blutdruckabfall (Hypotonie), Tachykar-die, meist kaltschweißige, blasse Haut, Bewusstseinsstörungen, Oligurie.

3.33 Hypotonie, Tachykardie, Hautveränderun-gen (Urtikaria, Erythem, Quincke-Ödem), Juckreiz, Bronchospasmus.

3.34 Bei der Verlegung der oberen Atemwege treten in der Regel typische Atemgeräu-sche (inspiratorischer Stridor, Rasselge-räusche) und pathologische Atemmuster, z. B. thorako-abdominelle Schaukelatmung (inverses Atemmuster) auf, welche bei einer Verlegung der unteren Atemwege (hier: exspiratorisches Giemen, Brummen) nicht auftreten.

3.35 Asthma bronchiale, chronisch-obstruktive Lungenerkrankung (COPD), Rauchgas-inhalation.

3.36 Appendizitis, Nieren- und Harnleiterkolik, bei Frauen zusätzlich: Tubargravidität, stielgedrehte Ovarialzyste.

3.37 **Obere gastrointestinale Blutung:** akute oder chronische Blutung proximal des Treitz-Bandes (Ösophagus, Magen und Duodenum).

Untere gastrointestinale Blutung: akute oder chronische Blutung distal des Treitz-Bandes (Jejunum, Ileum, Kolon, Rektum und Analkanal).

3.38 **Obere gastrointestinale Blutung:** Hämatemesis (Bluterbrechen), Oberbauch-schmerz, Meläna, ggf. Schock.

Untere gastrointestinale Blutung: Häma-tochezie; Bauchschmerzen, ggf. Schock.

3.39 Hochlagerung der Extremität bei der Beinvenenthrombose (da besserer venöser Abfluss); Tieflagerung der Extremität bei einer arteriellen Thromboembolie (da bessere Perfusion aufgrund des erhöhten hydrostatischen Drucks).

3.40 Kann kein Blutzucker bestimmt werden, muss im Zweifelsfall eine Hypoglykämie angenommen werden und diese entspre-chend therapiert werden (also: Glukose-gabe 0,5g/kg KG i. v.), da eine zusätzliche Erhöhung des Blutglukosespiegels bei Hyperglykämie keine wesentlichen Folgen hat, eine fortbestehende Hypoglykämie für den Patienten aber eine akute vitale Gefährdung bedeutet.

3.41 Sauerstoffgabe (z. B. 5–10 l/min über Gesichtsmaske), ggf. Atemwegssicherung durch endotracheale Intubation, Infusi-onstherapie (z. B. Ringer-Lösung 500 ml i. v.), Glukosegabe (0,5g/kg KG i. v.), bei leichteren Fällen und Patienten mit Schutz-reflexen auch orale Glukosegabe möglich; Transport in eine Klinik zur Abklärung (z. B. Dosisanpassung Medikamente/Insulin).

3.42 Krampfanfälle, Koma mit Atemwegsver-legung, bleibende zerebrale Schäden.

3.43 Bewusstseinstrübung, Sensibilitätsstö-rungen, Sprachstörungen, Sehstörungen, Schwindel, Hyperreflexie.

3.44 Schlaganfall, zerebraler Krampfanfall, Schädel-Hirn-Trauma, hypertensive Krise, Infektionen (Enzephalitis).

3.45 In 80 % der Fälle ist eine Ischämie – z. B. ausgelöst durch Gefäßstenosen und -verschlüsse durch ortsständige arterielle Thrombosen oder Embolien, seltener auch entzündliche Gefäßprozesse (Vaskulitiden)

Ursache, in 20 % der Fälle ein Blutung – z. B. ausgelöst durch Ruptur eines arteriosklerotischen Gefäßes (z. B. bei hypertensiver Krise).

3.46 Hemiparese, Sensibilitätsstörungen, Sprachstörungen, Sehstörungen, Bewusstseinsstörungen, Schwindel, Übelkeit, Erbrechen, Kopfschmerzen, Krampfanfälle, Schluckstörungen.

3.47 Anamnese (Beginn der Symptomatik, Vorerkrankungen), körperliche Untersuchung mit Schwerpunkt auf neurologischer Untersuchung (Halbseitensymptomatik?, Sprachstörungen?, Pupillomotorik?), Basismonitoring ([12-Kanal-]EKG, Blutdruckmessung, Pulsoxymetrie), Blutzuckermessung, Körpertemperaturmessung.

3.48 Blutdruckwerte zwischen 160 und 220 mmHg anstreben, um einen ausreichenden Hirnperfusionsdruck zu gewährleisten; d. h. Blutdrucksenkung bei Blutdruck > 220 mmHg, bei Patienten mit kardialer Begleitsymptomatik (Angina pectoris, Herzinsuffizienz) frühzeitiger (z. B. ab 200 mmHg) (z. B. Urapidil 5–10 mg i. v.) oder Blutdruckerhöhung bei Blutdruck < 130 mmHg (z. B. Noradrenalin 1 : 100 000 1–2 ml i. v.).

3.49 Bei einem zerebralen Krampfanfall kommt es zu abnormen und exzessiven Entladungen von Neuronenverbänden im Gehirn. Ursachen können sein: Epilepsie, Hirntumor, Schlaganfall, Meningitis, Enzephalitis, Hypoglykämie, Alkoholentzug, Fieber, Schwangerschaft, Drogenintoxikation.

3.50 Präkonvulsive Phase (Kopfschmerzen, Müdigkeit, Halluzinationen), konvulsive Phase tonisches Stadium (Initialschrei, Hinstürzen, kurze Apnoe, Bewusstseinsverlust, Zungenbiss, generalisierter Strecktonus [Opisthotonus]), konvulsive Phase klonisches Stadium (rhythmische Kontraktionen der Muskulatur, Urinabgang und Einkoten), postkonvulsive (postiktale) Phase (Patienten sind noch bewusstlos, danach erweckbar, sehr schläfrig, Dämmerzustand).

3.51 Hypoglykämische Krampfanfälle (Glukose 50 % 40–100 ml i. v. oder p.o.); Fieberkrämpfe (z. B. Paracetamol, Wadenwickel); Eklampsie (Magnesiumsulfat 1–4 g i. v. über 5–10 min, anschließend 1–2g/h; alternative Benzodiazepine, z. B. Midazolam 5 mg i. v.).

4 Spezielle Notfälle

4.1 Geburt

4.1.1 Abort, Placenta praevia, vorzeitige Plazentalösung, Uterusruptur.

4.1.2 Anamnese (Mutterpass); kurze körperliche Untersuchung (Inspektion des Genitale, Auskultation des Uterus, Palpation und Perkussion des Abdomens); Basismonito-

ring (EKG, Blutdruckkontrolle, Pulsoxymetrie).

4.1.3 Sauerstoffgabe (z. B. 4–8 l/min per Gesichtsmaske); Schocklagerung; Legen zweier großlumiger peripvervenöser Zugänge; Kreislaufstabilisierung mittels Volumengabe (z. B. Ringer-Lösung 1000 ml, ggf. kolloidale Volumenersatzmittel) und ggf. Katecholamine (z. B. Noradrenalin über Perfusor i. v.); umgehender Transport in eine Klinik mit gynäkologisch-geburtshilflicher Abteilung.

4.2 „Krampfanfall"

4.2.1 Eklampsie; Begründung: Krampfanfall bei Hypertonie in der Schwangerschaft.

4.2.2 Monitoring (EKG, Blutdruckkontrolle, Pulsoxymetrie); Sauerstoffgabe (z. B. 5–10l/min über Gesichtsmaske); Lagerung in Linksseitenlage mit erhöhtem Oberkörper; Legen eines peripervenösen Zugangs; Infusion einer kristallinen Lösung (z. B. HAES 10 % 500 ml i. v.); vorsichtige Blutdrucksenkung (langsam und titriert, z. B. Urapidil 5–10 mg i. v. oder Dihydralazin 6–12 mg i. v.); antikonvulsive Therapie (z. B. Magnesiumsulfat 1–4 g über 5–10 min i. v.; anschließend 1–2 g/h); Transport der Patientin in eine Klinik mit gynäkologischer, ggf. neonatologischer Abteilung.

4.3 „Pädiatrischer Krampfanfall"

4.3.1 Fieberkrampf; Begründung: typisches Alter (Kleinkindalter); Anamnese und Klinik (beobachtete klonische Phase, aktuell schläfriges Kind, kurzzeitige Zyanose, „fühlt sich sehr warm an" und „quengelig am Vortag" sprechen für einen fieberhaften Infekt mit plötzlichem Fieberanstieg).

4.3.2 Fieberkrampf nach viralem oder bakteriellen Infekt (z. B. Angina tonsillaris, Otitis media acuta oder Infektion der oberen Luftwege), Epilepsie (konnatal, heriditär), Hypoglykämie, Hypoxie, Schädel-Hirn-Trauma (nach Gewalteinwirkung), Intoxikationen (Medikamente, Genuss- oder Reinigungsmittel).

4.3.3 Inspektion (Suche nach Krampffolgen, z. B. Zungenbiss, sonstige Verletzungen?), Pulsoxymetrie, Temperatur- und Blutzuckermessung.

4.3.4 Eltern beruhigen, Sauerstoffgabe (4–6l/ min über Maske); Fiebersenkung (z. B. Paracetamol 250 mg rektal); Transport des Kindes in eine Kinderklinik.

4.3.5 Diazepam (0,3–0,5 mg/kg KG rektal); bei weiterbestehender Krampfaktivität Narkoseeinleitung, endotracheale Intubation und Beatmung.

4.4 „Atemnot Kind"

4.4.1 Fremdkörperaspiration, z. B. Erdnuss; Begründung: plötzlich auftretende Atemnot mit Stridor; typisches Alter.

4.4.2 Nur bedingt mit der körperlichen Untersuchung (Auskultation/Perkussion der Lunge) und Pulsoxymetrie (evtl. reduzierte Sauerstoffsättigung).

4.4.3 Auskultation: vermindertes oder nichtvorhandenes Atemgeräusch (bei kompletter Verlegung der Trachea); Perkussion: evtl. gedämpfter Klopfschall.

4.4.4 Basismonitoring und Oxygenierung sicherstellen; vorsichtige Inspektion, wo im Atemwegssystem der Auslöser (Fremdkörper?) sitzen könnte. Keine Manipulationen mit den Händen oder Extraktionsversuche unternehmen (Auslösen von Angst/Panik und Bronchospasmus möglich, außerdem geringer Erfolg)! Rascher Transport in die Klinik zur weiteren Diagnostik und Therapie.

4.5 Plötzliche Atemnot

4.5.1 Pneumothorax links; Begründung: Atemnot, eingeschränkte Atemexkursionen, aufgehobenes Atemgeräusch und hypersonorer Klopfschall links.

4.5.2 Sauerstoffgabe (z. B. 5–10 l/min über Gesichtsmaske); Anlage von mindestens zwei großlumigen peripervenösen Zugängen; Einlage einer Thoraxdrainage durch Minithorakotomie in Monaldi-Position (2./3.ICR in der Medioklavikularlinie) oder Blau-Position (4./5. ICR in der mittleren Axillarlinie); falls sich der Zustand des Patienten nicht stabilisiert, ggf. Narkoseeinleitung, endotracheale Intubation und Beatmung; Kreislaufstabilisierung durch Volumentherapie (z. B. Ringer-Lösung 500–1000 ml i. v.) und ggf. Katecholamine (z. B. Noradrenalin über Perfusor i. v.); Analgesie (z. B. Esketamin 0,25 mg i. v. + Benzodiazepin, z.B Midazolam 1–5 mg fraktioniert i. v.); umgehender Transport in ein Zentrum mit CT und thoraxchirurgischer Abteilung.

4.6 Verbrennungen

4.6.1 40 % der Körperoberfläche.

4.6.2 Verbrennungsschock, Schmerzen, Hypothermie, Panik, Inhalationstrauma.

4.6.3 Zu diesem Zeitpunkt nicht mehr; als Erstmaßnahme durch die anwesenden Freunde wäre eine Kühlung mit Wasser innerhalb der ersten Minuten sinnvoll gewesen (Leitungswassertemperatur, keine extreme Kühlung!).

4.6.4 Ja, z. B. mit Esketamin 0,25–0,5 mg/kg KG i. v. + Benzodiazepin, z. B. Midazolam 1–5 mg fraktioniert.

4.6.5 Temperatur und Dauer der Hitzeeinwirkung.

4.6.6 Nicht unbedingt. Bei einer Verbrennung Grad II sind die Nerven meist intakt (→ Schmerzen), hingegen sind diese bei einer Verbrennung Grad III geschädigt (→ kein/ herabgesetztes Schmerzempfinden).

4.6.7 **Parkland-Formel:** Infusionsvolumen/ 24 Stunden = 2–4 ml pro % verbrannter Körperoberfläche und pro kg KG; davon die Hälfte in den ersten acht Stunden.

4.6.8 **Neuner-Regel:** kompletter Kopf, Thoraxvorderseite, Abdomenvorderseite, die Vorderseite eines Beines und der ganze Arm entsprechen jeweils etwa 9 % der Körperoberfläche.

Handflächenregel: Handfläche entspricht etwa 1 % der Körperoberfläche.

SAQ

4.7 Eine stationäre Aufnahme in einer Kinderklinik sollte immer erfolgen, um andere Ursachen eines Krampfanfalles auszuschließen.

4.8 Blutverlust bis hin zum traumatisch-hämorrhagischen Schock, Gefäßverletzungen mit Durchblutungsstörungen, Muskel- und Nervenverletzungen mit motorischen und sensiblen Ausfällen, Wundinfektionen, Thrombose, Funktionseinschränkung der Extremität.

4.9 Fehlstellung, abnormale Beweglichkeit und/oder Krepitation.

4.10 **Geschlossenes Schädel-Hirn-Trauma:** evtl. Kopfschwartenverletzung, evtl. knöcherne Schädelverletzung, Dura mater ist intakt.

Offenes Schädel-Hirn-Trauma: Kopfschwartenverletzung, Schädelknochenverletzung und Dura mater ist eröffnet.

4.11 Morphologisch sichtbare Symptome (Hirnmassenaustritt, Liquoraustritt, Kopfschwartenverletzung, Schädelknochenverletzung, ein- oder beidseitige Brillen- oder Monokelhämatome, Schädel- und Gesichtshämatome, Veränderungen der Pupillomotorik [z. B. Erweiterung, keine Lichtreaktion], Blutungen aus Mund, Nase, Augen oder Gehörgang); klinische Symptome (Kopfschmerzen, anterograde oder retrograde Amnesie, primäre und/ oder sekundäre Bewusstseinstrübung, Hemiparesen, Krampfanfälle, Streckkrämpfe, neurologische Ausfälle, Kreislaufdepression, Ateminsuffizienz).

4.12 Polytrauma (schwere Mehrfachverletzungen, z. B. beim Verkehrsunfall); Sturz aus großer Höhe (Dezelerationstrauma); Einklemmung; Verschüttung; penetrierende Thoraxverletzungen durch Messerstiche, Pfählungsverletzungen oder Schussverletzungen.

4.13 Der Thorax birgt die lebenswichtigen Organe des Atmungs- und Kreislaufsystems. Entsprechend können Thoraxtraumata neben Thoraxschmerzen zu (schwerwiegenden) respiratorischen Störungen (z. B. Dyspnoe, Tachypnoe, schmerzbedingte Einschränkung der Atmung, Hämoptoe, einseitig abgeschwächtes Atemgeräusch, Hautemphysem) und kardiovaskulären Störungen (z. B. Herzrhythmusstörungen, obere Einflussstauung, Tachykardie, Blutdruckabfall, Schock) führen. Außerdem können sich äußerlich sichtbare Verletzungen (z. B. Prellmarken, offene/geschlossene Rippenfrakturen) finden.

4.14 Beim Spannungspneumothorax wirkt das pleurale Leck als Ventil, welches inspiratorisch den Eintritt von Luft zulässt, exspiratorisch den Austritt aber blockiert. Hieraus resultiert eine schnelle Druckerhöhung im Pleuraspalt mit Verdrängung der Mediastinalorgane nach kontralateral und konsekutiver Kompression des nicht-kollabierten Lungenflügels, des Herzens und der großen Blutgefäße mit einer deutlichen Verminderung des Herzzeitvolumens und des venösen Rückstroms (→ ausgeprägte Kreislaufdepression).

4.15 Beim **nassen oder feuchten Ertrinken** entsteht durch die Aufnahme von Wasser in die Alveolen eine konsekutive Hypoxämie. Das **trockene Ertrinken** ist durch einen krampfartigen Stimmritzenverschluss gekennzeichnet, der durch den Kontakt der Stimmritze mit dem Wasser ausgelöst wird (akute Hypoxie).

Anhang

Arzneimittelliste

Die genannten Dosierungen gelten für erwachsene Patienten mit Standardgewicht. Für Kinder und Patienten mit relevanten Vorerkrankungen müssen die Dosierungen ggf. angepasst werden.

Wirkstoff	Handelsname (Beispiel)	Substanzgruppe	Notfallmedizinische Indikation	Dosierung
Acetylsalicylsäure	Aspirin	Cyclooxygenasehemmer, Analgetikum, Thrombozyten-aggregations-hemmer	akutes Koronarsyndrom, Fieber, leichte Schmerzen	325–1000 mg i.v. oder p.o.
Adenosin	Adrekar	Adenosin-Rezeptor-Agonist	paroxysmale supraventrikuläre Tachykardie	6 mg i.v.
Adrenalin	Suprarenin	Alpha- und beta-Rezeptor-agonist, Katecholamin	Reanimation, Schock, therapierefraktäre Hypotension	1 mg i.v. oder i.o. zur Reanimation; sonst titriert nach Wirkung: 10 µg i.v.
Ajmalin	Gilurytmal	Antiarrhythmikum Klasse I a	ventrikuläre und supraventrikuläre Tachyarrhythmien	0,5–1 mg/kgKG i.v. (entsprechend: 25–50 mg langsam i.v.)
Alteplase	Actilyse	Fibrinolytikum	Myokardinfarkt, Lungenembolie	i.v. nach Körpergewicht; Bei <65 kg: 15 mg Bolus und 50 mg i.v. über 30 min.
Amiodaron	Cordarex	Antiarrhythmikum, u.a. Klasse III	ventrikuläre und supraventrikuläre Tachyarrhythmie, therapieresistentes Kammerflimmern	Bei VF: 300 mg i.v. (über 15 min.), bei Tachyarrhytmie 50–150 mg i.v. (titriert)
Atracurium	Tracrium	Nicht-depolarisierendes, mittelang wirksames Muskelrelaxans, Benzylisochinolon	Muskelrelaxation zur endotrachealen Intubation	0,5 mg/kg KG i.v.
Atropin	Atropinsulfat	Anticholinergikum	Bradykardie, Intoxikationen mit Alkylphosphaten	5–10 µg/kg KG bei Bradykardie, sonst nach Wirkung i.v.
Biperiden	Akineton	Anticholinergicum	neuroleptikainduzierte extrapyramidale Symptome	0,04 mg /kg KG
Cafedrin/Theo-drenalin	Akrinor	Sympathomimetikum	Hypotension	0,1 bis 2 ml i.v.
Cimetidin	Tagamet	H_2-Rezeptorblocker, Antihistaminikum	Anaphylaxie	100–400 mg i.v.
Clemastin	Tavegil	H_1-Rezeptorblocker, Antihistaminikum	Anaphylaxie	2–4 mg i.v.
Clonazepam	Rivotril	Benzodiazepin	Krampfanfall	0,5–2 mg langsam i.v.
Clonidin	Catapresan	Zentraler alpha-2-Rezeptor-Agonist	Hypertonie	75–150 µg i.v.
Dexamethason	Fortecortin	Kortikosteroid	Asthmaanfall	0,5–2 mg/kgKG i.v.
Diazepam	Valium	Benzodiazepin	Krampfanfall, Erregungszustände	0,1 mg/kgKG i.v.
Digoxin	Lanicor	Digitalisglykosid	Tachyarrhythmia absoluta	0,25–0,5 mg i.v.
Dimenhydrinat	Vomex	Antiemetikum	Übelkeit, Erbrechen	31–62 mg i.v.
Dimetinden	Fenistil	H_1-Rezeptorblocker, Antihistaminikum	Anaphylaxie	0,1 mg/kgKG langsam i.v.
4-Dimethylamino-phenol	4-DMAP	Methämoglobinbildner	Zyanidvergiftung	3 mg/kg KG i.v.

Wirkstoff	Handelsname (Beispiel)	Substanzgruppe	Notfallmedizinische Indikation	Dosierung
Dobutamin	Dobutrex	Synthetisches Katecholamin, Sympathomimetikum	akute Herzinsuffizienz, kardiogener Schock	2–10 µg/kgKG/min über Perfusor
Dopamin	Dopamin	Katecholamin, wirksam an alpha-, beta- und Dopamin-Rezeptoren	akute Herzinsuffizienz, Schock	2–30 µg/kg KG/min i.v. über Perfusor
Esketamin, S-Ketamin	Ketanest-S	NMDA-Rezeptor-Antagonist, Analgetikum	starke Schmerzen, Narkosein-duktion	0,1–0,2 mg/kgKG i.v. zur Anal-gesie und 0,5–1 mg/kgKG i.v. zur Narkoseinduktion
Fenoterol	Berotec	β_2-Rezeptor-Agonist	Asthma bronchiale, dekom-pensierte COPD, vorzeitige Wehentätigkeit, Rauchgasin-halation	2–4 Hübe je 0,1 mg inh.
Fentanyl (BtM)	Fentanyl	Opioid	starke Schmerzen, Narkosein-duktion	1–4 µg/kg KG i.v.
Flumazenil	Anexate	Benzodiazepinantagonist	Benzodiazepin-Intoxikation	3–30 µg/kg KG i.v. (titriert)
Furosemid	Lasix	Schleifendiuretikum	Lungenödem, Niereninsuffi-zienz, ggf. bei Intoxikationen	10–80 mg i.v.
Glukose	Glukose 40%	Zucker	Hypoglykämie	8–40 g i.v.
Glycerolnitrat	Nitrolingual	NO-Freisetzung	Hypertension, ACS, Myokard-infarkt und Lungenödem	1–2 Hübe s.l.
Haloperidol	Haldol	Dopamin-Rezeptor-Antago-nist, Neuroleptikum	Psychose, Delir	0,1 mg/kg KG i.v.
Heparin	Liquemin	Antikoagulans	akutes Koronarsyndrom, Lungenembolie, Myokard-infarkt	100 I.E./kg KG, maximal 4000 I.E.
Isosorbitdinitrat, ISDN	Isoket	Nitrat	akutes Koronarsyndrom, Lungenödem	1–3 Hübe s.l.
Kalziumchlorid	Kalzium	Elektrolyt	Hyperkaliämie, Überdosierung von Kalziumkanalblockern	Kalziumchlorid 10%: 5–10 ml i.v. Kalziumglukonat 10%: 10–20 ml i.v.
Kohle	Ultracarbon	Aktivkohle	perorale Giftaufnahme	1 mg/kg KG p.o.
Lidocain	Xylocain	Antiarrhythmikum Klasse Ib	Lokalanästhesie, ventrikuläre Tachyarrhythmien	1–2 mg/kg KG i.v.
Metamizol	Novalgin	Zentrale Hemmung der Cyclooxygenase	Schmerzen, gastrointestinale Spastik/Koliken	1–2 g langsam i.v.
Methylpredniso-lon	Urbason	Kortikosteroid	Anaphylaxie, Asthmaanfall	1–4 mg/kg KG i.v.
Metoprolol	Beloc	Betarezeptorenblocker, Antiarrhythmikum	Tachyarrhythmie, akutes Koronarsyndrom	1–5 mg langsam i.v.
Midazolam	Dormicum	Benzodiazepin	Angst, Agitiertheit, Krampf-anfälle	1–5 mg i.v.
Morphin (BtM)	Morphin	Opioid	starke Schmerzen, Analgesie beim Myokardinfarkt und ACS	0,02–0,1 mg/kgKG i.v.
Naloxon	Narcanti	Opioidantagonist	Opioid-Intoxikation	0,5–10 µg/kgKG i.v. (titriert)
Na-Thiopental	Trapanal	Hyponotikum, Barbiturat	Narkoseinduktion, therapie-refraktäre Krampfanfälle	3–5 mg/kgKG i.v.
Noradrenalin	Arterenol	Vorwiegend alpha-adrenerg wirksames Katecholamin	schwere Hypotension und Schock	10–100 µg i.v.
Paracetamol	Ben-u-ron, Perfalgan	Fiebersenkendes Analgetikum	Fieber, leichtere Schmerz-zustände	20–40 mg/kg KG rektal bei Kindern, bei Erwachsenen 500–1000 mg rektal oder i.v.
Pethidin (BtM)	Dolantin	Opioid, Analgetikum	starke Schmerzen	1–2 mg/kg KG i.v.
Physostigmin	Anticolium	Zentral wirksamer Cholineste-rasehemmer	zentrales anticholinerges Syndrom (ZAS), leichtgradige Intoxikationen mit trizykli-schen Antidepressiva	20 µg/kg KG i.v. (titriert)

Wirkstoff	Handelsname (Beispiel)	Substanzgruppe	Notfallmedizinische Indikation	Dosierung
Piritramid (BtM)	Dipidolor	Opioid, Analgetikum	starke Schmerzen	3,75–7,5 mg i.v
Prednisolon	Solu-Decortin H	Kortikosteroid	Anaphylaxie, Asthmaanfall	1–10 mg/kg KG i. v.
Prednison	Rectodelt	Kortikosteroid	Krupp-Syndrom bei Kindern	5–100 mg rect.
Propafenon	Rytmonorm	Antiarrhythmikum Klasse Ic	ventrikuläre und supraventrikuläre Tachyarrhythmien	1 mg/kg KG i. v.
Succinylcholin	Lysthenon 2 %	Kurzwirksames, depolarisierendes Muskelrelaxans	Muskelrelaxation für die endotracheale Intubation	1 mg/kgKG i. v.
Tenecteplase	Metalyse	Fibrinolytikum	Myokardinfarkt, Lungenembolie	0,5 mg/kg KG i. v. (max. 50 mg)
Terbutalin	Bricanyl	β_2-Rezeptor-Agonist	Asthma bronchiale, dekompensierte COPD, Rauchgasinhalation	0,25–0,5 mg s.c.
Theophyllin	Euphyllin	Methylxanthin	Asthma bronchiale, dekompensierte COPD, Rauchgasinhalation	5 mg/kg KG i. v.
Tramadol	Tramal	Analgetikum, schwach-wirksames Opioid	mittelstarke Schmerzen	initial 3 mg/kg KG i. v.
Urapidil	Ebrantil	Alpha-1-Rezeptor-Blocker	Hypertension, hypertensive Krise	0,2–0,5 mg/kg KG i. v.
Verapamil	Isoptin	Kalziumkanalblocker, Antiarrhythmikum Klasse IV	supraventrikuläre Rhythmusstörungen	0,05–0,1 mg/kgKG i. v.

Wichtige Größen im Kindesalter

Alter	Physiologische Normwerte						Atemwegsmanagement			Ausgewählte Medikamente			
	Gewicht	Puls	Blutdruck systolisch	Atemfrequenz	Atemzugvolumen		Masken, Spatel, Guedetuben	Tubusgröße (ID)	Tubuseinführtiefe ab Zahnreihe (Lippe)	Adrenalin (Standarddosis bei CPR)	Atropin	Paracetamol (rektal)	Diazepam (rektal)
Jahre	kg	1/min	mmHg	1/min	ml		–	mm	cm	mg	mg	mg	mg
Frühgeborene	2	140	60	50	20		00	2,5	7	0,03	0,1	–	–
Neugeborene	3	140	60	50	30		0	3	9	0,05	0,1	–	–
3 Monate	5	130	80	40	40		1	3,5	10	0,05	0,1	125	2,5
6 Monate	8	130	90	30	60		1	3,5	11	0,1	0,2	125	5
1	10	120	90	30	80		1	4	12	0,1	0,2	250	5
2	12	115	95	30	100		1	4,5	13	0,15	0,3	250	5
3	15	110	100	25	140		2	4,5	14	0,15	0,3	250	5
4	17	105	100	20	160		2	5	15	0,2	0,3	250	10
5	20	100	100	20	180		2	5	16	0,2	0,4	500	10
6	22	100	100	20	200		2	5,5	17	0,2	0,4	500	10
7	25	100	105	20	220		2	5,5	18	0,25	0,4	500	10
8	27	95	105	20	250		2	6	19	0,3	0,4	500	10
9	30	90	110	20	280		3	6	20	0,3	0,5	500	10
10	32	85	110	20	300		3	6,5	20	0,3	0,5	500	10
11	35	85	115	18	330		3	6,5	21	0,35	0,5	1000	10
12	37	80	115	18	350		3	7	21	0,35	0,5	1000	10

WICHTIGE FAUSTREGELN IM KINDESALTER	
Tubusgröße für Kinder ≥ 1 Jahr	Innendurchmesser (ID) in mm = 4 + Alter (Jahre)/4
	Außendurchmesser (AD) in Ch = 18 + Alter (Jahre)
Tubuseinführungstiefe in cm ab Zahnreihe	Früh- und Neugeborene: 6 + Körpergewicht in kg
	Kinder ab 1 Jahr: 12 + Alter (Jahre)/2
Beatmung	Atemzugvolumen 7–8 ml/kg KG
	Atemfrequenz Kinder ab 1 Monat: 20/min
	Atemfrequenz Neugeborene: 40–60/min
Defibrillation	4 J/kg KG
Basisbedarf an Flüssigkeit pro Stunde	4 ml/kg für die ersten 10 kg KG + 2 ml/kg für die zweiten 10 kg KG + 1 ml/kg für jedes weitere kg KG

Sachverzeichnis

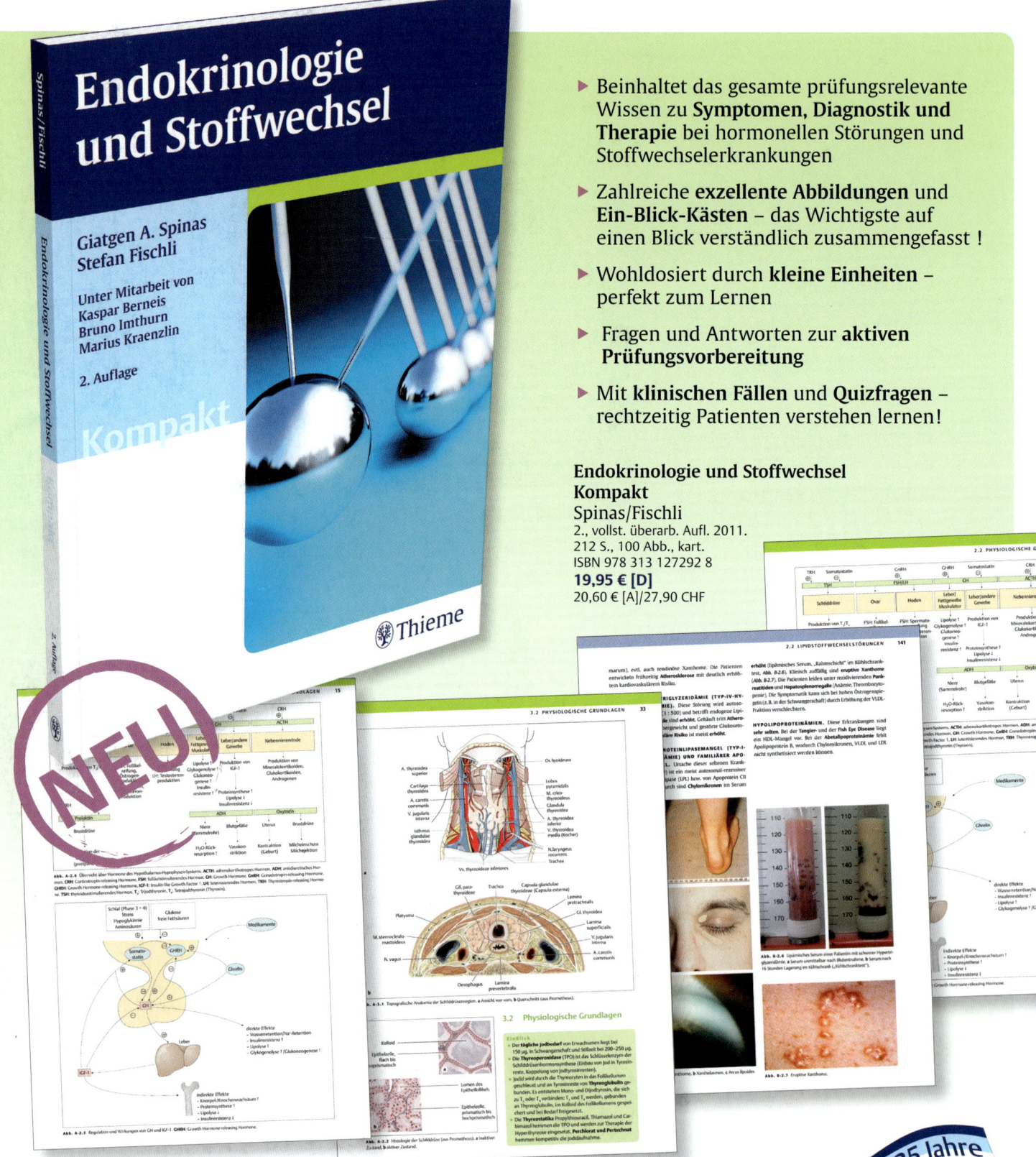